U0198607

中医湿热病学

吴雄志　著

辽宁科学技术出版社
·沈阳·

图书在版编目（CIP）数据

中医湿热病学 / 吴雄志著 . — 沈阳：辽宁科学技术出版社，2023.5（2024.11 重印）
ISBN 978-7-5591-2947-5

Ⅰ．①中… Ⅱ．①吴… Ⅲ．①湿热（中医）Ⅳ．
① R228

中国国家版本馆 CIP 数据核字（2023）第 045894 号

出版发行：辽宁科学技术出版社
　　　　　（地址：沈阳市和平区十一纬路 25 号 邮编：110003）
印 刷 者：辽宁新华印务有限公司
经 销 者：各地新华书店
幅面尺寸：145mm×210mm
印　　张：9.875
插　　页：6
字　　数：300 千字
出版时间：2023 年 5 月第 1 版
印刷时间：2024 年 11 月第 3 次印刷
责任编辑：寿亚荷
封面设计：王艺晓
封面制作：刘冰宇
责任校对：刘 庶 赵淑新
书　　号：ISBN 978-7-5591-2947-5
定　　价：86.00 元

编辑电话：024-23284370　13904057705
邮购热线：024-23284502
E-mail：1114102913@qq.com

序

　　己亥中，余深述"中医湿热病学"，以为《温病研究·伏邪》续貂。斗转星移，转瞬庚子至。经云：天地迭移，三年化疫，五年为疠。今上庚独治，天运孤主之，其病在金。至子午之岁，天数有余，少阴不退位，热行于上，火于天。如此升降不前，气交有变，即成暴郁。未至而至，惊雷四起。盖湿为阴邪，热乃阳毒，阴阳合邪，天地迭移。然根之可见，必有逃门。欲救含灵，当折郁扶运，补弱全真。泻盛蠲余，令除斯苦。或云：三界之中，唯道独尊。天道无亲，常佑善人，又非金石可为。余本不才，未见天道之门墙，然秉一善之可为，惶惶然赘述如斯，聊尽天命人事而已。

吴雄志

庚子冬于海天阁镜心斋

目　录

一、温病概论

温病里有很重要的一类疾病：湿热病。

湿热病，属于温病的范畴。温病容易导致患者猝死，短期内死亡。举一例急性传染病来讲。

这个大概是我不到20岁的时候治疗的一个患者。患者为年轻男性，在夏秋之交感冒了，表现为一个典型的少阳夹湿证，没有皮疹，没有玫瑰舌，没有伤寒舌，就是舌苔显得厚腻一些，用少阳夹湿代表方甘露消毒丹，服了两剂不见效，改方蒿芩清胆汤再服两剂，随后患者来，神志淡漠，大家都知道少阳之为病常"默默"，表情很冷漠。我就认识到了这时应该用薛生白的三甲散，这个患者不是感冒，他患的是西医讲的肠伤寒。但是，此时薛生白的三甲散我没有机会开出来，因为患者转到其他中医那里去治疗了。其他中医仍然当感冒治，经过2～3个中医的治疗，依然开了两三剂药不见好，然后转西医住院。因为腹痛，医生考虑有阑尾炎安排做手术，手术时死亡。

西医讲的肠伤寒也会出现腹痛，因为伤寒杆菌在肠道生长会导致腹痛。这个患者的年龄和我差不多大，他家庭的希望就在这个男孩身上，就因为一个感冒的症状，导致误诊，最后死亡了。

温病，我年轻时候看得很多，因为我中学的时候还在基层。基层有一个病叫"打谷黄"，就是收割稻子的时候发生黄疸，这个病在四川很多，叫钩端螺旋体病，属于中医伏暑的范畴，也属于湿热病的范畴。

所以从那时起我就开始研究西医讲的肠伤寒，研究温病。

我硕士学的是临床免疫，博士学的是内科学传染病，研究温病20年。研究中发现，中医在处理这类疾病时患者常常死亡，清代的医案，里面死亡的人很多。清代的医案写得惊心动魄，病从卫分、气分，然后到达营分、血分，然后患者死了！这说明我们传统认识这类疾病是有问题的。

我们今天讲湿热病，不仅是传染病，很多病都可以表现为湿热病。这次我来深圳讲湿热病，第一，因为南方湿热病多；第二，我花20年时间准备了这门课。

回到前边的病例，肠伤寒的极期出现的神经系统症状，与疾病严重程度成正比，它是由伤寒杆菌内毒素作用于中枢神经导致的，表现为精神恍惚，表情淡漠，反应迟钝，听力减退。当然，我的这个患者还说胡话，就是和一些不存在的东西说话，其实就是出现了幻觉。出现幻觉我们叫作虚性脑膜炎，这是西医肠伤寒的一个典型症状。

伤寒杆菌大部分生长在回肠末端与回盲部。回盲部是回肠与盲肠的交界处，就是阑尾。这个患者就被误诊为阑尾炎，手术时死亡的。

后面的章节我会详细地讲湿热病的病源。只要把湿热病的病源弄清楚了，把这个疾病发生发展的规律弄清楚了，就不会误诊。这个患者会被误诊是因为腹部普外科的介入，普外科不知道是伤寒杆菌感染，它按照右下腹麦氏点疼痛，诊断为阑尾炎。如果我们了解这个病详细的经过，这些误诊是不可能出现的。所以，我们中医温病讲的很多内容，它有一套发生发展的过程，只是由于过去对这套过程不清楚，导致治疗上有问题。

我们一定要有西医的知识，才能对这个疾病发生发展的每一步认识很深刻。如果我们有西医的知识，看到患者神志恍惚、表情淡漠，立刻想到它不是感冒，它是西医讲的肠伤寒。有很多不典型的肠伤寒，我们中医都是用比如藿朴夏苓汤、藿香正气散，其实不典型的肠伤寒，不用治疗即可自愈，也不容易死人。一旦你碰到不典型的肠伤寒到了极期，就会误诊误治。

"湿热证，七八日，口不渴，声不出，与饮食亦不却，默默不语，神识昏迷，进辛开凉泄，芳香逐秽，俱不效。此邪入厥阴，主客浑受。宜仿吴又可三甲散，醉地鳖虫、醋炒穿山甲、生僵蚕、柴胡、桃仁泥等味。"

——《湿热病篇》

上述症状描述的即薛生白的加减三甲散证。

"声不出，与饮食亦不却……神识昏迷"就是西医讲的肠伤寒的虚性脑膜炎。"湿热证，七八日"，病例中那个患者来找我吃了两剂药，再吃两剂药，再来，神识昏迷。患者在家扛了一两天仍不舒服，才来找医生看，正好是七八日。"七八日"描述得很准确！只是不知道薛生白在讲肠伤寒。"声不出，与饮食亦不却"，《伤寒论》说"默默不欲饮食"，你会开小柴胡汤，其实是不可以的，小柴胡汤治不了这个病。只能说它是少阳证，属于少阳、厥阴这两条经的疾病，不能说它就是小柴胡汤证。

"声不出，与饮食亦不却，默默不语"与《伤寒论》讲的"默默不欲饮食"是不一样的，只是病都在少阳经、厥阴经而已。所以，我们要正确认识温病。笔者认为，与湿热病相关的比较重要的古籍是《伤寒论》《金匮要略》和以《湿热病篇》为核心的《温热论》《温病条辨》《瘟疫论》《温热经纬》《寒温条辨》。湿热病不仅是外感，还有内伤，外感导致的湿热病可能不那么多见，内伤导致的湿热病很多见，所以这里还引用了《脾胃论》和《丹溪心法》。涉及伏邪、脾胃和吴门验方的内容，可以去参考课程"温病研究·伏邪""各家学说·脾胃研究"和"方药研究·吴门验方"。以这几门课程为核心，给大家讲解"中医湿热病学"。

"太阳之为病，脉浮，头项强痛而恶寒。

太阳病，发热汗出，恶风，脉缓者，名为中风。

太阳病，或已发热，或未发热，必恶寒，体痛，呕逆，脉阴阳俱紧者，名为伤寒。

太阳病，发热而渴，不恶寒者，为温病。"

——《重订伤寒杂病论》

前面我们讲了"中医湿热病学"的缘起，现在开始正式讲温病概论。

从太阳病开始讲，太阳病脉证提纲有以下几条：

第一条："太阳之为病，脉浮，头项强痛而恶寒。"这是一个辨别太阳病的基本方法。但是在太阳病下面分了三证：一个表虚证，一个表实证，一个温病。太阳表虚证"太阳病，发热、汗出、恶风、脉缓者，名为中风。"这是桂枝汤证。

第二条："太阳病，或已发热，或未发热，必恶寒、体痛、呕逆、脉阴阳俱紧者，名为伤寒。"这是麻黄汤证。

《伤寒论》还讲了第三条："太阳病，发热而渴，不恶寒者，为温病。"从这一条就可以看出，为什么要把温病放在太阳病篇？因为温病初起，也是脉浮、头项强痛而恶寒。很多温病初起都是感冒症状，西医叫作传染病的前驱期。西医的教材《传染病学》，写的前驱期就是中医太阳病的症状。感冒导致死亡大多数都是温病，温病初起也符合"太阳之为病，脉浮，头项强痛而恶寒"，这个症状很常见。所以说，太阳病的第三个证，叫温病。

"伤寒有五：有中风，有伤寒，有湿温，有热病（温热），有温病（瘟疫）。"

——《难经·五十八难》

单独把温病拿出来讲，第一条和第二条，叫作太阳主证，伤寒和中风。第三条，叫作太阳类证，而不是急性上呼吸道感染的伤寒和中风。《难经·五十八难》里讲伤寒有5种："有中风，有伤寒，有湿温，有热病（温热），有温病（瘟疫）。"伤寒、中风大家都理解，它又把《伤寒论》里讲的温病分为3种：一种叫湿温，一种叫热病，一种叫温病。它在说温病分为3类：一类是湿热病，一类是温热病，还有一类是瘟疫，具有强烈传染性的，是快速导致患者大面积死亡的疾病。

瘟疫从类型上讲，要么属于温热，要么属于湿热。但是，温疫与温热和湿热还有区别：温疫具有强烈的传染性，比如SARS，它就属于瘟疫的范畴。我们在此讲的主要是湿热病，也就是"湿温"，还不是讲瘟疫。有些瘟疫表现为湿热病，传染性非常强，治疗很困难。也可以用我们讲的这个治疗"湿温"的方法去治，但是要加强一些避秽的药物，因为它传染性很强。

"太阳中暍，发热恶寒，身重而疼痛，其脉弦细芤迟，小便已，洒洒然毛耸，手足逆冷，小有劳，身即热，口开，前板齿燥。若发其

汗，即恶寒甚，加温针，则发热甚，数下之，则淋甚。

太阳中热者，暍是也，汗出恶寒，身热而渴，白虎加人参汤主之。

太阳中暍，身热疼重，而脉微弱，此以夏月伤冷水，水行皮中所致也。"

——《重订伤寒杂病论》

还有一个病，叫中暑。温病里面有一个"暑温"。暑温其实分为两型，暑温要么是暑湿，要么是暑热。"暑湿"属于湿热病的范畴，"暑热"属于温热病的范畴。比如清暑益气汤有两个：王孟英的清暑益气汤治"暑热"，那是温热病；李东垣的清暑益气汤治"暑湿"，那是湿热病。这个区别简单来讲就是：温病，从它的病型、病邪来说，它就分为两类，温热病和湿热病。不管温热病、湿热病，具有强烈传染性的，叫作瘟疫。如果是因为中暑所导致的，叫作"中暑"或者"暑温"，它既可以是温热病，也可以是湿热病。

"太阳中暍"，"暍"就是暑的意思。"发热恶寒，身重而疼痛，其脉弦细芤迟。小便已，洒洒然毛耸，手足逆冷，小有劳，身即热。""小有劳，身即热"是他有气虚。"阳气者，烦劳则张"，气虚的人，他一旦疲劳就发热。"口开，前板齿燥"，温病的验齿就是从这里来的。叶天士特别强调验患者的口齿，就是从这里来的。"太阳中热者，暍是也。"就是太阳中暑。"其人汗出恶寒，身热而渴也，白虎加人参汤主之。"这个指的是暑热。

"太阳病而关节疼烦，其脉沉缓，为中湿。

太阳病，关节疼痛而烦，脉沉而细，此为湿痹。其候，小便不利，大便反快，但当利其小便。"

——《重订伤寒杂病论》

还有太阳中湿，这是《金匮要略》里面讲的。"太阳病而关节疼烦，其脉沉缓，为中湿。""太阳病，关节疼痛而烦，脉沉而细者，此名湿痹。其候，小便不利，大便反快，但当利其小便。"它讲了湿的脉，第一个沉缓脉，第二个沉细脉，我们在脉证提纲那一章都要详细地去讲。也就是说讲的这个"中湿"又分了两类：寒湿与湿热。湿热才是在此讲的湿热病内容，《金匮要略》既讲了寒湿，又讲了湿热，它讲得多的寒湿，不属于湿热病的范畴。

"**问曰：病有得之一日，不发热而恶寒者，何也？答曰：虽得之一日，恶寒将自罢，即汗出而恶热也。**【发热前恶寒，此体温上升期，需区别伤寒。阳明脉大，伤寒脉紧。阳明必随之发热，恶寒将自罢，即汗出而恶热】**白燥苔。**

问曰：恶寒何故自罢？答曰：阳明居中，主土也，万物所归，无所复传，始虽恶寒，二日自止，此为阳明病也。【阳明主阖】

——《重订伤寒杂病论》

现在，我们来说这个恶寒。讲《伤寒论》太阳病的时候，第三条："太阳病，发热而渴，不恶寒者，为温病。"温病的特点是不怕冷。但是，温病有没有怕冷的？有。"病有得之一日，不发热而恶寒者，何也？虽得之一日，恶寒将自罢，即汗出而恶热也。"这个恶寒就是讲的太阳类证。也就是说，温病初起，它可以表现为脉浮，头项强痛而恶寒。而这种"脉浮，头项强痛而恶寒"是不能用发表药的。患者不吃药，随后也就不怕冷了，表现为发热。患者的舌苔是白燥苔，就是温病初起，苔白但是唾液少。这个患者体温还没有上升，就是在温病刚刚发生的那段时间，表现为太阳类证，可以表现为发热或者还没有发热。发热也是初起，刚刚才开始发热，或者还没发热的时候，表现为头痛，脖子痛，一身痛，怕冷。一般人会考虑到用麻黄汤，桂枝汤。考虑得最多的就是麻黄汤，因为患者汗还没有出。但是，这个病的根本是个太阳类证，不是太阳表证。不吃药，几个小时或者一两天以后，他自己就发烧，恶寒就消失了。温病里反复讲白燥苔，我们读叶天士的书，他反复讲白燥苔和太阳伤寒的区别，因为初期的时候它们同时都表现为太阳表证。但是，温病的特点是舌苔颗粒状、少唾液，伤寒不会有这个舌象。这个舌苔颗粒状的颗粒是什么？大家听了"诊法研究·望诊"课程就知道那是跑出来的白细胞，跑到舌头尖、舌头边缘，这个时候验血，白细胞会很高。而普通病毒感染，白细胞是不升高的。

实际上中医很少看到这种情况，因为这个时候患者常常还在家里。一般感冒，患者都撑上一两天再去开药，所以我们一般看到是温病的时候，可能他的太阳类证已经过去了。但是，要记住，温热病的太阳类证时间短，"虽得之一日，恶寒将自罢"。

而湿热病的太阳类证时间长。比如一个无黄疸型肝炎患者，十几天都像感冒。因为湿热病热不得越，它这个太阳类证可以时间很长。而温热病太阳类证的时间，就几小时，最多一两天，或者隔天，白虎汤证就已经出来了。但是湿热病可以持续地表现为类似太阳表证的情况。我这是以无黄疸型肝炎来举例，实际上这种病很多。这个太阳类证，我们往往把它忽略掉了，把它当成太阳伤寒来治了。所以，一定要抓住病机。"不恶寒"说的是大多数情况下，只要把这段时间过了，他就不恶寒了，不是所有的温病都是不恶寒的。

当然，有没有恶寒的？我们讲过抓独法："背寒即合太阴脏"，那个恶寒白虎汤证，它也可以表现为恶寒，背心凉，是白虎加人参汤证，那是因为他的免疫功能低下。这一证很好鉴别，你不要用恶寒、不恶寒来鉴别它。我们后面要讲怎么从舌上、脉上去判断它是不是白虎加人参汤证。因为在发烧的时候，背恶寒这个症状患者常常不说出来，它也不典型，有时候鉴别不了。总之，温病出现恶寒有两种情况：第一种是初起表现为太阳类证；第二种是气虚的人，他在急性炎症的时候虽然发着烧，他也可以表现为局部的恶寒，就是背心凉、怕风吹。但是这个证不好鉴别，我们后面会讲其他更好的鉴别方法。只是给大家提出一点，温病的这个不恶寒不是那么绝对的，但是绝大多数的时候，温病是不恶寒的。

处理温病时，有几个问题一定要弄清楚。

第一，区别是伏邪还是新感。因为新感是由卫分到气分到营血分；伏邪是从营血分到气分到卫分。一个是从外往里传，一个是从里往外发。一个要截断它往里传，一个要把它托出来，这个治疗思路是相反的。而且伏邪温病常常见于很多重病，如果治疗错误有时是会死人的。所以，首先必须区别伏邪与新感。

　　第二，区别温热与湿热。伏邪温病大多数都是湿热。因为中医讲湿性缠绵，有湿它就容易反复发作，所以伏邪以湿热病为主，温热病则大多数都是新感。但湿热病新感也很多，所以区别温热与湿热很重要。湿热病，湿的特点是非温不化。如果是温热病，那就不能够轻易用温药，生姜、干姜在温热病上是禁忌，湿热病则可以考虑情况使用。两个治疗方法完全不同。

　　第三，湿热病要区别脾胃与肝胆。很多人明显舌苔厚腻，吃了三仁汤就是无效，因为他的湿热是在少阳厥阴，是甘露消毒丹证。那种厚腻苔，三仁汤怎么吃都不见效，因为他的湿热不在脾胃，而在肝胆；不在太阴阳明，而在少阳厥阴。所以，很多时候，明明是个三仁汤证，怎么吃也不见效，换甘露消毒丹，几剂药下去他就舒服了。

　　第四，即便这个湿热在脾胃，还要区别它是在太阴还是在阳明，哪个为主？太阴湿重，阳明热重。太阴是个虚证，阳明是个实证。很多湿热病的病机虚实夹杂，因为太阴脾虚才生湿，阳明胃实就生热。所以湿热病很多虚实夹杂，慢性疾病很多。

　　因此，大家在处理温病的时候，这4点心中一定要有谱。确认是伏邪还是新感，是温热还是湿热，这个湿热是在脾胃还是在肝胆，湿热在脾胃它究竟是太阴的症状重，还是阳明的症状重，要把这4条区分开。太阴阳明是对第三条上的拓展，脾胃与肝胆是对第二条的拓展。

　　外感分为伤寒和温病，温病分为新感和伏邪，湿热病见于温病。伤寒也有可能化为湿热，后面我们会讲到。一般而言，伤寒转化为温热的多是白虎汤证。什么情况下会转化为湿热，我们后面会讲到。

　　认识外感疾病，一定要理解《素问·六微旨大论》所云："少阳之上，火气治之，中见厥阴；阳明之上，燥气治之，中见太阴；太阳之上，寒气治之，中见少阴；厥阴之上，风气治之，中见少阳；少阴之上，热气治之，中见太阳；太阴之上，湿气治之，中见阳明。"核心就是理解"少阳之上，火气治之，中见厥阴；阳明之上，燥气治之，中见太阴""太阴之上，湿气治之，中见阳明"。这些内容很枯燥，但它能够指导临床。比如《温病条辨》里的杏仁滑石汤，是讲这个湿热病以湿为主，湿化热以后，又加两个药黄芩和郁金，杏仁滑石汤加黄芩是为了清热除湿。

"少阳之上，火气治之。"湿要化热，它依赖少阳火化，这种人常常肝胆都有问题，所以，需要在方中加郁金。理解了"少阳之上，火气治之"，就知道一个湿病要化热，它要通过少阳火化。治疗湿病少阳火化，选择两个药，黄芩配郁金。黄芩配郁金已经是我们治疗的思路了，吴门验方加味麻黄附子细辛汤，就是麻黄附子细辛汤加黄芩、郁金，这两个药配在一起使用都已经成思路了。这是我们标本法讲的内容。

在处理湿热病的时候，有几个需要注意的地方。

第一，要理解寒和温的关系。举例说明：三仁汤就是把麻杏苡甘汤中麻黄换成白豆蔻。一个是伤寒的方，一个是温病的方。甘露消毒丹就是把麻黄连翘赤小豆汤中麻黄换成白豆蔻。甘露消毒丹为什么用连翘？因为湿热病会出现恶心呕吐，连翘可以止吐。湿热病导致的呕吐，用30克连翘就可以止呕。或用30克连翘、15克半夏，也可以止呕。湿热病，半夏除湿止呕，连翘清热止呕。

再比如麻杏苡甘汤治疗疱疹病毒（EB）感染，如果疱疹病毒感染是有水疱的白痦，用薏苡竹叶汤，这两个方是一样的。所以从伤寒到温病，它是疾病发展的过程。再讲一个和伤寒温病关系最大的方，就是半夏泻心汤。治疗湿热病，最常用的方法是辛开苦降，温病学发展出了很多个辛开苦降的方，都是半夏泻心汤的加减。所以，大家学温病的时候，不要把伤寒忘了。甘露消毒丹就是把小柴胡汤中柴胡换成茵陈，加了个白豆蔻。小柴胡汤用的是半夏、生姜止呕，它是治伤寒；而湿热病是个温病，它用白豆蔻、藿香、连翘之类止呕，把柴胡换成茵陈，就是甘露消毒丹。这是第一个，不要把伤寒和温病隔离开。

第二，湿热与湿温的关系。雷少逸云："断不可混湿温为湿热，理当分列湿热、湿温二门。"他认为湿热和湿温是两种疾病。湿热是指普通的外感和内伤的湿热病，湿温是指传染病。如果感冒表现为湿热的，吃甘露消毒丹，7天的时间感冒也就好了，这个叫作湿热病。如果是传染性的肝炎，表现为太阳类证的，吃甘露消毒丹也有效，18天为期，这个叫湿温。换言之，雷少逸的这个讲法是可以把湿热病分为传染性疾病和普通的感染性疾病或者内伤疾病。当然，我们在讲温病的时候，主要讲的就是感染性疾病。普通的感染性疾病，可以表现为湿热病，传染性疾病也可以表现为湿热病，要区分这个病是不是传染性疾病。

比如发生膀胱炎时，或者膀胱炎上行成为肾盂肾炎。有两种情况可以发生，一个是普通的尿路感染，尤其女性的尿路短，它表现为湿热下注，这是个湿热病。另一个是感染了淋病，也表现为湿热下注，这个叫湿温，它是个传染病。

湿热和表现为湿热的瘟疫之间的区别，瘟疫可以表现为湿热，也可以表现为温热。瘟疫的特点是烈性传染病。湿热病的普通外感病叫湿热病，湿热病的传染性疾病叫湿温，湿热病的烈性传染性疾病属于是瘟疫里面的湿热，因为瘟疫可表现为湿热，也可表现为温热。但是，实际上没有必要分得这么清楚，只要知道它的发病规律就可以了。所以，吴鞠通又说："伏暑、暑温、湿温，证本一源，前后互参，不可偏执。"告诉我们治病方法大概是一致的，但是疾病的传变不一样，要区别开。比如"非典"与普通的感冒不一样，弄不好患者会死亡的，所以我们还是要区分烈性传染病、普通传染病和普通的感染性疾病。

我们讲了寒温一统，再来说说内外一统。内外一统就是说这个湿热病的特点有外感湿热和内伤湿热。我们这里讲《湿热病篇》，既讲外感，也讲内伤，因为内伤其实更常见。虽然标题叫作《中医湿热病学》，但是实际上这里并不完全是讲外感，大量的篇幅都是在讲内伤。因为它们的治法可以合参，在六经体系下，都可以去处理它。另一个原因是湿热病内外感召。内有湿的人就容易感受外湿。内有热的人就容易感受温病。脾虚的人到长夏经常用的就是清暑益气汤。所以，李东垣讲："长夏湿热困脾，宜用清暑益气汤论。"如果患者是气虚的人，到了夏秋之际雨水多的时候，给他开出的第一个方就是清暑益气汤，十之七八都有效，说明内外感召，他的外感疾病有他内伤的基础。

所以在讲湿热病内外感召的时候，就讲了一个问题："实则阳明，虚则太阴。"就是这个湿热病，表现为湿重的人往往兼太阴脾虚；表现为热重的人往往兼阳明实热。我们反复给大家讲"太阴阳明，阴阳异位，更虚更实"，就是这个湿热病，它有两种转归，一种是长期湿热困脾，疾病迁延不愈；一种是湿久化热继发感染，变成一个以热为主的疾病。这就和它的虚实有关系，它的传变有它基本的规律。

根据六经传变图（彩图1），湿热病的传变一个是阳明经和太阴经，一个是少阳经和厥阴经，还有一个是从少阳经陷入少阴经，在一定的条件下又从少阴经转出少阳经，"冬不藏精，春必病温"。急性肝炎转慢性肝炎，慢性肝炎转急性肝炎，急性肝炎再转慢性肝炎，这是少阳经和厥阴经的传变规律。太阴经和阳明经的传变规律是，病发的时候是湿热病，湿热一退太阴气虚出现了，再发又是个湿热病，再退又是气虚。比如"长夏湿热困脾，宜清暑益气汤论"，那长夏过了以后它就是个补中益气汤证。所以，平时吃补中益气汤的人，到了夏天，有湿热熏蒸的时候，都适合用清暑益气汤。

我自己就是气虚，到长夏时候湿热熏蒸，热得厉害，我在补中益气汤里常常加上一到两片三黄片。因为清暑益气汤没有中成药，补中益气汤有成药，开袋即食。湿热病就是和季节有关系，我们后面要讲四时加减用药法。补中益气汤证是夏天严重，还是冬天严重呢？"小有劳，身即热，烦劳则张"，所以是夏天严重。中气下陷的人冬天反而更舒服，我的感受特别明显，冬天很舒服，夏天一出汗气就跟不上了，就会觉得难受。

最后，我会在后面中西汇通的章节给大家讲解津液代谢和湿热的本质。这个非常重要！我们在这些章节去认识传染性疾病的核心环节，就是津液代谢的过程和湿热的本质。

二、湿热病脉证提纲

提　纲

（1）发热、汗出、胸痞、身黄。

（2）苔腻，脉细、缓、弦、滑。

（3）或然证：口渴不引饮，小便不利，大便反快。

——《湿热病篇》

湿热证，始恶寒，后但热不寒，汗出胸痞舌白，口渴不引饮。

——《湿热病篇》

湿热四大症：汗出、胸痞、苔腻、口渴（不引饮）。

【程门雪：辨证关键，在舌黄垢腻和身热不扬。】

如何知道是个湿热病，首先说第一条"湿热证，始恶寒，后但热不寒，汗出胸痞舌白，口渴不引饮。"讲的是湿热四大症：汗出、胸痞、苔腻、口渴（不引饮），舌白指的是苔腻。"湿热证，始恶寒，后但热不寒"，温病初起，它是可以恶寒的，它是可以有太阳类证的，这个千万不要把它当成伤寒，这是第一个症，伤寒，始恶寒，后但热不寒。汗出，出汗也有它的特征。第二个症，胸痞，把"胸"字去了就是"痞"，就是半夏泻心汤中"痞、呕、利"的"痞"，因为它这个痞是在胃脘，正在心下，温病学好多书都讲胸痞，学生听不懂，不知道胸痞和胸痹的区别，其实它根本上是两回事。这里把"胸痞"理解为"痞"就行了，但是他为什么要讲胸痞呢？如果写成"汗出，痞，舌白"，这个字不好懂。文言文的特点，就是如果是在用排比的时候，一定都是两个字，所以一定在痞前加一个字。舌白就是指苔腻，口渴不引饮。按照程门雪的说法，湿热病的关键是舌黄垢腻和身热不扬，要记住一点，湿热病，我们讲苔腻，为什么它叫舌白，不叫舌黄？因为很多湿热病，都是一个白腻苔，那怎么知道是否有热呢？让患者舌头卷起来，看他的舌底，舌底质红，是湿把热给盖住了，热闭阻在里面，舌面倒是个白腻苔。所以舌苔厚腻，它可以黄，可以白，如果是白的，他的舌底是红的。"诊法研究·望诊"这门课专门讲了这个问题。

汗 出

阳明病，发热、汗出者，此为热越，不能发黄也。但头汗出，身无汗，剂颈而还，小便不利，渴饮水浆者，此为瘀热在里，身必发黄，茵陈蒿汤主之。

——《重订伤寒杂病论》

热得湿则郁遏而不宣，故愈炽；湿得热则蒸腾而上熏，故愈横。两邪相合，为病最多。

——《温热经纬》

"阳明病，发热、汗出者，此为热越，不能发黄也。但头汗出，身无汗，剂颈而还，小便不利，渴饮水浆者，此为瘀热在里，身必发黄，茵陈蒿汤主之。"也就是说湿热病的发热、汗出，有以下几种特征。

第一种，遍身汗出，这个湿热病很常见。

第二种，"但头汗出，身无汗，剂颈而还"，就像蒸笼里蒸包子的那种感觉，它的气在上半身，上半身汗淋淋的，下半身出汗不明显，就是脖子以上出汗很多，下半身出汗不明显，这是湿热病特有的出汗方式，这也是黄疸型肝炎和无黄疸型肝炎的一个很重要的区别。黄疸型肝炎患者用茵陈蒿汤，很多患者就是上半身出汗很多。肝炎患者发热的时候，汗出如油，整个脸上都是油，脸很腻，因为出完汗脸上是又黄又腻又雾蒙蒙的，还有很多湿热病的人也是这种表现。柴胡桂枝汤可以治疗无黄疸型肝炎，无黄疸型肝炎看着就不是这种感觉。

湿热病汗出有这种特征：上半身出汗，脖子以上汗多，它的原因是湿热熏蒸，就像蒸包子一样，这是湿热病一个特征性的汗出，但是湿热病患者也可以是全身出汗的。如果他表现为这种像蒸包子一样的出汗特征，十之八九是个湿热病；如果他是个肝病，表现这种特征，他基本就是要出现黄疸，就是"此为瘀热在里，身必发黄，茵陈蒿汤主之"。肝胆科的患者基本上就是这个规律。有很多肝病患者是不发黄的，很多慢性肝炎患者不发黄，也可以发黄。这是湿热病的一个特征性的出汗方式。

第三，汗出如油，湿热病的汗出来特别的黏腻，有的时候甚至把他的衣服都给染黄了，这个衣服摸起来都特别的油腻。

湿家，其人但头汗出，背强，欲得被复向火，若下之早则哕，胸满，小便不利，舌上如苔者，以丹田有热，胸中有寒，渴欲得饮水而不能饮，则口燥烦也。

湿家，下之，额上汗出，微喘，小便不利者，死；若下利不止者，亦死。

【额上汗出，微喘，上脱，必小便不利。若下利不止者，清阳不升，自下而脱。】

——《重订伤寒杂病论》

这里在说这个湿病的特点，一个是但头汗出，就是上半身像蒸包子一样，脖子以上汗很多，它是有湿的。但这个"但头汗出"不好理解，换一种说法，头发特别油的人，他就是体内有湿，这就是"但头汗出"。头发油多，甚至油到头发都掉光了，这个人是偏湿热的，是少阳夹湿的柴妙饮证，他就是个湿热病。只是因为我们说的条文是文言文，形容得很规范，但是和临床对不上，因为没见过"但头汗出"。一般认为外感病才出汗，其实内伤病汗出的也很多。有的人，他的头发就是特别油，每天都要洗头，他就是湿热病的"但头汗出"。再比如，有的人脸上出汗很多，汗多就长痘，那种长青春痘的人，说明他就是湿热病。首先要收他的汗，吴门验方枇杷清肝饮就是治疗湿热病的。

"湿家，下之，额上汗出，微喘，小便不利者，死；若下利不止者，亦死。"就是说湿热病不是不能下，可以轻法频下，不能用大承气汤，当成一个普通的病去下，因为湿热病经常便秘，他那个便秘是大便稀溏的便秘（湿秘）。

痞

脉浮而紧，而复下之，紧反入里，则作痞。按之自濡，但气痞耳。

太阳病，医发汗，遂发热、恶寒；因复下之，心下痞。表里俱虚，阴阳气并竭，无阳则阴独。复加烧针，因胸烦、面色青黄、肤黄者，难治；今色微黄；手足温者，易愈。

本以下之，故心下痞；与泻心汤，痞不解。其人渴而口燥烦、小便不利者，五苓散主之。【饮停于胃作痞，渴者五苓散，不渴者可与茯苓甘草汤。伤寒厥而心下悸，宜先治水，当服茯苓甘草汤，却治其厥，不尔水渍入胃，必作利也。】

——【重订伤寒杂病论】

痞，就是湿热的患者不想吃东西，表现为上腹胀满，实际上伤寒也见痞，所以《伤寒论》就说："病发于阳，而反下之，热入因作结胸，病发于阴，而反下之，因作痞也。"伤寒为什么要用下法？因为感冒以后，肾上腺素分泌大量增加，抑制胃肠道的蠕动，如果脾虚的人，会进一步抑制胃肠道的蠕动，导致大便干燥。如果再用麻黄碱发表，麻黄碱是一个拟肾上腺素作用的药，他的胃肠道更不动了，造成便秘，所以有的医生就会用下法。实际上这个人是脾虚，他就容易发生"痞"，这种痞证在湿热病中多见于湿重于热的人，热重、湿重都可以见到，尤其湿重于热的人他的消化道症状很典型。

痞有几种，除了气痞，还有水痞，还有食痞，喝酒喝多的，吐出来的食物都是酸腐的，就是食痞；还有瘤，瘤也可以形成痞，比如"皮革胃"。我们一般讲的"痞"，大多数是胃肠功能蠕动减退导致的气痞，但也可能是水痞，这些不是我们这里讨论的范围。

伤寒吐下后，发汗，虚烦，脉甚微，八九日心下痞硬、胁下痛、气上冲咽喉、眩目、经脉动惕者，久而成痿。【湿热成痿，见于部分自身免疫病】

——《重订伤寒杂病论》

这个湿热成痿，不是湿热病的主证。后面我们会讲到，湿热是可以成痿的，比如下肢肌无力就属于该病范畴。湿热病主证的"痞"较常见，湿热病成痞因为他有气虚，气虚就生湿，湿就困脾，应用半夏泻心汤的架构：补脾，除湿，清热，就是这3组药。半夏泻心汤辛开苦降加扶正的药，辛开是除湿的，苦降是清热的，人参在该方中的作用是补脾的。此方治疗一个是伤寒，一个是温病。温病是一个急性发作的疾病，此方治疗温病的加减，就常常把人参给去掉，嫌干姜太温，把它换成生姜，有的时候气虚很明显就把人参加上。

湿热病发热的特点

（1）**热不得越：但头汗出，身无汗，剂颈而还。【蒸蒸发热，湿热熏蒸】**

（2）**身热不扬。**

（3）**与伤寒发热的区别：伤寒汗出、热退、脉静、身凉。**

第一种，湿热病表现为热不得越，"但头汗出，身无汗，剂颈而还"，油性皮肤的人脖子以下就不油了，这就叫作"剂颈而还"。这是他出汗的第一种方式，即蒸蒸发热，我们叫作湿热熏蒸。

第二种，湿热闭，身热不扬。身热不扬就是他的体温超过40℃的时候少，37～39℃很常见，偶尔高过40℃，但是多在37～38℃。

"病者一身尽痛，发热，日晡所剧者，名风湿。"《金匮要略》的这一条，说的是麻黄杏仁薏苡甘草汤证，是一个典型的疱疹（EB）病毒感染。感冒以后，伴一身疼痛，下午发热很重，舌苔很厚腻，基本上查EB病毒都是阳性。"日晡所剧"就是讲的"身热不扬"，说明湿热在阳明。阳明有夹湿与不夹湿，阳明的热，夹湿的热，就是我们讲的湿热病，也可以表现为日晡所剧。

第三种，汗出不解。这是它和伤寒一个很重要的区别。伤寒是汗出、热退、脉静、身凉，湿热病的特点是汗出热不退，或热退几个小时以后他又发热，由于热不能够彻底地退，他不表现为脉静。体温增加1℃，相应地脉搏增加10次，湿热患者发完汗之后，他的热退了，但是你摸他的脉，感觉还是跳得很躁动，次数可以增加，也可以增加不太多。但是，如果是伤寒，他汗出了以后脉象应该很柔和。然后，湿热患者退热后身不凉，也就是说他身上还是热的。他的体温不能够退到正常，或者体温退下去以后，几小时他又发热起来，大家经常会看到，得了流感的小孩，吃退烧药，或者吃中医的解表药后，体温退下去了，过几小时后，他又发热，你觉得退热了，但后半夜又发热，或者白天又发热，所以汗出不解是湿热病的一个表现。

身黄 / 黄疸

湿家之为病，一身尽热，发热，身色如熏黄。

师曰：病黄疸，发热烦喘、胸满口燥者，以病发时，火劫其汗，两热相得。然黄家所得，从湿得之。

脉沉，渴欲饮水，小便不利者，皆发黄。

【湿热脉沉，瘀热在里，热不得越，故黄，茵陈蒿汤主之。】

——《重订伤寒杂病论》

薛生白在他的《湿热病篇》讲湿热病的脉证提纲，他提出了4点，就是汗出、胸痞、苔腻、口渴，而且他特别指出了口渴不引饮，就是口干不想喝水，而实际上这4点在临床运用时是很复杂的，比如说，湿热病口干可以表现为喝水的症状，《伤寒论》讲黄疸的时候，讲到了黄疸有两个特征，如果这个黄疸是热重的人，热重于湿的黄疸，他的表现，第一个脉沉，第二个渴欲饮水，他是个湿热病，但是他有一个特点就是想喝水。所以如果来了一个湿热病患者，他舌苔黄腻，摸着是一个沉脉，这个患者渴想喝水，那么你首先要去看他的舌，是不是舌的两边是肿胀的，要去叩他肝区有没有叩压痛，因为这个人可能患有肝炎。黄疸型肝炎表现为热重的这种征象，它的特点就是脉沉，想喝水，舌的两边肿胀，你去叩他肝区有叩痛，这个人可能患有肝炎，随后他就要出黄疸，所以，口渴不一定不想喝水。我们说，一般来讲湿热病的特点是口干不想喝水，但也有想喝水的。

我们前面讲了湿热病的四大症：汗出、胸痞、苔腻、口渴不欲饮。湿热病还有一个特征：身黄或者黄疸。有这个特征的患者是湿热病的概率很高，大部分都属于湿热。很多身黄的人没有黄疸，湿重的人皮肤就偏黄，一个人皮肤黄，汗多，脸上冒油，那就是湿热了，不见得是黄疸，这是两个概念。有很多人肝脏是正常的，但他皮肤黄、出油，他就是个湿热病。

湿家之为病，一身尽疼，发热，身色如熏黄。

——《重订伤寒杂病论》

熏黄就是湿重的暗黄；如果是热重的，他是亮黄。身色如熏黄比较多见，不一定都是黄疸。这个皮肤黄，一种是湿热病，还有一种是寒湿病，因为女性白带多的人皮肤也黄。一个中年女性，如果她的皮肤是暗黄色，而且面部看起来是有些肿的，如果你是肿瘤科的医生，这种特征的患者走进你的诊室，十之七八是宫颈癌，寒湿带下。

师曰：病黄疸，发热烦喘、胸满口燥者，以病发时，火劫其汗，两热相得。然黄家所得，从湿得之。

——《重订伤寒杂病论》

还有两热相得，那就是湿热。所以，黄疸大部分属于湿热，只是湿重、热重的问题，或是阳黄、阴黄的问题，更多的是湿重、热重的问题。黄疸以湿热为主，不外乎是湿重还是热重的问题，寒湿很少。

脉沉，渴欲饮水，小便不利者，皆发黄。

——《重订伤寒杂病论》

湿热病的脉沉，主瘀热在里，热不得越。因为发热，湿把热困住了，所以他的体温就表现为身热不扬。如果他患了肝炎，他发黄，那就是黄疸型肝炎。我在薛生白讲的四大症之外，又列了一症：身黄。身黄不见得就是黄疸，也不见得就是湿热，也有可能是寒湿，但是他有湿这点是可以确定的。所以我们在四大症的基础上，给大家列了第五症：身黄。

疸而渴者，其疸难治；疸而不渴者，其疸可治。发于阴部，其人必呕；阳部，其人振寒而发热也。

——《重订伤寒杂病论》

这个条文在说黄疸、湿重的人，恶心明显；热重的人，发热明显。不仅黄疸，所有的湿热病，都有这个特点，湿重的人痞、呕很明显，湿重困脾，影响消化功能。

"实则阳明，虚则太阴""发于阴部"，阴，主要指太阴，太阴湿重的人，他的恶心、呕吐症状明显；"发于阳部"，阳，主要指阳明，阳明热重的人，就表现为发热比较明显。这就是"湿重于热，热重于湿"的区别。

黄疸为病，当以十八日为期，治之十日以上瘥，反剧为难治。

——《重订伤寒杂病论》

在湿热病里，急性黄疸型肝炎，它的黄疸期是2～6周，首先是尿黄，尿黄以后眼睛巩膜黄，巩膜黄以后皮肤黄，因为黄疸在加重。轻度黄疸是尿黄，隐性黄疸是巩膜黄，然后显性黄疸是皮肤黄。黄疸在1～2周内达到高峰，2～3周退去，"当以十八日为期"在说一个急性黄疸型肝炎，从皮肤黄开始，到黄疸退去是18天，黄疸到18天以后应该退去。"治之十日以上瘥，反剧为难治"，就是说他的黄疸在第10天就达到顶峰了，开始进入下降期，如果黄疸在10天以上还在加深，就容易发生暴发型肝炎或者转为慢性肝炎。

阳明病，无汗，小便不利，心中懊侬者，身必发黄。

——《重订伤寒杂病论》

阳明病当多汗，大热、大渴、大汗、脉洪大，如果他无汗，说明热不得越，热被湿闭阻于胸中，他就心中懊侬、心烦。这个是栀子柏皮汤证，也就是湿热病可以伴烦躁，如果是黄疸伴有烦躁，就是典型的栀子柏皮汤证。

《伤寒论》中的方用在湿热病中，化裁最多的一个是半夏泻心汤，一个是栀子豉汤，在湿热病中反复变化，各种加减。那么薛生白说的"胸痞"对不对呢？我们说"胸痞"就是"痞"，应该把那个"胸"字去掉，可是把这个"心中懊侬"考虑进去，也可以叫作"胸痞"。

黄家所得，从湿得之

脉沉，渴欲饮水，小便不利者，皆发黄。

阳明病，无汗，小便不利，心中懊侬者，身必发黄。

——《重订伤寒杂病论》

"黄家所得，从湿得之"，这里面我们讲两条。第一，"脉沉，渴欲饮水，小便不利者，皆发黄"，湿热病脉沉是瘀热在里，热不得越。第二，"阳明病，无汗，小便不利，心中懊侬"，也是热不得越的表现。还有一条是热不得越的，"但头汗出，剂颈而还"；还有一条热不得越的，"身热不扬"。

湿热病的特点就表现为湿热交困。

脉 象

细（濡为浮细，也有沉细）、滑、弦、缓。

太阳病，关节疼痛而烦，脉沉而细者，此名湿痹。

——《重订伤寒杂病论》

洪脉为热，其阴则虚，细脉为湿，其血则虚。

缓者为风，缓细者湿，缓涩血少，缓滑内热。

暑伤于气，脉虚身热，湿伤于血，脉缓细涩。

——《濒湖脉学》

湿热病的脉，它的特征是细、滑、弦、缓。第一，细脉。"太阳病，关节疼痛而烦，脉沉而细者，此名湿痹。"说明细脉是湿热病的一个特征。细有两种：一种是浮细，一种是沉细。湿热病浮细、沉细都可以见到。热不得越的人是沉细脉；如果湿热见于表，见于卫分，就是浮细脉。还有一个濡脉，也是个浮细脉，它表现为细、滑、弦、缓。

湿郁三焦，脘闷，便溏，身痛，舌白，脉象模糊，二加减正气散主之。上条中焦病重，故以升降中枢为要。此条脘闷便溏，中焦证也，身痛舌白，脉象模糊，则经络证矣，故加防己急走经络中湿郁；

以便溏不比大便不爽，故加通草、薏苡仁，利小便所以实大便也；大豆黄卷从湿热蒸变而成，能化酝酿之湿热，而蒸变脾胃之气也。

——《温病条辨》

"湿郁三焦，脘闷，便溏，身痛，舌白，脉象模糊，二加减正气散主之。""脉象模糊"是形容细脉。还有一个"舌白"，我们一想到湿热病，就认为应该是个黄苔，但是很多湿热病都是白苔。

细　脉

（1）阴伤：少阴病。

（2）中寒：厥阴病。

（3）中湿。

——《濒湖脉学》

阴伤的脉也会细。"少阴之为病，脉微细，但欲寐也。"这个脉微细是阴伤；脉微细欲绝，是厥阴病，是中寒，是运用当归四逆汤的指征。所以阴虚脉可以细，阳虚脉也可以细。

细脉还有一个病机是中湿，有两个调节因子来控制人体水液代谢，这是一对起相互拮抗作用的调节因子：一个叫作心房利钠尿肽系统，是由心房肌细胞合成并释放的肽类激素，在心房壁受牵拉时（如血量过多、中心静脉压升高）而释放。一个叫肾素-血管紧张素-醛固酮系统，能保钠保水，保水则生湿，它会使人体水液增加，它的血管紧张素水平升高则导致血管张力增加，出现弦细脉。

血管张力增加就会出现弦脉，也可以出现细脉。"少阳，脉弦细，两耳无所闻。"所以弦细脉见于两种病，第一是少阳病，来自于边缘-平滑肌系统，边缘系统是管情绪的，又管平滑肌系统，少阳病的张力增加，就会造成血管的张力增加。比如有的患者来叙述病史时面部表情紧张，其实就是少阳病的张力增加。第二就是湿病，使他的心房钠尿肽的水平降低了，肾素-血管紧张素水平增高了。肾素-血管紧张素-醛固酮系统活化以后，它一方面保水生湿，一方面血管紧张素水平升高导致血管张力增加，脉变得弦和细，这就是我们讲的湿病的脉象。

滑 脉

滑脉为阳元气衰，痰生百病食生灾，上为吐逆下蓄血，女脉调时定有胎。

寸滑膈痰生呕吐，吞酸舌强或咳嗽，当关宿食肝脾热，渴利癫淋看尺部。

——《濒湖脉学》

滑脉和湿热病有关系。滑脉非痰即食，比如寸脉浮滑，用小陷胸汤。小陷胸汤证的患者大便又黏、又臭，冲不干净，他就是有痰湿。如果尺部见滑脉，是湿热下注，就是可能有下焦生殖系统的炎症，如急性肾小球肾炎或者慢性肾小球肾炎急性发作或肿瘤。

濡 脉

濡为亡血阴虚病，髓海丹田暗已亏。汗雨夜来蒸入骨，血山崩倒湿侵脾。

寸濡阳微自汗多，关中其奈气虚何。尺伤精血虚寒甚，温补真阴可起疴。

——《濒湖脉学》

濡脉参考浮细脉，这里不详细讲了，它和湿病都有关系。

弦 脉

弦应东方肝胆经，饮痰寒热疟缠身。浮沉迟数须分别，大小单双有重轻。

寸弦头痛膈多痰，寒热癥瘕察左关。关右胃寒心腹痛，尺中阴疝脚拘挛。

——《濒湖脉学》

弦脉，可以见于湿热病。少阳三焦为液道，所以弦脉是湿热病的一个特征性表现，尤其要注意一点，湿热病为什么很多时候很难治，是因为湿热不在脾胃就在肝胆，肝胆的湿热往往误用三仁汤，基本都没效果，所以治疗湿热病的基本环节就是区分出湿热在脾胃还是在肝胆，那么弦脉是湿热在肝胆的一个体征。

缓 脉

缓脉营衰卫有余，或风或湿或脾虚，上为项强下痿痹，分别浮沉大小区。

寸缓风邪项背拘，关为风眩胃家虚，神门濡泄或风秘，或是蹒跚足力迂。

——《濒湖脉学》

缓脉在湿热病非常常见。如果这个人发热，他的体温和脉搏次数不成正比（正相关），你要考虑这个发热是个湿热温病。

正常人体温每增加1℃，脉搏增加10次。相对成年人而言，儿童增加的次数还要更多，和年龄有关系，因为儿童的基础脉搏比成年人要快。

比如西医肠伤寒，属于湿热温病的范畴，中医有个温病叫伏暑，早期的症状就像一个普通湿热型的感冒，可能患者的体温是39℃，他的脉搏本应是100次/分，但他的脉搏还是80～90次/分，这就是相对缓脉，和体温不成正比。

再比如黄疸湿重的人，我们讲淤胆的患者，以直接胆红素升高为代表的黄疸，直接胆红素能够兴奋迷走神经，迷走神经兴奋导致脉搏变缓，所以他的脉搏次数是降低的，我们做了研究是平均62次/分。正常人的脉搏是80次/分，而淤胆的人，他的脉搏只有62次/分，所以即便他继发感染化热了，他的脉搏次数也比正常人少，他不是由80次/分开始增加，他是由62次/分开始增加。

相对缓脉是湿热病的重要特点。他发热脉缓，是热被湿困住了。

当然了，还有一种缓脉，阳虚的人感冒以后脉搏也相对缓。阳虚的人感冒以后脉搏就增加了，但是有的阳虚患者基础脉搏只有50～60次/分，那么他脉搏增加后的次数就比正常人的脉搏次数要少。你要排除阳虚这种情况，如果这个人本身就阳虚，他现在感染发热了，脉搏次数也增加了，但是他基础脉搏次数少，这都不属于是湿热温病的范畴。

我前面讲的两种是非常典型的湿热温病，所以一定要看他的体温和脉搏成不成正比。

暑湿内袭，腹痛吐利，胸痞脉缓者，湿浊内阻太阴，宜缩脾饮。

——《湿热病篇》

"太阴病，脉浮缓，可发汗，宜桂枝汤。"太阴病就是一个缓脉。湿热病，脉搏的次数和体温不成比例。黄疸湿重，直接胆红素升高兴奋迷走神经，导致脉搏变缓。湿重的舌白，脉搏变缓。所以，《濒湖脉学》讲："缓脉营衰卫有余，或风或湿或脾虚。"缓脉见于：中风、脾虚、中湿。风是《伤寒论》讲的中风，湿是我们讲的湿热病，或寒湿病。

湿温，秽湿着里，邪阻气分，脘闷，舌苔白滑，脉缓，四加减正气散主之。以右脉见缓之故，知气分之湿阻。

——《温病条辨》

读了上面的分析，这条就好理解了。因为气分湿阻，所以脉缓。

秽湿着里，舌黄脘闷，气机不宣，久则酿热，三加减正气散主之。

前两法，一以升降为主，一以急宣经隧为主。此则以舌黄之故，预知其内已伏热。久必化热，而身亦热矣，故加杏仁利肺气，气化则湿热俱化，滑石辛淡而凉，清湿中之热，合藿香所以宣气机之不宣也。

三加减正气散方（苦辛寒法）

藿香（连梗叶，三钱），茯苓皮（三钱），厚朴（二钱），广皮（一钱五分），杏仁（三钱），滑石（五钱）。

水五杯，煮二杯，再服。

——《温病条辨》

"秽湿着里，舌黄脘闷，气机不宣，久则酿热"，白腻苔变成黄苔就说明化热了。就是说湿热病，我们前面引的薛生白《湿热病篇》，他讲的是舌白，如果这个湿热病，湿重的人化热了，本身是湿重，变成热重了，他可以舌黄，就是这个苔可以由白变成黄。

"其内已伏热"，湿把热盖住了，舌底红是伏热。如果患者已经舌黄了，那就是热已经到气分化热了。比如淤胆患者直接胆红素升高，如果舌苔变黄了，是合并细菌感染，表明化热了。

宿食脉证

问曰：人病有宿食，何以别之？师曰：寸口脉浮而大，按之反涩，尺中亦微而涩，故知有宿食，大承气汤主之。

脉数而滑者，实也，此有宿食，下之愈，宜大承气汤。

病患手足厥冷，脉乍紧者，邪结在胸中，心中满而烦，饥不能食者，病在胸中，当须吐之，宜瓜蒂散。脉紧如转索无常者，有宿食也。脉紧，头痛风寒，腹中有宿食不化也。

——《重订伤寒杂病论》

湿热病讲到宿食，因为食积容易导致化热。脾虚才食积，所以叫湿热病，而不叫热病。现在生活中暴饮暴食已经很少了，如果还有食积说明他脾虚，脾虚就生湿，再加食积化热就容易出现湿热病。

"问曰：人病有宿食，何以别之？师曰：寸口脉浮而大，按之反涩，尺中亦微而涩，故知有宿食，大承气汤主之。脉数而滑者，实也，此有宿食，下之愈，宜大承气汤。"宿食之脉有3种：第一种"脉浮而大，按之反涩"。第二种"滑数"。第三种"紧"。"病患手足厥冷，脉乍紧者，邪结在胸中，心中满而烦，饥不能食者，病在胸中，当须吐之，宜瓜蒂散。脉紧如转索无常者，有宿食也。"《金匮要略》讲："脉紧，头痛风寒，腹中有宿食不化也。"讲到宿食可以表现为紧脉，这种紧脉比较特殊，宿食特别烦躁的时候会表现为一个紧脉，特别适合用吐法。当宿食积在胃里很烦躁时，特别适合用一味瓜蒂散或者探吐就行。这个我们不作为主要讲述，因为探吐法现在用得很少了。比如你喝了酒、吃了大肉堵在胃里，出现恶心、烦躁的时候，那个脉就表现为一个紧脉。可用探吐法，把它吐出去。不过宿食最常见的是滑数脉。

洪脉为热，其阴则虚，细脉为湿，其血则虚。缓大者风，缓细者湿，缓涩血少，缓滑内热。暑伤于气，脉虚身热，湿伤于血，脉缓细涩。

——《濒湖脉学》

湿热病的脉：细、缓、弦、滑。第一个就是弦细脉。弦细脉的原因：患者肾素–血管紧张素–醛固酮系统活化，一方面使水液增多，另一方面收缩血管。可以表现为细脉，也可以表现为弦脉。细脉可以表现为沉细，也可以表现为浮细，沉细叫沉细脉，浮细叫濡脉。所以我们讲的湿热病脉里没有濡脉，因为细脉包括了濡脉。滑脉，一是有痰，二是有食积，饮食的积滞。缓脉，是湿病的一个特殊的脉象，脉搏与体温不成比例时就是缓脉。这就是湿热病基本的脉象。

我曾经在南京会诊一个肝衰竭的患者，他吃不下东西，病情控制得不好。他是淤胆，直接胆红素升高。直接胆红素升高的特点应该是舌白、脉缓，因为直接胆红素兴奋迷走神经，脉搏次数应该降低，但是这个患者并没有表现湿重典型的舌白、脉缓，他脉搏次数增加了。严重淤胆的患者，他脉搏应该只有63次/分左右，但是他的脉搏为80次/分左右，这就对应不上了。我们考虑继发感染了。但是，专家都反对，因为血象不高，又没有找到感染灶。在肝衰竭的情况下，由于免疫功能抑制了，有40%～60%的患者是找不到感染灶的，血象升高的也只有40%。我们就考虑给他用马斯平控制感染，然后给点中药，患者病情缓解出院了，但还是没找到感染灶。当患者在返家火车上咳吐大量黄痰，原来是继发了肺部感染，出现了肺脓肿。

因为在他肝衰竭的时候，他的症状不典型，淤胆应该是个缓脉，但是他的脉现在不缓了，说明久酿成热。此时他吃不下中药，因为这个患者病情很严重，已经脏器衰竭了，先使用四代头孢菌素马斯平，几天后病情缓解了，患者想吃东西了，再服中药。用茵陈四苓散，就是茵陈五苓散去桂枝，因桂枝热性太过而去掉，加了点清热的药，这患者就活过来了。他本来应该是个缓脉，因为继发细菌感染了，脉就不缓了。白腻苔变黄腻苔，久酿成热，脉搏次数增加，这个我们讲好多次了。

师曰：伏气之病，以意候之，今月之内，欲有伏气。假令旧有伏气，当须脉之。若脉微弱者，当喉中痛似伤，非喉痹也。病人云：实咽中痛，虽尔，今复欲下利。

【脉微弱：少阴之为病，脉微细，麻黄附子细辛汤。】

【少阳化热：冬伤于寒，春必病温。】

【咽痛：似伤，非喉痹也，病人云：实咽中痛，虽尔，今复欲下利：黄芩汤，下利脉促，葛根芩连汤。】

——《重订伤寒杂病论》

我们来讲伏气的脉，伏气也就是伏邪。湿热病我们要从脉上鉴别外感与伏邪，《伤寒论·辨脉法》："师曰：伏气之病，以意候之，今月之内，欲有伏气。假令旧有伏气，当须脉之。若脉微弱者，当喉中痛似伤，非喉痹也。病人云：实咽中痛，虽尔，今复欲下利。"

第一，脉微弱，这是伏邪脉的一个基本特征。"少阴之为病，脉微细"，我们讲过："冬不藏精，春必病温；冬伤于寒，春必病温。"本质上他的脉是一个没有力气的脉。

第二，他出现咽痛，嗓子不舒服。大部分伏邪温病都会出现咽痛、嗓子不舒服，是因为咽部淋巴环活化了。我们讲过红斑狼疮发作之前咽喉痛，急性肾小球肾炎发作之前咽喉痛，细菌性心内膜炎咽喉痛，这在"温病研究·伏邪"课程中讲好多次了。

第三，这个患者可以便溏。"今欲复下利"，黄芩汤是治疗伏邪温病的基础方，他是《伤寒论》用来治疗下利的。"太阳与少明合病必自下利，与黄芩汤，呕者加半夏、生姜"。

所以伏邪的特点就是：脉微弱、咽痛和便溏。

察 舌

这里特别要提出舌诊，"诊法研究·望诊"课程里面专门讲过舌诊了，现在大概地讲一下舌诊和湿热病的关系。

舌诊观察有几个方面：一个是舌乳头，我们叫作舌苔；一个是舌质；还有一个是唾液，就是多津、少津的问题，津就是我们分泌的唾液。在湿热病里就看这3方面。

舌乳头上有味蕾，如果这个乳头增长很旺盛，把味蕾覆盖住了，这个人没有味觉。所以湿热病的人，他常常不想吃东西，无食欲。舌苔下面有一个个的小眼，是可以看到肉的地方，那就是味蕾的开口，如果苔遮住了那里，人就不想吃东西，如果吃了医生的药，能看见那个颗粒散开了，即味蕾开口了，这个人就想吃东西了，说明这个病就在缓解。

再舌苔白厚而干燥者，此胃燥气伤也，滋润药中加甘草，令甘守津还之意；舌白而薄者，外感风寒也，当疏散之；若白干薄者，肺液伤也，加麦冬、花露、芦根汁等轻清之品，为上者上之也；若白苔绛底者，湿遏热伏也，当先泄湿透热，防其就干也。勿忧之，再从里透于外，则变润矣；初病舌就干，神不昏者，急养正，微加透邪之药。若神已昏，此内匮矣，不可救药。

——《温热论》

察舌第一，白苔。"再舌苔白厚而干燥者，此胃燥气伤也，滋润药中加甘草，令甘守津还之意"，就讲了苔白燥的一种情况是加甘草。但是他还讲到苔白燥是温病，"舌白而薄者，外感风寒也，当疏散之""若白干薄者，肺液伤也，加麦冬、花露、芦根汁等轻清之品，为上者上之也""若白苔绛底者，湿遏热伏也，当先泄湿透热，防其就干也。勿忧之，再从里透于外，则变润矣"。"从里而透于外"就是病到了气分苔黄，他就变成一个黄腻苔了。"初病舌就干，神不昏者，急养正，微加透邪之药。若神已昏，此内匮矣，不可救药。""内匮"用吴门验方加味百合地黄汤。

给大家总结一下。他说舌白而薄，就是说舌苔没有变化的是太阳伤寒。若舌苔薄白而干燥者是胃燥气伤，在养阴的药里面加一点甘草，比如达原饮里有知母、芍药、甘草，这个是温病。就是说温病刚刚开始的时候可以表现为白燥苔，温病的白燥苔，和太阳伤寒的薄白苔表现不一样。

第一条，"若白干薄者"，温病如果舌苔薄白而干要加养阴的药。这话不好理解，我举个例子，如果患者的舌头伸出来，舌苔有裂纹，不是先天性的那个裂纹，而是舌苔上面有一根一根的很细小的裂纹，那就是阴虚，舌苔可以白，可以厚，甚至苔腻（苔腻见于阴虚夹湿的人）要加养阴的药。就是叶天士讲的这一条，加麦冬、花露、芦根汁之类的，也可以加生地之类的，等等。

第二条，如果舌面白，舌底红，他是个湿热病。如果患者开始发病就舌干，"神不昏者，急养正，微加透邪之药""神已昏，此内匮矣，不可救药"，这个病确实不好治，治不好但是可以让他醒过来，用吴门验方加味百合地黄汤患者基本都能醒过来。

得了温病，唾液分泌减少舌苔就燥。而且那个白苔一部分是跑出来的白细胞，颗粒状白细胞在舌的边缘，这个"诊法研究·望诊"课上专门讲了。

温病的舌苔还可以有裂纹，因为唾液分泌减少了，就是中医讲的阴虚。但是他毕竟又是个外感病，外感养阴的时候稍微注意点，选的是麦冬、花露、芦根这些药。我们很少用熟地这些，就是这个原因。

舌苔不燥，自觉闷极者，属脾湿盛也；或有伤痕血迹者，必问曾经搔挖否？不可以有血而便为枯症，仍从湿治可也。再有神情清爽，舌胀大不能退场门者，此脾湿胃热，郁极化风，而毒延于口也，用大黄磨入当用剂内，则舌胀自消矣。

又有舌上白苔黏腻，吐出浊浓涎沫者，其口必甜，此为脾瘅，乃湿热气聚，与谷气相抟，土有余也，盈满则上泛，当用佩兰叶芳香辛散以逐之。若舌上苔如碱者，胃中宿滞挟浊秽郁伏，当急急开泄；否则闭结中焦，不能从募原达出矣。

若舌白如粉而滑，四边色紫绛者，温疫病初入募原，未归胃腑，急急透解，莫待传入而为险恶之症。且见此舌者，病必见凶，须要小心。

——《温热论》

"舌苔不燥，自觉闷极者，属脾湿盛也""自觉闷极者"就是前面讲的胸痹。"或有伤痕血迹者，必问曾经搔挖否？不可以有血而便为枯症"，就是说有的人他去抓挠。还有"舌胀大不能退场门者"，场门就是牙床，就是舌头肿大缩不回去的，用大黄通腑舌肿胀就能减轻。温病可以导致舌头肿大，舌不能够退到场门。也有的人吐舌，温病有的患者嘴巴是张开的，舌头伸出来的，是吐舌，舌头退不回去，这时要用点大黄釜底抽薪。

"又有舌上白苔黏腻，吐出浊浓涎沫者，其口必甜，此为脾瘅"用佩兰，就是说只要见到这个舌象，必定要用佩兰效果才好。比如三仁汤证见到这个舌象，三仁汤加佩兰；甘露消毒丹证见到这个舌象，甘露消毒丹加佩兰；藿朴夏苓汤证见到这个舌象，藿朴夏苓汤加佩兰。

用佩兰的舌象就是舌苔白腻，而且他吐出的浊浓涎沫或者他张口的时候，他的嘴巴里有一种很稠的唾沫。这不是方证学派讲半夏证的那种很细的、有两条细线的唾沫，他是很黏的那种唾沫，就那种吐的口水拉丝儿的唾沫，他可以吐出来，也可以不吐出来，他伸出舌苔的时候你能够看得见，这就是"脾瘅"。或者实在鉴别不了，"其口必甜"，你问他口里发甜不？湿热病只要他说口里发甜，就要加佩兰效果才好。他是一个白腻苔，并且唾液拉丝儿，就是个脾瘅证的人。

"若舌上苔如碱者，胃中宿滞挟浊秽郁伏，当急急开泄；否则闭结中焦，不能从募原达出矣。若舌白如粉而滑，四边色紫绛者，温疫病初入募原，未归胃腑，急急透解，莫待传入而为险恶之症。且见此舌者，病必见凶，须要小心。"舌苔白厚如积粉，但是四边色紫绛，这是瘟疫病。"四边色紫绛"就是舌边颜色很深，或者最简单的办法是让他把舌头翻起来看舌底。我们说舌面苔白腻，舌底红就是湿热，热闭在里面。这个热闭在里面也有可能是个伏邪，热在营血分没透出来。如果舌面的苔又白又厚，就像堆粉一样，说明是个瘟疫，急性传染病常见。有一种情况下预后是好的，疱疹（EB）病毒感染可以见这个苔，预后好，其他的急性传染病见这个苔预后不好。比如西医讲的肠伤寒，这个白厚苔就是典型的伤寒舌，如果患者没有经过正规的抗伤寒杆菌的治疗，或者中医的方开得稍有差错，典型的伤寒杆菌感染容易造成患者死亡，患者舌面的苔又白又厚，可以干，可以腻，热重就干，湿重就腻。但是如果患者的舌底或者舌的两边是绛紫色，是凶证！"且见此舌者，病必见凶，需要小心。"我治疗的那个肠伤寒患者因为症状不典型，他刚刚发病的时候并没有典型的伤寒舌，等我发现是西医讲的肠伤寒时他已经不信任我了，所以"病必见凶，需要小心"。我看到他舌四边色紫绛时就是已经出现"与饮食亦不却，默默不语"，他的神志已经淡漠了，就是虚性脑膜炎，他还说胡话，与虚空讲话。他呈现一个典型伤寒舌的时候，我已经没机会治他了，这个患者最后死了。"病必见凶，需要小心"，因为伤寒杆菌长在回盲部，麦氏点压痛，西医当成急性阑尾炎开刀，他死在了手术台上。急性阑尾炎不会有此舌色，不会有弛张热，不会发热七八天以后才出现转移性右下腹疼痛，只要学了温病的知识，就不可能把他当成一个急性阑尾炎。

黄　苔

再黄苔不甚浓而滑者，热未伤津，犹可清热透表；若虽薄而干者，邪虽去而津受伤也，苦重之药当禁，宜甘寒轻剂养之。【苔有裂纹】

——《温热论》

察舌第二，黄苔。这是在讲《温热论》，我们是以《湿热病篇》为基础，把整个与湿热病相关的温病学的书全部囊括进去了，还包括《伤寒论》和《金匮要略》。

一个淤胆型肝炎的舌头，化热以后，他本身的舌是湿重于热，是个白苔，就是《湿热病篇》讲的白苔，但是虽然是白苔，你让他把舌头翘起来，翘起来看舌头底面是深红色，说明他的苔盖住了他的热。

"再黄苔不甚浓而滑者，热未伤津，犹可清热透表"，就是说湿热病的特点就是黄苔伴滑苔。"黄苔不甚浓而滑者"就是个刚刚化热的舌象，"热未伤津，犹可清热透表"。"若虽薄而干者，邪虽去而津受伤也，苦重之药当禁，宜甘寒轻剂养之。"一旦看到舌苔有裂纹就要用养阴的药。

再论其热传营，舌色必绛。绛，深红色也。初传，绛色中兼黄白色，此气分之邪未尽也，泄卫透营，两和可也；纯绛鲜泽者，包络受邪也，宜犀角、鲜生地、连翘、郁金、石菖蒲等清泄之。延之数日，或平素心虚有痰，外热一陷，里络即闭，非石菖蒲、郁金等所能开，须用牛黄丸、至宝丹之类以开其闭，恐其昏厥为痉也。

———《温热论》

察舌第三，绛舌。"再论其热传营，舌色必绛。绛，深红色也。""其热传营，舌色必绛"说的是外感热病，炎症活化人体凝血系统，凝血系统活化导致血液高凝状态。高凝状态时静脉血含量增加，动脉血含量减少，患者又是高动力循环，他舌下黏膜出现绛色。这个绛色和青紫色还不一样，这个绛色是红里面调了青紫色，又红又暗又有青紫色，两个颜色一调出来就是绛色，所以绛舌是温病入营血的一个指征。

"初传，绛色中兼黄白色，此气分之邪未尽也，泄卫透营，两和可也"，就是说绛舌伴有苔的是卫分、气分邪气没有退。然后"纯绛鲜泽者，包络受邪也"说明已经到了营分了，没有舌苔了，用犀角地黄汤之类，但是他这个方比犀角地黄汤好，因为"外热一陷，里络即闭"，好在用了郁金、石菖蒲开窍。温病学的所有著作，讲到这一证的时候都会加上郁金、石菖蒲。"外热一陷，里络即闭"，患者就会出现神昏痰泛，所以热入营分，他就加郁金、石菖蒲。"延之数日，或平素心虚有痰，外热一陷，里络即闭，非石菖蒲、郁金等所能开"，就是说当犀角地黄汤加石菖蒲、郁金都还不能够开闭的时候，用牛黄丸、至宝丹！"恐其昏厥为痉也"。严重患者出现神昏抽搐就不是石菖蒲、郁金能解决的了，用安宫牛黄丸或者至宝丹。石菖蒲、郁金不能治疗昏迷和抽搐。一旦这个人昏迷和抽搐就不是犀角地黄丸加郁金、石菖蒲可以解决的，应该用犀角地黄丸加安宫牛黄丸、至宝丹，不是直接加在药里熬，而是单独送服。

至舌绛望之若干，手扪之原有津液，此津亏湿热熏蒸，将成浊痰，蒙闭心包也；舌色绛而上有黏腻似苔非苔者，中挟秽浊之气，急加芳香逐之；舌绛而抵齿难伸退场门者，痰阻舌根，有内风也；舌绛而光亮者，胃阴亡也，急用甘凉濡润之品；舌绛而有碎点黄白者，将生疳也【真菌感染】；大红点者，热毒乘心也，用黄连、金汁；其有虽绛而不鲜，干枯而痿者，此肾阴涸也，急以阿胶、鸡子黄、地黄、天冬等救之，缓则恐涸极而无救也。

——《温热论》

"至舌绛望之若干，手扪之原有津液，此津亏湿热熏蒸，将成浊痰，蒙闭心包也"就是湿热入了营分，一定要去扪舌。你看着他的舌头没有津液，用手去摸，舌面都是滑的，这个湿热入营，与温热入了营分不一样，湿热入了营分的特点就是，看着舌头干，手摸舌面都是水，摸到水时感觉很滑，预示这个患者将要昏迷了，用犀角地黄汤加石菖蒲、郁金；如果已经昏迷了，用安宫牛黄丸。

若"舌色绛而上有黏腻似苔非苔者，中挟秽浊之气，急加芳香逐之"，是指患者合并了白色念珠菌感染出现腐苔，要加芳香化浊的药。如果"舌绛而抵齿难伸退场门者，痰阻舌根，有内风也"，说的是患者要抽搐了。"抵齿难伸退场门"，场门就是我们的牙床，就是说舌头不能够伸缩了，抵在牙床这里不能退回去的，这种患者要抽搐了。"舌绛而光亮者，胃阴亡也"如果舌绛无苔镜面舌，胃亡津液也，要加养阴的药。如果"舌绛而有碎点黄白者，将生疳也"这句在说口腔溃疡，有真菌感染同时发生口腔溃疡。"大红点者，热毒乘心也"，大红点就是大芒刺。舌上可以形成大而鲜红的芒刺，用黄连和金汁，这说明病情很严重了，不严重不可能吃黄连和金汁。金汁不能认为是大便，金汁是专门加甘草泡的。还有"虽绛而不鲜，干枯而痿者，此肾阴涸也，急以阿胶、鸡子黄、地黄、天冬等救之"，就是用黄连阿胶汤。《温热论》治疗用黄连阿胶汤这类处方，我们用的是吴门验方加味百合地黄汤。

再有热传营血，其人素有瘀伤宿血在胸膈中，舌色必紫而暗，扪之潮湿，当加散血之品，如琥珀、丹参、桃仁、牡丹皮等，否则瘀血与热相抟，阻遏正气，遂变如狂发狂之症。若紫而肿大者，乃酒毒冲心；紫而干晦者，肾肝色泛也，难治。

——《温热论》

　　察舌最后，紫舌。"再有热传营血，其人素有瘀伤宿血在胸膈中，舌色必紫而暗，扪之潮湿，当加散血之品，如琥珀、丹参、桃仁、牡丹皮等，否则瘀血与热相抟，阻遏正气，遂变如狂发狂之症。"说得是素有瘀血的人经过外感热病之后，容易发生狂症。比如精神分裂症患者，在发生外感热病后，交感神经兴奋性增强，他就容易精神病急性发作，《温热论》告诉我们要加琥珀、丹参这类散血、镇静之品，因为这个精神疾病是瘀血引起的，所加的镇静之品要有活血化瘀作用，不是加柏子仁、酸枣仁类药品。

　　患者的舌象是舌紫暗、扪之潮湿。正常情况下，因为唾液分泌减少，热传营血的这种绛紫舌是不潮湿的。再举个例子，有冠心病的患者，发生温病也容易出现这种情况。"若紫而肿大者，乃酒毒冲心"，舌紫而肿大者，就是舌胖大发紫，那就是经常饮酒人的舌。如果"紫而干晦者"，就是说在外感热病中舌暗紫色、干，一点唾液都没有，而且是全舌，这个颜色是肾脏的颜色，这个是真脏色，不是瘀血的颜色，是绝症。因为肾水没有了，这与摸脉时的真脏脉是一样的。因为瘀血的舌象瘀斑是有分布的，不是全舌。

　　绛紫色是鲜红色、紫色和青色调出来的颜色，是温病热入营血的颜色，不是真脏舌晦暗的颜色。如果患者舌紫又暗，但是摸着潮湿，说明这个人以前有瘀血。如果患者舌紫又非常的暗，又很干，这是肾脏有病的颜色，说明是个死证。

　　从彩图2可看到舌上一个一个小红点，我们叫作草莓舌。一个感冒患者，只要看到草莓舌，他一定是温病，这是第一。如果这个草莓舌不红，颜色淡，说明这个人平时就虚，阳气虚，舌质就淡，所以他发生了温病的时候，这个草莓舌的"草莓"不够红，除了极个别患者平时就有草莓舌的，大部分患者，如果感冒，你看到草莓舌，他不是感冒，最常见的你要考虑到流感，马上去查流感抗体，这是个温病，如果草莓舌不红，说明这个人平时阳气虚。这种人中医叫作心火炽盛，湿热直入营血，容易导致心肌炎，导致昏迷，这就是我们讲的湿热瘟疫的特点。

湿热病脉证提纲

（1）发热、汗出、胸痞、身黄。

（2）苔腻，脉细、缓、弦、滑。

（3）或然证：口渴不引饮，小便不利，大便反快。

——《湿热病篇》

湿热病的脉证提纲：发热，是发热不扬；汗出，是熏蒸的汗出；胸痞，是痞证和胸中烦闷，反复颠倒；身黄，黄疸，或者只是颜色看着黄但没有黄疸。湿热病的苔是苔腻，苔可以是白，可以是黄。湿热病的舌，舌的底面红。脉可以弦、细、缓、滑，可以浮，可以沉。

还有几个可以出现或者不出现的症状：第一，口渴不引饮，口渴不想喝水，但是偏偏有想喝水的，那个要发黄疸。第二，小便不利，小便少。第三，大便反快，就是大便可以有稀溏、黏滞或者不通。我们就记住发热、汗出、胸痞、身黄、苔腻，脉弦、细、缓、滑，这就是湿热病的基本脉证。

我们在此基础上把湿热病分出两大类，新感、伏邪，这是第一。第二，湿热病再分为脾胃、肝胆。湿热病在脾胃、肝胆，再区别一下是湿重还是热重，那就是用药的细微调整了，但是脾胃、肝胆这些大方向不能变。新感、伏邪，脾胃、肝胆，抓住这两大分类，就在这几个湿热病基本脉证的基础上去区分，就可以基本区分出来了。

湿热病湿的特点：

第一，湿性黏滞：皮肤油腻，大便黏滞，带下黏稠。比如我们讲的佩兰证，患者的唾液是拉丝的，唾液拉丝才会出现口甜，是湿性黏滞的一个特点。又比如痰秘，大便黏滞沾马桶，应用瓜蒌。

第二，湿性重浊：重就是人一身困重，有湿的人特别困，没有力气。浊，就是小便浑浊，大便臭黏，带下腥臭。

第三，湿性缠绵：病程长，易反复，易成伏邪。

第四，湿性趋下，易袭阴位：它的特点就是下注和上蒸。伤于湿者，下先受之，所以湿邪下注很多。它既注下，还有上蒸，湿热熏蒸，所以湿热弥漫三焦。这就出来了温病两大辨证方法：卫气营血辨证和三焦辨证。卫气营血辨证尤其适合治疗温热病，三焦辨证尤其适合治疗湿热病。

第五，内外感召：前面那个慢性阑尾炎的例子，患者淋了雨然后慢性阑尾炎急性发作，外湿引动内湿。治疗慢性阑尾炎的附子薏苡仁败酱散中薏苡仁是除湿的。

第六，湿为阴邪，阻遏气机，损伤阳气，导致气机升降无能，出现胸脘痞闷。闷，就是我们讲的烦躁；痞就是上腹胀。

岐伯曰：阳者天气也，主外；阴者地气也，主内。故阳道实，阴道虚。

故犯贼风虚邪者阳受之，食饮不节，起居不时者，阴受之。

阳受之则入六腑，阴受之则入五脏。入六腑则身热不时卧，上为喘呼；入五脏则瞋满闭塞，下为飧泄，久为肠澼。故喉主天气，咽主地气。故阳受风气，阴受湿气。

故阴气从足上行至头，而下行循臂至指端；阳气从手上行至头，而下行至足。故曰阳病者上行极而下，阴病者下行极而上。故伤于风者，上先受之，伤于湿者，下先受之。

——《素问》

"岐伯曰：阳者天气也，主外；阴者地气也，主内。故阳道实，阴道虚。"见于《素问·太阴阳明论》，这里我们讲太阴阳明，这个阳道、阴道指的就是阳明、太阴。"故犯贼风虚邪者阳受之，食饮不节，起居不时者，阴受之。阳受之则入六腑，阴受之则入五脏。入六腑则身热不时卧，上为喘呼"，这指的是白虎汤证。"入五脏则瞋满闭塞，下为飧泄，久为肠澼"，这是理中丸证。这是用药用方大方向，不是一定用这两个方。

"故阴气从足上行至头""阳气从手上行至头"就讲"故伤于风者，上先受之，伤于湿者，下先受之"。这里又涉及风邪，讲风邪是因为湿容易夹风。"风为阳邪，其性开泄，易袭阳位，善行数变"。在《病机十九条》讲到"诸风掉眩，皆属于肝"，用正柴胡饮治疗感冒。我们在《中医免疫学》里就介绍了所有感冒都可以用小柴胡汤，感冒初期太阳病，没有少阳证，用小柴胡汤或者正柴胡饮也有效。

感冒以后鼻塞、流清鼻涕，流清鼻涕是分泌物增加，鼻塞是鼻黏膜水肿。导致流清鼻涕、鼻黏膜水肿的叫作"生物活性介质"，比如组织胺，组织胺还是诱发过敏的介质。所以西医治感冒可以加氯苯那敏这些抗组胺药。中医治疗过敏常从少阳经去治，小柴胡汤、过敏煎、正柴胡饮都是少阳经的药。少阳经的药可以抑制过敏性介质的释放，用来治过敏，但是感冒也可以用。感冒早期吃两片氯苯那敏，鼻塞、流清鼻涕等症状就会减轻。所以在感冒早期轻症，没出现少阳证时，吃两包小柴胡汤，症状也会减轻，不是说只有见少阳证才能用小柴胡汤。如果感冒很严重的情况就不能用小柴胡汤了，可以用我们的验方六合汤：荆芥、防风、金银花、连翘、柴胡、黄芩、淡竹叶、石膏、细辛等。

诸风掉眩，皆属于肝：少阳。

诸寒收引，皆属于肾：太少两感。

诸气膹郁，皆属于肺：宣肺治湿，太阴。

诸湿肿满，皆属于脾：内外合邪，太阴。

诸痉项强，皆属于湿：湿热入于经络隧道。

诸转反戾，水液浑浊，皆属于热：转为扭转，反为角弓反张，戾为曲，即曲身。

诸病水液，澄澈清冷，皆属于寒。

诸呕吐酸，暴注下迫，皆属于热。

诸病胕肿，疼酸惊骇，皆属于火：足部浮肿伴有腰痛，惊骇不安，如丹毒、痛、急性风湿性关节炎。

——《素问·至真要大论》

湿热病治疗原则：

清化分消：太阴阳明。

肝脾分治：少阳厥阴。

外发内陷：太阳少阴。

辨湿热病脉证并治，要记住我们讲的几条：第一条，清化分消，从太阴阳明去治。从太阴阳明要去清热，要去化湿。第二条，肝脾分治，从少阳厥阴去治，湿在胃肠，湿在肝胆要分开。第三条，外发内陷，从太阳少阴去治，湿热病要么从太阳往里传，要么从少阴往外出。从太阳往里传是内陷；从少阴往外出是伏邪外发。这就是基本的治疗原则。

温邪上受，首先犯肺，逆传心包，肺主气属卫，心主血属营，辨营卫气血虽与伤寒同，若论治法则与伤寒大异也。

盖伤寒之邪，留变在表，然后化热入里。温邪则热变最速，未传心包，邪尚在肺。肺主气，其合皮毛，故云在表。在表初用辛凉轻剂，挟风则加入薄荷、牛蒡之属，挟湿加芦根、滑石之流，或透风于热外，或渗湿于热下，不与热相搏，势必孤矣。

不尔，风挟温热而燥生，清窍必干，谓水主之气，不能上荣，两阳相劫也。湿与温合，蒸郁而蒙蔽于上，清窍为壅塞，浊邪害清也。

其病有类伤寒，其验之之法，伤寒多有变症，温热虽久，在一经不移，以此为辨。

——《温热论》

《伤寒论》讲过辨营卫气血，比如桂枝汤就辨营卫气血，而且辨营卫气血的条文很多。我们可以把《伤寒论》辨营卫气血的条文全部找出来，然后看看叶天士是怎么创造出来的卫气营血辨证！所以卫气营血辨证不是叶天士完完全全创造出来的，而是有中医理论基础的。《温病学》是有根源的，很多人认为温病和伤寒没关系，这是不对的。

"盖伤寒之邪，留变在表，然后化热入里。温邪则热变最速，未传心包，邪尚在肺。肺主气，其合皮毛，故云在表。在表初用辛凉轻剂，挟风则加入薄荷、牛蒡之属，挟湿加芦根、滑石之流"，这里讲了挟湿加芦根、滑石之流。"或透风于热外，或渗湿于热下，不与热相搏，势必孤矣。"这里讲了一个湿热病重要的治疗原则是分消！这是第一。第二，"不尔，风挟温热而燥生，清窍必干，谓水主之气，不能上荣，两阳相劫也。湿与温合，蒸郁而蒙蔽于上，清窍为壅塞，浊邪害清也。"这里讲用石菖蒲、郁金开窍。

这段条文，第一个说要加芦根、滑石把湿热分消。第二个说要开窍。单独说芦根、滑石，因为透风于热外，用芦根能解表。银翘散之类都用芦根，芦根能解表，叫透风于热外。"或渗湿于热下"用滑石，如果不用芦根，用薄荷也可以，好多药都可以。第三个"其病有类伤寒，其验之之法，伤寒多有变症，温热虽久，在一经不移，以此为辨。"温热虽久总在一经为辨指的就是湿热病治来治去，不在脾胃就在肝胆，不是三仁汤证，就是甘露消毒丹证，不外乎有新感、伏邪用药不同，但不是说都要用三仁汤或者甘露消毒丹，它也有可能蒙上，有可能注下，它也有可能湿热由卫分、气分到了营分、血分，但它总在一经，不在脾胃就在肝胆！所以湿热病的治疗就在这一经上去化裁，非常单纯。

湿温病有三忌：汗之则神昏耳聋，甚则目瞑不欲言。下之则洞泄。润之则病深不欲解。

——《温病条辨》

《温病条辨》讲了湿温病有三忌："汗之则神昏耳聋，甚则目瞑不欲言。下之则洞泄。润之则病深不欲解。"就是说湿热病忌汗、忌下、忌润。但是湿热病可以汗，微汗出。湿热病也可轻法频下。湿热病也可以润，比如龙胆泻肝汤里面用生地，不润不能退热。但是，这个润是在大剂量清热燥湿药的基础上用了一味润的药，比如生地，而不是用生地、麦冬、天冬这样大队养阴的药，不然患者越吃越难受。所以湿热病的汗、下、润都是轻下、轻润和轻汗。

以上就是我们讲的湿热病概论，接下来我们开始讲治疗。讲理论时因为必须要把理弄清楚，然后接下来的每一病、每一证、每一方的治疗，我们才能够真正知道它背后的机制。

三、辨太阳湿热脉证并治（上）

湿热病的治疗主要是在太阴、阳明以及少阳、厥阴这4条经，即脾胃和肝胆。此外，也涉及太阳经和少阴经。

先讲第一条经太阳经，也就是所谓的"湿在表分"，这是薛生白的原话。

湿在表分为几个表现：

第一，疼痛，可以表现为头痛、身痛、肌肉痛、关节痛，包含风湿、类风湿疾病，如类风湿关节炎、肌炎、皮肌炎。

第二，沉重，即身重、关节活动不利。

第三，皮疹。

第四，风水。

第五，肺病。

第六，暑湿外感（含传染病）。

换言之，这些和湿热有关的疾病可以表现在太阳经，即薛生白所谓的"湿在表分"。以下逐一来介绍这几个常见的湿在表分的疾病。

湿热证，恶寒无汗，身重头痛，湿在表分，宜藿香、香薷、羌活、苍术皮、薄荷、牛蒡子等味。头不痛者，去羌活。

——《湿热病篇》

此处主要讲几个药：第一个是苍术，苍术和白术有一个很重要的区别在于苍术能解表，它解表的作用尤其在苍术皮，就如生姜皮一样，它除湿的作用在苍术的芯。第二个是牛蒡子，它可以咽喉截断。这个方还可以加淡豆豉和神曲，两药都能解表。神曲有3个作用：消食、解表、解郁。不仅能消食，还能治疗精神疾病。所以，苍术、淡豆豉、神曲都是解表除湿的药物。按照程门雪的用法，淡豆豉可以用清水豆卷代替，大豆发芽就是清水豆卷。

《湿热病篇》一书有个特点：没有方。除非是书中直接引用的全方，如大圣散、冷香饮子等成方，书中都是"某某等味"云云，告诉你可以选哪些药，而没有拟一个方。但是《湿热病篇》中有几个很重要的隐喻的方，虽然说它都没有名字，都是后人给它取的名字，但是它非常值得我们去研究。

比如，第一个"湿在表分"的"藿香、苍术、羌活、薄荷、牛蒡子等味"，它可以参考九味羌活汤。

九味羌活汤：

羌活一两半，防风一两半，苍术一两半，川芎一两，苍白芷一两，甘草一两，黄芩一两，生地黄一两，细辛五分。

——《此事难知》

九味羌活丸也是用于感冒初期的通治方，但它尤其适合于夹湿伴有头痛的感冒，夹湿的感冒经常容易迁延不愈。对于夹湿感冒，可以在九味羌活丸的基础上加藿香、佩兰，加薄荷、苏叶，加牛蒡子，还可以加淡豆豉、神曲，对于有食积的可加神曲，无饮食问题可不用之。

薛生白的这几个药没有汤头歌诀，若记不得，可记九味羌活丸。这就是《湿热病篇》第一条的代表方。

内伤：痰湿上泛。

生、制胆南星各6克，制半夏9克，土茯苓60克，川芎30克，枳实9克，木香6克。

痰火头痛：

肝火可加夏枯草30克，桑寄生30克，杜仲10克。

内外伤不别加羌活6克，黄芩9克，生地黄15克，细辛3克。

——"吴门验方"

而内伤者则不同，内伤的痰湿上泛也会引起疼痛。内伤的痰火上泛引起的痰火头痛，用这几个药：胆南星、半夏、土茯苓、川芎、枳实、木香。其实无须去记，就用土茯苓和川芎两个药，它们是治头痛的独药，而其他的药都是根据情况去加减化裁的。对于内伤的头痛患者表现为舌苔厚腻，就用60克土茯苓配30克川芎就可以了。对于痰火头痛，加半夏、胆南星或陈皮等类；若是肝火旺盛，加桑叶、菊花、夏枯草、钩藤、浙贝母；若恐水不涵木、痰火上泛者，加20克杜仲、30克桑寄生；痰重者，还可加白矾、郁金。其实，就是用土茯苓和川芎这两味药，而且一定要记住这两个药的剂量，开个10克土茯苓是没有效果的。

若临床中实在无法鉴别是内伤、外感，就加上羌活、生地、细辛、黄芩，就是把九味羌活丸合进去，也有效。之所以有效，是由于内外感召，外感夹湿之人常常有内伤痰湿，而内伤痰湿之人又容易外感夹湿，比如他淋了一场雨内伤痰湿就发作了，那就是外感夹湿。再如类风湿关节炎患者于下雨天就出现关节疼痛，像天气预报一样，这是内外感召。所以，若是实在难以鉴别内伤、外感，就加点羌活，加点解表药亦可。总之，这两个药是重点：土茯苓60克和川芎30克。

但是，对于外感考虑得要复杂一些，因为外感的病种要复杂一些，不像内伤相对而言会单纯一些。因为外感的头痛有可能是传染病引起的头痛，那就不能用这个方法。因为传染病有其必然规律，头痛不是其主要矛盾，而只是感染的前驱症状之一。而对于内伤的痰火头痛，用这个处方也未必完全有效，比如脑胶质瘤引起的头痛，虽然用这个处方也有一定效果，部分人也能缓解一些症状，但是不见得能控制好肿瘤。对于一般的内伤头痛有痰火者，一吃这个处方头痛就可以缓解。但是不能完全去照搬，就比如肿瘤引起的头痛。

此条就与第一条的外感头痛相鉴别。湿在表分的外感头痛用九味羌活丸治疗。而内伤的痰火头痛，可用导痰汤、涤痰汤，方中茯苓改为土茯苓，再加30克川芎。实际上，把南星、半夏、枳实、木香这些药都去掉，就用这两个药一样有效，不过加上去一起使用配伍会更加完善一些。痰火头痛经常能引起睡眠不好，应该加石菖蒲、郁金，病机是痰火上泛蒙蔽其神明。这种痰火重的人有个特征：经常心不在焉，坐着坐着就走神儿，注意看这种人的眼神，他常常一时之间就显得有点迷离，此时他的痰火就上泛了。这种人就属于痰湿体质，每当痰往上泛时，人就显得有点迷离，反应不太集中了，就加石菖蒲、郁金。

我们要记住一些解表的药物：苍术、藿香、白豆蔻、淡竹叶。白豆蔻在外感湿热病常用，就是因为它有解表的作用。淡竹叶是禾本科植物，它主要含有薏苡仁内酯，和薏苡仁一样都能解表、抗病毒，银翘散用淡竹叶就是因为它能解表。三仁汤选薏苡仁也有其必然的道理，方中的茯苓是个对症的药（起利尿作用），方中的薏苡仁是个解表的药，能够抗病毒，对疱疹病毒类的各种病毒引起的几十种疾病都是有效的。而薏苡仁与淡竹叶相配伍解表力量大大增强，就是薏苡竹叶汤，就像芍药配牡丹皮作用力增强是一样的。苍术除了除湿，也能解表，还能养肝，它含有大量的维生素A，能补充维生素A来治疗夜盲症，它是治疗夜盲的一个特殊药物。

湿在肌肉：

湿热证，恶寒发热，身重关节疼痛，湿在肌肉，不为汗解。宜滑石、大豆黄卷、茯苓皮、苍术皮、藿香叶、鲜荷叶、白通草、桔梗等味。不恶寒者，去苍术皮。

——《湿热病篇》

薛生白在《湿热病篇》的湿在太阳经首先讲了湿在表分，然后又讲了湿在肌肉。湿在表分，第一可引起头痛，第二可引起肌肉疼痛，薛生白用滑石、大豆黄卷、茯苓、苍术、藿香、荷叶、通草、桔梗治疗肌肉疼痛。

腠理暑邪内闭：

湿热证，胸痞发热，肌肉微疼，始终无汗者，腠理暑邪内闭。宜六一散一两，薄荷叶三四分，泡汤调下即汗解。【鸡苏散】

——《湿热病篇》

后文还有第二十一条，讲"暑邪内闭"时说"湿热证，胸痞发热，肌肉微疼，始终无汗者，腠理暑邪内闭。宜六一散一两，薄荷叶三四分，泡汤调下即汗解。"这是说如果湿热证出现肌肉疼痛，但不出汗的，用六一散送服薄荷叶，这就是鸡苏散，取薄荷叶发表的作用。在薛生白《湿热病篇》中有几个方，虽然剂量非常轻，但是它的效果很明显，其中一个就是治疗暑邪内闭的这个方，其辨证特点主要是不出汗，一定要是无汗的。这与《湿热病篇》的第三条"湿热证，恶寒发热，身重关节疼痛，湿在肌肉，不为汗解"不同，所谓"不为汗解"的意思是出汗了他还是痛，而第二十一条是始终无汗，两条都有肌肉疼痛，无汗的选用鸡苏散发表。鸡苏散是发表除湿的一个方，处方用得很轻，不过其六一散用量亦不轻，然后加了几分薄荷叶。

湿在肌肉在《湿热病篇》主要有两条，第二十一条无汗用鸡苏散，第三条有汗用滑石、大豆黄卷、茯苓、苍术、藿香、荷叶、通草、桔梗。

余邪留滞经络：

湿热证，十余日，大势已退，唯口渴，汗出，骨节痛，余邪留滞经络，宜元米汤泡于术，隔一宿，去术煎饮。

【指关节痛】

——《湿热病篇》

《湿热病篇》还讲一条（第十九条）"余邪留滞经络"，也是在太阳经。"湿热证，十余日，大势已退，唯口渴，汗出，骨节痛，余邪留滞经络，宜元米汤泡于术，隔一宿，去术煎饮。"治疗湿热病好转以后关节的疼痛，就是在湿热病的后期，其他症状都已经消失了，而主要留下一个关节疼痛的症状。薛生白认为这是余邪留滞经络，用元米汤泡术。元米汤可用粳米汤代替，来泡苍术，泡一宿后去苍术，来煎这个米汤。以前做甑子饭时有米汤，而如今鲜有人做甑子饭了，就煮稀饭，取用它上面的汤来泡苍术，泡一宿去苍术，煎汤服用，治湿热病后遗的骨关节疼痛。薛生白的这个方法很有效，我个人认为他的这些内容可能都来自于临床。

这里用米汤泡苍术有个很重要的原因——苍术的挥发油在水中的溶解度低，而元米汤的油性重，它能溶解挥发油，而且，泡了以后，如果一煎煮，它的挥发油又未挥发掉，它取的就是苍术的挥发油。在过去古人没有别的办法，只能够用这种油性比较足的元米汤，而又不能够用油（比如植物油等油类），因为这是湿热证，患者对一般的油还无法消化，而糯米就很油，它的油性物质使得苍术的挥发油能够溶解进去，泡上一宿让挥发油充分溶解，然后煎煮到一烧开即可，再加热挥发油就会挥发掉。当然，元米汤发挥的作用不完全只是用它的油性，可能还有增加营养等作用。但是它最核心的其实就是这一点，苍术挥发油在水中的溶解度很低，且煎煮时间过久就会挥发掉。薛生白在《湿热病篇》中讲了很多他治疗疾病的小巧的方法。而这个方法其实不只是可以针对湿热病，对寒湿也可以，比如对于关节炎患者要缓解他的关节疼痛，用这种方法就有效果，就能改善他的症状，这是一个很好的治疗方法。在"大势已退"的时候用，就是如果这个人骨关节疼痛，而湿热证又很重的时候，这个米仍是稍微显得滋腻了一点。但是传统中医已经没有更好的办法了，又不像现在的中医可以采取提取挥发油的方式，只有旧有的那些手段。这个方法已经很聪明了，这个办法还可以套用在其他的疾病上。

学员问：可以用苍术的芯来煎煮吧？

吴老师答：第一，苍术的挥发油已经泡出来了，不用再去煎煮它的芯。第二，中药的成分很复杂，就比如苍术的皮和芯功效都有不同，它的皮更走表，它的芯更偏重于燥湿。在这个时候，要让它的药力集中在一个靶器官时，去掉无用的成分，其实可以减少药物成分之间相互拮抗的作用。而在此就是为了让它治疗关节疼痛、让它走表，而发挥此作用的就是它的挥发油，就想办法单单提取出它的挥发油，而将剩下的其他成分去掉，这个时候药物成分之间的相互作用就减弱了。虽然是只有一味药，但是由于一味药之中有不同的成分，中药很多成分之间是相互拮抗的。

六一散：滑石（18克），甘草（3克）。

——《伤寒直格》

《伤寒直格》的六一散，加了薄荷就是鸡苏散，能够解表。而六一散若不加薄荷是不能解表的。六一散加青黛能够凉肝，六一散加朱砂能够清心，金元时期医家特别喜欢六一散，又名天水散，所谓"天一生水，地六成之"的意思。加朱砂是益元散；加青黛是碧玉散；加薄荷是鸡苏散。

五行化浊汤组成：

黄连（火）3克，黄芩（木）6克，半夏（土）9克，杏仁（金）6克，滑石（水）9克，甘草3克。

热重加薄荷3克，湿重去甘草加通草3克，痞、恶加生姜3克，甚者加茯苓9克。

主治：湿热病。

——"吴门验方"

对于湿热病，"吴门验方"有个五行化浊汤。它是治疗湿热病中湿热在胃肠（脾胃）的一个基本方，但对于湿热在肝胆的力量就不够。而五行化浊汤的特点，其本质上就是一个六一散，只不过方中的滑石剂量可以根据不同的情况去调整，六一散的"滑石：甘草"是"6：1"，这个方中的滑石剂量可以用到30克，杏仁用3～9克。这个方的特点是五行生克制化，火、木、土、金、水全有了。

杏仁、滑石、甘草、通草是温病中治疗湿热病的常规配伍，在《温病条辨》中很常用，在中医的说法是"提壶揭盖"，就是宣肺来治它的湿。湿热的特点是困脾，湿热病患者常常就不想吃东西。湿的时候用宣肺气法，开上面的盖，防止木去克土。木生火，这个方还用了黄芩清木、黄连清火，这是治热。如果要发表则加薄荷、生姜、苍术等药都可以。

这个基本方可以有诸多化裁，比如前文讲的鸡苏散，加薄荷。如果患者有恶心的症状，加上生姜配半夏、黄连、黄芩，这就是半夏泻心汤的辛开苦降，再加一个治疗湿病的思路——杏仁、滑石、甘草，这是《温病条辨》中的思路，就在五行化浊汤这个湿热在胃肠的基本方的基础上去加减。

二加减正气散：

湿郁三焦，脘闷，便溏，身痛，舌白，脉象模糊，二加减正气散主之。

上条中焦病重，故以升降中焦为要。此条脘闷便溏，中焦证也，身痛舌白，脉象模糊，则经络证矣，故加防己急走经络中湿邪；以便溏不比大便不爽，故加通草、薏苡仁，利小便所以实大便也；大豆黄卷从湿热蒸变而成，能化酝酿之湿热，而蒸变脾胃之气也。

（苦辛淡法）藿香梗（三钱），广皮（二钱），厚朴（二钱），茯苓皮（三钱），木防己（三钱），大豆黄卷（二钱），川通草（一钱五分），薏苡仁（三钱），水八杯，煮三杯，三次服。

——《温病条辨》

"湿郁三焦，脘闷，便溏，身痛，舌白，脉象模糊，二加减正气散主之。"这个处方是在藿香正气散的基础上加了防己、通草和薏苡仁。所以，对于湿热证湿热走表者要记住有两个药可用：一个是薏苡仁，之所以不用淡竹叶是由于淡竹叶虽走表而不止痛，薏苡仁能够解肌、能够治痹，淡竹叶没有这个作用。另一个药是防己。

问曰：风湿相搏，一身尽疼痛，法当汗出而解，值天阴雨不止，医云：此可发汗，汗之病不愈者何也？答曰：发其汗，汗大出者，但风气去，湿气在，是故不愈也。若治风湿者，发其汗，但微微似欲汗出者，风湿俱去也。

——《重订伤寒杂病论》

关于防己和薏苡仁的问题，还有这一条。可见湿病发汗的特点是"微发汗"。所谓"值天阴雨不止"，风湿病患者的特点就像是个天气预报，阴天下雨病情会加重。到《温病条辨》又讲了个加减木防己汤。

加减木防己汤：

暑湿痹者，加减木防己汤主之。

此治痹之祖方也。风胜则引，引者（吊痛掣痛之类，或上或下，四肢游走作痛，经谓行痹是也）加桂枝、桑叶。湿胜则肿，肿者（土曰墩阜）加滑石、萆薢、苍术。寒胜则痛，痛者加防己、桂枝、姜黄、海桐皮。面赤口涎自出者（《灵枢》谓：胃热则廉泉开）重加石膏、知母。绝无汗者，加羌活、苍术，汗多者加黄芪、炙甘草。兼痰饮者，加半夏、浓朴、广皮。因不能备载全文，故以祖方加减如此，聊示门径而已。

防己六钱，桂枝三钱，石膏六钱，杏仁四钱，滑石四钱，白通草二钱，薏苡仁三钱。

水八杯，煮取三杯，分三次温服，见小效不即退者，加重服日三夜一。

——《温病条辨》

"暑湿痹者，加减木防己汤主之。"此治痹之祖方，就是说所有的湿热痹证的处方都是以加减木防己汤为基础的。而加减木防己汤第一用了防己，第二用了桂枝，桂枝配石膏，这是白虎加桂枝汤——治疗热痹的一个方。如果这个患者用过激素还可以加知母，因为知母可以调节激素分泌的节律，就是桂枝芍药知母汤、白虎加桂枝汤的意思。然后又用了一个湿热病的思路：杏仁、滑石、甘草、通草，若是咳嗽就用甘草，若是痹证就用通草，若是小便不利也用通草，这是湿热病最简单的一个思路。

可见这个加减木防己汤，就是用防己配薏苡仁这两个除湿治痹典型的药物。加桂枝、石膏，热重者再加知母，这就是白虎加桂枝汤。合上了湿热病的思路——杏仁、滑石、通草、甘草，这就是《温病条辨》中治疗湿热痹证的一个基本方，它源自于木防己汤（《金匮要略》）。它是木防己汤去人参，加了杏仁、滑石、通草，再加个薏苡仁治痹。

我们反复说杏仁、滑石、通草是治疗湿热病的思路，杏仁开上，滑石渗下，这是从上下两端来治的一个思路。

这就是治湿热在表形成痹证的祖方，所有的这类处方都是以这个方为基础加加减减。痛得厉害的，加镇痛的药，如徐长卿等药。关节变形者，合上湿热入于经络脉隧方，这一条在后文会讲述。若是关节肿得严重的，加知母消肿。知母有消肿的作用，比如桂枝芍药知母汤治疗脚肿如脱。

宣痹汤：

防己、薏苡仁、杏仁、滑石各五钱，连翘、山栀、半夏、晚蚕沙、赤小豆皮（赤小豆乃五谷中之赤小豆，味酸肉赤，凉水浸，取皮用。非药肆中之赤小豆，药肆中之赤小豆乃广中野豆，赤皮蒂黑肉黄，不入药者也）各三钱（去石膏加连翘、赤豆、栀子清湿热，加半夏、蚕沙化湿），（骨节）痛甚加片子姜黄二钱、海桐皮三钱。若湿热较重者，可与二妙散同用，丝瓜络、忍冬藤、土茯苓等。

——《温病条辨》

　　还有一个宣痹汤也是治疗湿热痹证的，而宣痹汤就有防己、薏苡仁这关键的思路，还用了杏仁、滑石，就是"杏仁、滑石、通草、甘草"那个思路，还用了连翘、栀子、半夏、蚕沙、赤小豆皮。痛甚者加片子姜黄、海桐皮，正如前面讲的加减木防己汤可加徐长卿、海桐皮这类药。姜黄、徐长卿、海桐皮都是镇痛的药。

　　湿聚热蒸，蕴于经络，寒战热炽，骨骱烦疼，舌色灰滞，面目萎黄，病名湿痹，宣痹汤主之。

　　【此条以舌灰目黄，知其为湿中生热，寒战热炽，知其在经络；骨骱疼痛，知其为痹证。若泛用治湿之药，而不知循经入络，则罔效矣。故以防己急走经络之湿，杏仁开肺气之先，连翘清气分之湿热，赤豆清血分之湿热，滑石利窍而清热中之湿，山栀肃肺而泄湿中之热，薏苡仁淡渗而主挛痹，半夏辛平而主寒热，蚕沙化浊道中清气，痛甚加片子姜黄、海桐皮者，所以宣络而止痛也。】

——《温病条辨》

　　湿热证：三四日即口噤，四肢牵引拘急，甚则角弓反张，此湿热侵入经络脉隧中。宜鲜地龙、秦艽、威灵仙、滑石、苍耳子、丝瓜藤、海风藤、酒炒黄连等味。

——《湿热病篇》

　　这个处方与加减木防己汤有点小小的区别：宣痹汤所治的患者消化道症状重，而大部分湿热痹证的患者可以没有明显的消化道症状，就只是个加减木防己汤证。而宣痹汤证有一个明显的消化道症状——"湿聚热蒸，蕴于经络，寒战热炽，骨节烦疼，舌色灰滞，面目萎黄，此名湿痹，宣痹汤主之。""面目萎黄"在湿热病主证讲过。舌色灰滞也讲过，就是舌面是一个白腻苔，但是舌的下面是红的。

对于痹证，吴鞠通说："若泛用治湿之药，而不知循经入络。"效果就不好。换言之，这个病虽然也可以用三仁汤，但是效果不好，因为三仁汤的缺点是没有走经络的药，没有循经入络。宣痹汤的核心药就是防己、薏苡仁，不外乎是宣痹汤证的患者中焦症状较重而已。前有加减木防己汤，而不记此方亦可，就用半夏泻心汤去人参等味，加防己、薏苡仁、通草、杏仁、滑石也有效。半夏泻心汤证就是消化道症状重，因为是用于外感热病，就不适合用人参等味，生姜可有可无，若无恶心可不用生姜，去人参、生姜、甘草、大枣，加杏仁、滑石、通草，这就是思路，再加能入经络的防己、薏苡仁，效果亦佳。不见得非要记住这些处方，但是最核心的内容要记住！如果这个患者湿热证很明显，关节疼痛，但是消化道症状明显，从半夏泻心汤去化裁，加上走经络的防己、薏苡仁。对于疼痛明显的可加徐长卿、海桐皮；对于舌苔腻得明显的，可加苍术，苍术既解表又除湿，吴鞠通说"可合二妙"，加苍术就是二妙散的意思；若是关节变形、活动不利，那就合上湿热侵入经络脉隧方。

加减木防己汤是治疗湿热病的祖方，它和宣痹汤的区别在于加减木防己汤可以没有明显的消化道症状，而如果消化道症状很严重，用了加减木防己汤可能引起不舒服，因为方中有石膏，且其石膏用量较大。如果有消化道症状的就要加点半夏、生姜（皮）、苍术等药。总之，要记住加减木防己汤这个湿热痹证的祖方，最主要的一个处方，就是木防己汤去人参，加了杏仁、滑石、通草这个思路，最好再加上走经络的薏苡仁，还可以加苍术走经络。假如见患者出现较为明显的消化道症状，而又记不得宣痹汤，就在加减木防己汤的基础上加半夏等药，将石膏换成连翘，因为连翘能止呕。湿热蕴结引起消化道症状重，出现恶心、不想吃东西，甘露消毒丹证就有这个表现。而石膏没有这个作用，反而凉胃，吃了容易更不舒服，换成连翘即可。不一定要将这些处方都记下来，但是大的方向要记住。否则，对于这个病开成个三仁汤，虽然这个患者明显也是个厚腻苔，但效果不好，因为三仁汤不走经络。

关节活动不利，加湿热侵入经络脉隧方，此方后面会详细讲。方用地龙、秦艽、滑石、威灵仙、丝瓜络、海风藤、酒炒黄连。而我不用酒炒黄连，一般都是用黄芩。因为黄芩是个免疫抑制剂，而这个病和免疫有关系，用黄芩能使得效果增强。

拈痛汤：

治湿热为病，肩背沉重，肢节疼痛，胸膈不利。

白术（五分），人参（去芦）、苦参（酒炒）、升麻（去芦）、葛根，苍术（各二钱），防风（去芦）、知母（酒洗）、泽泻、当归身（各三钱），炙甘草、黄芩（酒洗）、茵陈（酒炒）、羌活（各五钱）。

上㕮咀每服一两水二大盏煎至一盏去渣食远服。

【内外合病】

——《兰室秘藏》

《兰室秘藏》拈痛汤："治湿热为病，肩背沉重，肢节疼痛，胸膈不利。"这个方也治疗湿热痹证，但是拈痛汤的特点是以内伤为主，偏重于内伤湿热，就如方中有白术、人参等。其架构源于东垣清暑益气汤，用以治疗关节疾病，只不过它走表了。而它走表选择的药物很有意思，苦参是个免疫抑制剂，苍术、防风、知母都有免疫抑制作用，当归是个抗炎药，黄芩是个免疫抑制剂，羌活是个解热镇痛药。从西医的思路看，这个处方整个就是免疫抑制剂的思路。湿热病是内外感召的，而当归拈痛汤证的湿热病患者脾虚较为明显，平时消化道症状很明显，而由于清暑益气汤不走经络，又不用清暑益气汤来治疗。由于这就是个类风湿疾病，属于免疫系统功能障碍，调节免疫的药，就是抗过敏的那些药，如苍术、防风、羌活，若是在下肢还可用独活，而在上肢可以不用独活。再用知母消肿，它能够提高激素的分泌，有抗炎的作用。黄芩是一个专门的免疫抑制剂。湿热病的免疫抑制剂中还有一个代表性药物是苦参，苦参能用来抗过敏。苍术配苦参，可以拮抗苦参的消化道副作用。此方还可以加郁金、细辛等药。关于免疫抑制剂的药物，在"中医免疫学"课程中有详细地讲述。

当归拈痛汤的结构就是李东垣的清暑益气汤变成一个走表的，不背方歌都知道它用哪些药物，苍术、白术、人参，可用苍术、白术各10克。如果气虚症状不明显，可不用白术，用大剂量苍术30克。如果湿热较重，去人参。此方还用了升麻，东垣清暑益气汤的基本结构就有升麻，有湿的用升麻配泽泻，这是它的基本思路。有外感，用羌活、防风，下肢疼痛的加用独活。对于湿热病导致的关节疼痛，用有免疫抑制作用的知母、苦参、黄芩。方中还有个强烈的抗炎药物当归，这些都是思路，而茵陈、葛根用不用皆可，这就是当归拈痛汤的架构。葛根有免疫抑制作用，还能解肌，能够缓解肌肉的牵拉，所以当归拈痛汤可以用来治疗腰痛，也可以治疗肩痛。《伤寒论》的葛根汤是治寒证，而当归拈痛汤是治热证，也用葛根来解肌。如果觉得葛根解肌的作用不够强，可以加什么呢？

学员答：桂枝。

吴老师答：湿热病应该用薏苡仁。用葛根汤治疗颈椎病，如果觉得葛根作用不足，针对肌肉会牵拉脖子，加30克或60克薏苡仁。而此处不用桂枝，虽然《伤寒论》讲"桂枝本为解肌"。

对于当归拈痛汤中的每个药物，我都能说出它在《伤寒杂病论》中的出处来。比如，用葛根出自葛根汤；用防风出自防己地黄汤，防风能够疏风、升阳、渗湿；用知母出自桂枝芍药知母汤；用当归出自当归四逆汤，当归是一个强烈的抗炎药。

当归拈痛汤用当归，加减木防己汤也可以用当归，同理，就由于它是强烈的抗炎药。所以金水六君煎、麻黄升麻汤、四妙勇安汤都用当归，都是利用它的抗炎作用，在活血药中抗炎作用最强的就是当归，它就是一个抗炎的药物。

麻黄杏仁薏苡甘草汤：

病者一身尽疼，发热，日晡所剧者，名风湿。此病伤于汗出当风，或久伤取冷所致也。可与麻黄杏仁薏苡甘草汤。（与麻黄加术汤不同在于发热，日晡所剧，故去桂枝，加薏苡仁。薏苡仁除阳明湿热，温病多用之，如三仁汤、薏苡竹叶汤，前方加术，除太阴寒湿。

此方可治EB病毒感染，此病多苔腻身痛）

麻黄（去节，半两，泡汤），甘草（一两，炙），薏苡仁（半两），杏仁（十个，去皮尖，炒），上麻豆大，每服四钱，水一盏半，煮八分，去滓，温服，有微汗避风。

——《重订伤寒杂病论》

"病者一身尽疼，发热，日晡所剧者，名风湿。此病伤于汗出当风，或久伤取冷所致也。可与麻黄杏仁薏苡仁甘草汤。"对于麻杏苡甘汤治疗的风湿要弄清楚，一般认为风湿性疾病可以用它，其实它用得最多的是EB病毒感染。EB病毒感染可以引起太阳病，EB病毒感染到鼻腔，它引起鼻塞、头痛、身重等症状，称为太阳病。但是它与普通的太阳病有个区别——EB病毒感染的特点是"下午发烧、一身疼痛"。如果一个人感冒了，表现为下午发烧为甚、一身疼痛，他就是一个麻杏苡甘汤证。而若是见到一个麻杏苡甘汤证的感冒患者，首先要考虑这个患者是否有EB病毒的感染。因为如果是EB病毒的感染，而你没有处理彻底，它可以感染淋巴结，而锁骨上淋巴结、颈部两侧淋巴结肿大后，小孩就可以出现严重纳差的表现。有的小孩在一次感冒、一次肺炎之后，就开始出现面色黄、消瘦、一年四季都冒汗、容易感冒这些表现，这是EB病毒感染。这种患者有一个典型的表现就是颈部两侧淋巴结的肿大、锁骨上淋巴结肿大，用肥儿散来治疗。EB病毒既可以抑制免疫系统，还可以引起淋巴瘤、淋巴细胞白血病、胃癌、鼻咽癌。所以一定要将EB病毒感染的这一证型辨认出来，我们基本上都将它当成感冒了，而且EB病毒感染确实可以当作急性上呼吸道感染来治疗，因为它本身就是感染了鼻腔，但是它和其他普通的病毒感染导致的感冒还是不同的，它的特点就是一身疼痛、下午发烧。还有一部分患者转变成传染性单核细胞增多症，也是EB病毒感染。

要记住麻杏苡甘汤的薏苡仁用90克，大剂量薏苡仁是抗EB病毒的专药。而给患者发完汗后，还可以给患者吃药，就用薏苡竹叶汤，还是靠大剂量的薏苡仁来拮抗EB病毒。

这一证很重要！这一证常常会被误诊成普通的感冒，而这个病后期是会引起癌症的，可能10年、20年、30年后就变成一个癌症，所以要给它彻底治好。

发表除湿：

风湿相搏，一身尽疼，法当汗出而解。值天阴雨不止，医云此可发汗，汗之病不愈者，何也？盖发其汗，汗大出者，但风气去，湿气在，是故不愈也。若治风湿者，发其汗，但微微似欲出汗者，风湿俱去也。

湿困表：微汗。

湿滞里：轻下。

——《重订伤寒杂病论》

对于湿热病湿困于表的，发表的方法是微汗出，叫作"微汗"。而对于湿滞于里的，要"轻下"。湿热病有三忌：忌汗、忌下、忌润，但是湿热病确实是可以汗、可以下、可以润，只是要注意它的汗、下、润是有要求的。

四、辨太阳湿热脉证并治（中）

加味麻杏苡甘汤：

组成：麻黄9克，杏仁6克，薏苡仁90克，生甘草6克，升麻15克，酒黄芩9克，牡丹皮9克，大青叶15克。

主治：湿热病。

————"吴门验方"

加味麻杏苡甘汤就是在麻黄、杏仁、薏苡仁、甘草的基础上加升麻、黄芩、牡丹皮、大青叶，加强了处方抗病毒的作用。之所以要加黄芩，是由于EB病毒感染如果未彻底治愈，随后就会出现颈部两侧淋巴结肿大，这是入少阳的经络了，在小儿还可表现为不想吃东西。

如果这里没有处理恰当，随后就会出现肥儿散证。

肥儿散：

蜈蚣30克，天龙30克，鸡内金60克，山药60克。

主治：小儿反复感冒，消瘦，纳差，多汗，伴见颈部多发淋巴结肿大。

鸡内金（十全育真汤）：攻补两用。

苔腻，薏苡仁60克（麻杏苡甘汤）代山药（薯蓣丸）。

————"吴门验方"

这个情况尤其多见于小孩，他会出现反复感冒、消瘦、纳差、多汗等症状，伴颈部多发淋巴结肿大。而且这种反复感冒、消瘦、纳差、多汗有个特点，用玉屏风散、桂枝汤以及健脾理气等方法无效。虽然在反复用四君子汤这些处方后，患儿仍旧表现为不想吃东西。这时候你可以去摸摸，一般在颈部两侧和锁骨上能够发现多发的淋巴结肿大，就用肥儿散。也可以去查一个EB病毒的抗体，不查也可以直接用。

肥儿散用鸡内金，源自于十全育真汤"攻补两用"，这是张锡纯的办法。对于儿童用药，要让它易于服用、较为好吃，必须要有赋形的药，这里用的是山药，这是取薯蓣丸的架构，因为患儿有反复感冒的表现。如果患儿见舌苔腻，将山药换作薏苡仁，总之都是打粉，给予一个赋形的作用。

湿在表分的疼痛讲了头痛、身痛、肌肉痛、关节痛。还要讲沉重、关节活动不利。

湿热侵入经络脉隧：

第四条，湿热证，三四日即口噤，四肢牵引拘急，甚则角弓反张，此湿热侵入经络脉隧中。宜鲜地龙，秦艽、威灵仙、滑石、苍耳子、丝瓜藤、海风藤、酒炒黄连等味。

　　　　　　　　　　　　　　　　　　　——《湿热病篇》

治疗：

（1）神经疾病。

（2）免疫疾病。

（3）络病。

黄连易黄芩，可入芍药、甘草。

《湿热病篇》第4条云："湿热证，三四日即口噤，四肢牵引拘急，甚则角弓反张，此湿热侵入经络脉隧中。宜鲜地龙，秦艽、威灵仙、滑石、苍耳子、丝瓜络、海风藤、酒炒黄连等味。"这个湿热侵入经络脉隧方，可用来治疗神经系统疾病，关节活动不利就可能和神经系统疾病有关系。还可用来治疗免疫系统疾病和络病。

将黄连换作黄芩，可以使得这个处方的作用得以增强。少阳枢机就是管关节活动的，我在用薛生白这个处方时都没有用原方的酒炒黄连，而是用黄芩。芍药可加可不加，加芍药可缓解关节的拘急。湿热病是能用芍药的，比如真武汤证就是湿病而有芍药的，因为芍药本身就是个利尿药。总之，湿病并不是不能用芍药的。关于这个方的适应证，具体来说，比如可以用来治疗强直性脊柱炎的湿热型，强直性脊柱炎患者看背后的人都要整个转过去，因为他脊柱不能很好地旋转，所以叫强直性脊柱炎，这就是关节活动不利。还可以用于治疗多种免疫系统疾病，比如类风湿患者出现关节活动不利的时候。类风湿有寒证、热证之分，而这里讲的是热证。在加减木防己汤一条已经有过讲述，如果患者出现关节畸形、关节变形、关节活动不利，可以考虑合上湿热入于经络脉隧方。不过，合上这个处方也可能仍旧没有效果，这是由于类风湿关节炎到后期能发生增生性炎症，引起患者关节结构的改变，其关节活动不利与患病局部的增生、畸形、狭窄有关，局部都是纤维组织、瘢痕组织，这种情况是需要去活血的，用这个处方就没有效果了。而这个湿热侵入经络脉隧方是对于炎症水肿压迫关节、局部组织导致的关节活动不利有效。举个例子，比如坐骨神经痛之所以出现神经的疼痛，是由于发生了闭孔梨状肌炎，这个处方能够消炎。还有人用这个处方来治便秘，治的是骶丛神经受周围组织的炎症水肿压迫导致的便秘。缓解了炎症水肿压迫，使得神经的支配功能恢复正常，患者的大便就通了。这个方就可以治疗那种湿热型的便秘，患者有局部组织的炎症水肿，而这个局部不是在肠子里。支配排便的神经系统是从背部出来的，从骶丛出来之后到了盆腔。而如果在这条路上有组织的炎症水肿压迫，就会导致患者的便秘，由此可见这个方还能通便。这就是属于"湿热入于络"，这个"络"就包含了神经系统。

这个处方是薛生白的名方，有很多人使用它。虽然它没有取名，但是这个方一定要背下来。方中的地龙、秦艽、威灵仙、苍耳子、海风藤是专门用来调节免疫的药；滑石是利尿的，用于治疗湿热病；而丝瓜络的作用与通草差不多，所以我们在用这个处方时常常加用通草、王不留行，或在没有丝瓜络的时候用通草、王不留行、木通等。不一定非得要原封不动地去使用这个处方，比如还可以加路路通，总之就看具体情况加减。如果你学习过我们"中医免疫学"的课程，这个方也不用去记。"中医免疫学"将每个药所针对的问题讲得很清楚，将所需要的药物一凑，用出来其实就是这个处方。

总之，这个方可以治疗好多免疫系统的疾病。

关于痿证，有的表现为阳虚，有的表现为热证，因热成痿。如果是个表现为湿热病的痿证也可以用这个处方，将黄连去掉，加石膏、苍术即可，所谓"治痿独取阳明"，因为太阴、阳明司管肌肉。

太阳与少阳合病，自下利者，与黄芩汤；若呕者，黄芩加半夏生

姜汤主之。（溃疡性结肠炎）

——《重订伤寒杂病论》

在治疗强直性脊柱炎的时候，用黄芩换黄连，加芍药、甘草。强直性脊柱炎有几个特点：第一，男性多于女性。这说明了它与雄激素、少阳相火有关。因为一般的自身免疫病都是女性多于男性。第二，它容易并发虹膜炎，这又是在少阳。第三，它容易合并溃疡性结肠炎，而治疗溃疡性结肠炎我们用少阳病的黄芩汤——"太阳与少阳合病，自下利者，与黄芩汤"。所以，我们在使用这个处方的时候做这个加减。我一般用这个方都是用黄芩，而芍药有时加、有时不加，具体看情况，而一定会将黄芩换黄连，如此作用更强。此方中有诸多治湿热的药物，加点甘草无妨，再比如滑石还可以配甘草。不是说湿热病就不能用甘草的，滑石配甘草就是六一散。总之，这个处方就记住去黄连，加黄芩、芍药、甘草。经此加减后，能够使得处方的效果更佳，这是由于方中用了更多的免疫抑制剂。

葛根汤：

太阳病项背强几几、无汗、恶风，葛根汤主之。

葛根（四两），麻黄（去节，三两），桂枝（去皮，二两），生姜（切，三两），甘草（炙，二两），芍药（二两），大枣（擘，十二枚）。

上七味，以水一斗，先煮麻黄、葛根，减二升，去白沫，内诸药，煮取三升，去滓，温服一升，覆取微似汗。余如桂枝法将息及禁忌，诸汤皆仿此。

太阳与阳明合病者，必自下利，葛根汤主之。太阳与阳明合病，不下利，但呕者，葛根加半夏汤主之。（溃疡性结肠炎）

——《重订伤寒杂病论》

对于强直性脊柱炎除了这个湿热入于经络脉隧方，还有一个方——葛根汤。在葛根汤的基础上加附子、细辛、地黄，还可以加黄芩、薏苡仁，薏苡仁能解肌，可以缓解痉挛。葛根汤证是强直性脊柱炎的寒证，而前文说的是强直性脊柱炎的热证，它就分两个型。

湿热不攘，大筋緛短，小筋驰长，緛短为拘，驰长为痿。

——《素问》

虎潜丸：龟板120克（酒炙），知母60克（酒炒），熟地黄、陈皮、白芍各60克，锁阳45克，虎骨30克（炙），黄柏250克（酒炒），干姜15克。

——《丹溪心法》

《素问·生气通天论》云："湿热不攘，大筋緛短，小筋驰长，緛短为拘，驰长为痿。""驰长为痿"就说一个痿证，《丹溪心法》有虎潜丸，治疗湿热导致的痿证。方中知母、黄柏、龟板、熟地黄可以说是知柏地黄丸加了个龟板，这4味药是调节激素分泌的，阴虚的一个特点就是激素分泌的节律被打乱了。方中白芍是抗炎的药物，白芍含有的芍药苷都被做成药来抗炎，用于炎症疼痛；针对痿证，用了虎骨来壮骨；"治痿独取阳明"用了干姜，不用干姜也可以用石膏配苍术。此方中选干姜的原因是由于干姜能够促进激素的释放，四逆汤中用附子配干姜就是这个道理，而这里只不过是用知柏地黄丸配上干姜而已。因为此方所治的病与免疫系统有关，所以用了一些调节激素分泌的药，用了一点抗炎止痛的药，还用了可用可不用的陈皮，如果有腹胀、纳差就用点陈皮，且因为龟板、虎骨、熟地黄是不易消化的药物，方中还有黄柏，以及湿热病有容易困阻脾胃的特点，所以放一点儿陈皮进去，能够使得患者吃了更舒服。这个处方的核心就是调节激素分泌的问题。

此处用干姜解释为"治痿独取阳明"，干姜能够补脾长肉，现代药理证实干姜能够促进激素的释放。调节激素的药物配上干姜以后，促进皮质激素释放的作用会得以增强。实际上，整个处方就是调节内分泌的，当然方中也有对症的药物，有个镇痛的药——芍药，有个强壮的药——虎骨，总是需要有点对症的药物的。（注：虎骨现在均用狗骨代替）

这里之所以选龟板而不选鳖甲，是由于龟板能够调节激素释放，所谓"通任脉"，而鳖甲就没有这个作用。所以，大补阴丸治疗激素释放的昼夜节律颠倒，出现晚上潮热、耳鸣、消瘦等症状，选龟板而不选鳖甲，这是有道理的。还有一个区别：龟板能走骨，而鳖甲不走骨，比如过去孕妇难产就可以用龟板，龟板作用于骨，可以促进耻骨联合打开。当然，打开了耻骨联合也有可能生不下来，因为龟板是针对那种由于骨盆小、胎儿大的，打开耻骨联合可以使产妇容易分娩。如果是其他原因导致的难产，龟板不一定能够解决问题。古代的中医手段是很有限的，不像现代有这么多的检查手段。

越婢加术汤：

治肉极，热则身体津脱，腠理开，汗大泄，疬风气，下焦脚弱。
（《金匮要略》治疗各种肌萎缩、肌无力，多发性硬化症等肌肉之病）

麻黄（六两），石膏（半斤），生姜（二两），甘草（二两），白术（四两），大枣（十五枚）。

上六味，以水六升，先煮麻黄，去上沫，纳诸药，煮取三升，分温三服。

恶风加附子一枚，炮。

——《重订伤寒杂病论》

治疗痿证还有一方——越婢加术汤，"治肉极，热则身体津脱，腠理开，汗大泄，疬风气，下焦脚弱。"治疗各种肌萎缩、肌无力、多发性硬化症等肌肉疾病。我们治疗肌肉疾病不用越婢加术汤，而用越婢加术附汤，因为后面的加减法有一条"恶风加附子一枚"。

用足量越婢加术（附）汤发完表，症状缓解以后，可以用虎潜丸治疗。但是如今没有虎骨，龟板也是被熬过汤的，效果不是太好。没有虎骨，用狗骨也可以。龟板传统用的是"败龟板"，就是取乌龟的下甲，还要经过一段时间的放置。而现在的龟板质量不好，就加大剂量用30克，熬汤时先将它炙透。刚开始的时候用越婢加术附汤，用完以后可以转到虎潜丸上去。如果寒象重，就多用些热药（如干姜）。

有一个朋友就是肌萎缩患者，我告诉他用越婢加术附汤这个处方治疗，而他说在吃了几个月的药后，病情好转没有进展了，有一条腿稍微还有点严重。他自己麻黄开了5克，然后觉得石膏凉，还把石膏去了，这不是越婢汤。越婢汤麻黄的剂量是六两，可以用20～30克。但是用了20～30克的麻黄之后会有两个副作用，一是心慌，因为它有肾上腺素样的作用，导致心脏收缩增快、增强，就是所谓的"脉洪大"，可以加石膏，石膏配麻黄吃了就不容易心慌，两个剂量要相当。二是用了大剂量麻黄之后患者出汗多，就加石膏，就是所谓"大热、大渴、大汗、脉洪大"，石膏能够强烈地拮抗麻黄的副作用。很多人不敢用麻黄，因为他不知道麻黄用了之后会出现什么样的副作用，也不知道出现了副作用该如何去处理。

学员问：导致兴奋如何处理？

吴老师答：麻黄用了以后导致的兴奋也有办法处理。比如说阳和汤里用麻黄配地黄，阳和汤是必须要用麻黄的，但是对于乳腺疾病的患者很多用了麻黄会产生兴奋影响睡眠，那就在麻黄的基础上配上60克地黄，这就是防己地黄汤的架构，也能镇静。阳和汤中不光地黄镇静，方中的桂枝/肉桂用大剂量的时候也能镇静。而且对于阳和汤的服用，你还可以告诉患者上午吃、中午吃，最晚到下午吃，而晚上不要吃。如果晚上要吃，可以用阳和汤去麻黄，重用桂枝/肉桂，办法有很多。

乳腺癌患者本身容易合并心慌，可以加30克柏子仁，柏子仁既治乳腺癌又治心慌，可见办法很多。

总之，在实际应用中一定要知道麻黄会有什么样的副作用，以及有什么办法去应对它，否则你就只会开3克麻黄，那个不是越婢汤。而且这个患者说他胃凉，用了石膏之后，会不会使得他出现消化功能不好呢？方中有白术、附子，没关系的。若仍觉得不足，比如虎潜丸里还用了陈皮，顾护一下脾胃就行了。这个处方的剂量一定要大才好。

越婢加术附汤就是麻黄附子甘草汤的加减，加石膏、白术。它的太阳证表现在外证，就是脏器之外的躯体症状。它的少阴证表现在肾阳虚，免疫系统活化。这个方作用的部位在肌肉，用石膏配白术，即原方越婢加术汤就是用石膏去拮抗麻黄，用白术去拮抗石膏。之所以用白术治疗痿证，是由于白术是营养肌肉的，它能够促进肌肉的营养代谢及生长，所谓"脾主肌肉"。用一段时间后也可以在用虎潜丸的基础上用这个处方。过一段时间就可以发表，可以回过头来再用越婢加术汤。

讲完了关节活动不利一条，来讲下一个"皮疹"。湿热在表分最常引起的一个症状就是皮疹。

消风散：

当归、生地、防风、蝉蜕、知母、苦参、胡麻、荆芥、苍术、牛蒡子、石膏各6克，甘草、木通各3克。

治风湿浸淫血脉，致生疥疮，瘙痒不绝，及大人小儿风热瘾疹，遍身云片斑点，乍有乍无并效。

荆芥、防风、蝉蜕、牛蒡子：疏风，牛蒡子通腑。

石膏、知母：针对红肿热。

苦参、苍术、木通：燥湿利湿。

当归：养血。

生地、胡麻：养阴润燥。

甘草：补气。

——《外科正宗》

第一个方——《外科正宗》的消风散，治疗"风湿浸淫血脉，致生疥疮，瘙痒不绝"，就是湿疹这类疾病。方用当归、生地、防风、蝉蜕、知母、苦参、胡麻、荆芥、苍术、牛蒡子、石膏、甘草、木通。这个方我们在"中医免疫学"讲得最详细、最生动，讲这个方为什么使用这些药物。在此简而言之，当归是个抗炎药，荆芥、防风、蝉蜕都是免疫调节剂，疏风的药物，知母调节激素的分泌，苦参、苍术是抗过敏的对药。之所以苦参和苍术是对药，是由于苦参很苦，需要用苍术来拮抗一下。如果局部红肿比较明显，用石膏、知母，湿疹的皮损也可以红肿，红肿明显可以多用一点儿，不明显少用一点儿。甘草有皮质激素样作用，还加了个润燥的药物——生地，这也是调节激素分泌的。总而言之，对于湿热在于肌表所引起湿疹这类似的疾病，第一需要疏风发表，用荆芥、防风、蝉蜕、牛蒡子等疏风发表之药，蜈蚣、僵蚕亦可。第二要针对皮损进行治疗，见红肿明显者用石膏、知母；见分泌液多而流水者用苍术、苦参；见起皮脱屑者用当归、生地、胡麻仁，那就是消风散。胡麻仁不用亦可，还可以用点芍药，针对掉皮。总之，就是这个思路。

麻黄连轺赤小豆汤：

伤寒瘀热在里，身必黄，麻黄连轺赤小豆汤主之。

麻黄（去节，二两），连轺（连翘根是，二两），杏仁（去皮尖，四十个），赤小豆（一升），大枣（，十二枚），生梓白皮（切，一升），生姜（切，二两），甘草（炙，二两）。

上八味，以潦水一斗，先煮麻黄再沸，内诸药，煮取三升，去滓。分温三服，半日服尽。

雄按：余治夏月湿热发黄，而表有风寒者，本方以香薷易麻黄辄效。

杨云：夏月用香薷，与冬月用麻黄，其理正同。

——《重订伤寒杂病论》

若不可以用消风散，还可以用麻黄连翘赤小豆汤，也可以将麻黄连翘赤小豆汤与消风散合在一起使用，都有效。比如说，在麻黄连翘赤小豆汤基础上，见局部皮疹红肿很厉害，加石膏、知母；分泌液很多，加苍术、苦参；起皮屑，加当归、生地。

湿热证用连翘论：

（1）麻黄连轺赤小豆汤。

（2）甘露消毒丹。

（3）保和丸。

连翘功效：清热、解毒、散结、消肿、清心、养肝、利淋、和胃止呕。

湿热证用连翘，麻黄连翘赤小豆汤、甘露消毒丹、保和丸都用连翘。连翘有以下几个作用：清热、解毒、散结、消肿、清心、养肝、利尿通淋、和胃止呕。连翘还能够凉肝、保肝，这就是甘露消毒丹、麻黄连翘赤小豆汤选用连翘的原因。再者，连翘能止呕，湿热病就经常出现呕吐，所以保和丸、甘露消毒丹、麻黄连翘赤小豆汤都选连翘。保和丸用连翘有解释说是由于食积化热，但是清热药有诸多，为什么不选黄连呢？用石膏又可否？食之所以会积，是由于胃肠蠕动功能减退，使得食物顶在上面了。而连翘能够和胃止呕，促进食物的下行，它的针对性就比其他的药要强。中医的关键就在于用药的针对性上，把这个问题看明白了，才真正知道方剂的配伍。所谓连翘治食积化热那是思路。那么问题来了："能否用石膏？"回答："不行，石膏是针对全身炎症的。"那可否用栀子？栀子就是针对局部的。但是保和丸没用栀子而用连翘，因为栀子不止呕，不能够促进胃肠道的蠕动，可见其特异性。再比如，甘露消毒丹用连翘而不用金银花，因为连翘保肝、止呕，而金银花没有这个作用。但是如果是外感疾病，就可以在连翘的基础上加上金银花。比如湿热外感常常经久不愈，一感冒一两个星期都还不好，配上金银花会使得疗效增强。

连翘成分：连翘酚、齐墩果酸、芸香苷、维生素 P。

（1）**齐墩果酸**：保肝。

（2）**维生素P**：由柑橘属生物类黄酮、芸香素和橙皮素构成的。**在复合维生素C中都含有维生素P，具有水溶性，它能防止维生素C被氧化而受到破坏，增强维生素的效果，减少毛细血管脆性和通透性。治丹毒、斑疹、紫癜（过敏性/血小板减少等）。**

连翘含连翘酚、齐墩果酸、芸香苷、维生素P。其中齐墩果酸是保肝的，很多保肝的中药都含有齐墩果酸。连翘中含有大剂量的维生素P，这是连翘的一个特点，就像苍术中维生素A的含量特别高一样，所以苍术能够治疗夜盲症。而维生素P的作用是增加毛细血管的稳定性，减少毛细血管的脆性和通透性，所以它可以用于治疗湿热入于营血，用连翘能够防止它动血。连翘中含有较多的维生素P，所以热病入于营血都要选连翘。也经常选金银花露，这是为了透热出表，而选连翘是为了减少它出血。这就是连翘的特殊作用，中药的药理作用就在此，要将其特殊作用记下来。

薏苡竹叶散：

湿郁经脉，身热身痛，汗多自利，胸腹白疹，内外合邪，纯辛走表，纯苦清热，皆在所忌，辛凉淡法，薏苡竹叶散主之。

——《温病条辨》

湿热在太阳还有一个证，"湿郁经脉，身热身痛，汗多自利，胸腹白疹，内外合邪，纯辛走表，纯苦清热，皆在所忌，辛凉淡法，薏苡竹叶散主之。"治胸腹白疹，即白痦，而白痦本身就指水晶性汗疹，在出汗多的地方形成汗疹，所谓水晶性是指它外表只有一层皮，而皮里都是水。这个处方广泛地用来治疗引起皮肤渗水的疾病，比如水痘，此外还有其他很多疾病，有些人一到春季手上就起水疱，又很痒，常常没有很好的办法去处理它，其实用薏苡竹叶散的效果就很好。

薏苡败毒散：

组成：薏苡仁90克，淡竹叶30克，白豆蔻6克，酒黄芩9克，大青叶15克，补骨脂15克，生甘草6克，牡丹皮6克。

主治：白痦、扁平疣等病毒感染，发于肌表。

——"吴门验方"

我们在薏苡竹叶散的基础上又进行了加减，加了点黄芩、大青叶、牡丹皮。如果是扁平疣等疣病还可以加补骨脂，没有疣可不用补骨脂。这就是验方薏苡败毒散，其实就是在薏苡竹叶散的基础上加了黄芩、大青叶、甘草、牡丹皮，这4味药就是个思路。稍微特殊点的药物是补骨脂，因为它能够抗病毒，对扁平疣有效，如果不是扁平疣可以不用补骨脂。

"吴门验方"中诸多验方其实没必要去背，明白其思路，可以自行组方。先背背《方剂学》，知道薏苡竹叶散中有3个主要的药物——薏苡仁、淡竹叶、白豆蔻。方中还加些类似厚朴之类的药物，是由于湿热困脾、消化不良的缘故。是否使用在于看有没有消化道的症状。

六经分治皮肤病：

太阳-浮-麻黄、荆芥、防风。

阳明-大-石膏、知母、葛根。

太阴/少阴–缓/细（芤）–苍术、苦参、薏苡仁、首乌、生地、当归。

少阴–沉–附子、细辛、熟地。

少阳/厥阴–弦–柴胡、黄芩、芍药、乌梅、五味子。

——"专科研究·内科学"

皮肤病五法论治：

温：温肾。

润：润燥。

透：疏风、除湿。

补：补肾、补脾、除湿。

清：清气、凉血、清肝。

——"专科研究·内科学"

关于皮肤病的六经分治及五法论治都在"内科学"一课中讲述过，具体见"内科学"的论述。

越婢加术汤：

风水恶风，一身悉肿，脉浮，不渴，续自汗出，无大热，越婢汤主之。

【汗出，无大热，与麻杏石甘汤同，一方治喘，一方治肿。重用麻黄，发表行水。脉浮，鉴别太阳病。恶风加附子，风水加术。】

麻黄（六两），石膏（半斤），生姜（三两），甘草（二两），大枣（十五枚），术（四两）。

上六味，以水六升，先煮麻黄，去上沫，纳诸药，煮取三升，分温三服。

恶风者加附子一枚，炮。风水，加术四两（肾炎、肾病）。

——《重订伤寒杂病论》

湿热表分的第四个病——风水。第一条"风水恶风，一身悉肿，脉浮，不渴，续自汗出，无大热，越婢汤主之。"恶风加附子，风水加术。这就是越婢加术附汤，用于治疗肾炎、肾病。对于急性肾小球肾炎和肾病综合征，这个处方效果非常好。只要患者的眼皮还肿，就需要发表，一定要把表给他发透，表发透以后可以用《金匮要略》肾气丸。

用30克麻黄发表，恐患者出现出汗太多及心慌，方中有石膏。由于肾病综合征患者蛋白低，恐尿少、无尿，用白术。对于蛋白越低的患者，白术剂量用得越大。要增强患者的激素水平加附子，就是太少两感证的麻黄附子甘草汤提高患者激素水平。如果嫌越婢加术汤力量不够，可加桂枝，因为桂枝有扩张血管的作用，用了之后可以使得处方利尿的作用得以增强。待表发透，眼皮的水肿完全消退后，可用《金匮要略》肾气丸。"腰以上肿当发汗，腰以下肿利小便"，所谓"腰以上肿"，只要有风，它就腰以上肿，眼皮就是肿的。待发完表后最后残余的些许下肢的水肿，可以用《金匮要略》肾气丸来消它。

吴门验方：五加麻黄附子甘草汤（原仲景方）

麻黄20克，附子9克，甘草6克，石膏15克，白术12克，生姜6克，大枣15克。

———"吴门验方"

五加麻黄附子甘草汤其实就是个越婢加术附汤，不外乎是在麻黄附子甘草汤基础上加了一对药——石膏、白术。实者阳明，用了麻黄以后导致阳明的症状，重用石膏；虚者太阴，蛋白尿使得蛋白大量丢失，重用白术。若要重用白术，就将生姜、大枣一同重用，因为二者能够和营卫。

当发表用越婢加术附汤的力量不够的时候，就用大青龙汤。

大青龙汤：

病溢饮者，当发其汗，大青龙汤主之，小青龙汤亦主之。太阳中风，脉浮紧、发热、恶寒、身疼痛、不汗出而烦躁者，大青龙汤主之；若脉弱，汗出恶风者，不可服之。服之则厥逆、筋惕肉，此为逆也。伤寒，脉浮缓，身不疼，但重，乍有轻时，无少阴证者，大青龙汤发之。【湿缓】

麻黄（去节，六两），桂枝（去皮，二两），甘草（炙，二两），杏仁（去皮尖，四十枚），生姜（切，三两），大枣（擘，十枚），石膏（如鸡子大，碎）。

先煮麻黄，温服取微似汗。汗多者，温粉粉之。一服汗者，停后服；若复服，汗多亡阳，遂虚，恶风、烦躁、不得眠也。去上沫，纳诸药，煮取三升，分温三服。

——《重订伤寒杂病论》

大青龙汤能够发表，能够治水逆。"病溢饮者，当发其汗，大青龙汤主之，小青龙汤亦主之。""伤寒，脉浮缓，身不疼，但重，乍有轻时，无少阴证者，大青龙汤发之。"有少阴证的人不能用大青龙汤，因为用了麻黄会心慌。那就用大青龙汤加附子，就像越婢加术汤就可以加附子。怕患者有少阴证服用了麻黄会出现心慌、多汗，就再加芍药，这样麻黄的发汗作用就减弱了。加芍药是源于芍药甘草附子汤，那就是针对有少阴证之人用了麻黄汤发汗后出现的副作用，"发汗后……反恶寒……芍药甘草附子汤主之"。大青龙汤的发表作用相较越婢加术附汤更强。我喜欢在这个方的基础上加附子、白术。

之所以大青龙汤比越婢加术附汤的作用强，在于它多了一个桂枝扩张血管，增强肾小球血液的灌注，利尿作用增强。但是相较而言它的安全性也降低了，越婢加术附汤会更安全，因为药力较小些。但是，只要了解了处方的副作用，就不怕了。在大青龙汤的基础上加白术、附子，若仍觉心中没谱，再加芍药，就是芍药甘草附子汤之理。治疗太少两感证本身该用麻黄附子甘草汤，如果只用了麻黄汤，条文就告诉说需要用芍药附子甘草汤去救逆。而且大青龙汤加白术、附子，它就是一个麻黄附子甘草汤。这里就是一个麻黄附子甘草汤证用了麻黄汤（麻黄、桂枝、甘草、杏仁），再加点附子、芍药进去。这个处方的作用相较上一个方的作用大大增强。

用大青龙汤要记住"无少阴证"，有少阴证的人用了大青龙汤会出现"身瞤动，振振欲擗地"，那是要用真武汤来救逆的。但是，并不是使用大青龙汤的时候就不能有少阴证，就是前面说的加附子。这个处方就能表现出一个非常强烈的发表行水的作用。

在此，有一个点需要注意，"伤寒，脉浮缓……"湿病的脉就是一个缓脉，因为脾虚生湿，这个也很正常。前面讲的"概论"都要和后面的条文相对应，这样就能够很好地解释了。否则，你会问一个问题："脉浮紧是麻黄汤，脉浮缓是桂枝汤，而这里一个浮缓脉为什么要用大青龙汤呢？"因为湿病的特征就是脉缓。"病溢饮，当发其汗，大青龙汤主之"，它就是有湿的，出现脉缓很正常。所谓"身不痛，但重，乍有轻时"就是讲"一身困重"。一身困重可以是少阴病，"少阴之为病，脉微细，但欲寐也"，老想打瞌睡，那是虚人。而这个困重是个实证，但也可以是个虚证。如果是虚证也无所谓，加上附子，不加附子不能用大青龙汤，否则用了后患者会出现"身瞤动，振振欲擗地"，兴奋性增强、肌肉抽动、心慌。

小青龙加石膏汤（肺气肿）：

肺胀咳而上气，烦躁而喘，脉浮者，心下有水，小青龙加石膏汤主之。【寒湿表不解化热】

麻黄、芍药、桂枝、细辛、甘草、干姜各三两，五味子、半夏（各半升），石膏（二两）。

上九味，以水一斗，先煮麻黄，去上沫，纳诸药，煮取三升，强人服一升，羸者减之，日三服，小儿服四合。

——《重订伤寒杂病论》

湿在表分还有一病——肺病。这一点我们在《中医免疫学》书中有过详细地论述了，在此不做细讲，提示一下即可。张仲景讲肺病是按病写的，比如肺胀，就是肺气肿，肺中气体多了，桶状胸，用小青龙加石膏汤治疗。

越婢加半夏汤（肺心病）：

上气面浮肿，肩息，其脉浮大不治，又加利尤甚。【上气面浮肿，肩息，其脉浮大者肺气不降，又加利者下元更虚，不得纳气。】

上气喘而躁者，属肺胀，欲作风水，发汗则愈。

咳而上气，此为肺胀，其人喘，目如脱状，脉浮大者，越婢加半夏汤主之。

麻黄（六两），石膏（半升），生姜（三两），大枣（十五枚），甘草（二两），半夏（半升）。

上六味，以水六升，先煮麻黄，去上沫，纳诸药，煮取三升，分温三服。

——《重订伤寒杂病论》

所谓"上气面浮肿"，能够导致面浮肿，能够引起风水的肺病就是肺心病，引起心衰。所以，越婢加半夏汤是用于治疗肺心病。

厚朴麻黄汤（慢性支气管炎）：

咳而脉浮者，厚朴麻黄汤主之。【气道高反应性：缓解期慢性炎症。】

厚朴（五两），麻黄（四两），石膏（如鸡子大），杏仁（半升），半夏（半升），干姜（二两），细辛（二两），小麦（一升），五味子（半升）。

上九味，以水一斗二升，先煮小麦熟，去滓，纳诸药煮取三升，温服一升，日三服。

——《重订伤寒杂病论》

"咳而脉浮者，厚朴麻黄汤主之"，这是个慢性支气管炎，由气道高反应性导致的。这个方的配伍原理在《中医免疫学》中有过详细的分析，不然有好多药是难以说清楚的。

"咳而脉沉者，泽漆汤主之"，这是个肺癌。

肺痈用《千金》苇茎汤，那是个肺脓肿。

由此可发现，张仲景在《金匮要略》中讲的那些处方它是"一方对一病"的。只要弄清楚它背后所针对的原理，它就是一方治一病的。按照"一方对一病"去分析处方的机制，就能够把张仲景的处方分析得很清楚。只要学一点西医的知识，那么读《金匮要略》就能够读出另外一个味道。

急性传染病：

· 潜伏期

· 前驱期【太阳】

· 极期【阳明-厥阴】

· 缓解期【复发与再燃】

　　湿在表分最后一病——暑湿外感，包括一些传染病。因为很多的急性传染病前驱期就在太阳，所以我们一定要将它和太阳本证区别开，比如前文讲的无黄疸型肝炎在太阳的特点。

　　双解散：

　　六一散合防风通圣散，入葱白、豉、生姜，煎服。

　　荆芥一分，防风半两，麻黄半两，连翘半两，大黄半两，芒硝半两，石膏一两，栀子一分，川芎半两，当归半两，芍药半两，白术一分，黄芩一两，滑石三两，甘草二两，薄荷叶半两，桔梗一两。

——《宣明论方》

　　这里有一个方值得大家去关注一下——双解散，是六一散（益元散）合防风通圣散，是表里双解的一个处方。有兴趣的可以去研究一下这个处方，从中可以看到更多复杂的配伍。双解散中有21味药，这是刘完素《宣明论方》的方，可见名医的方不见得都是小方，治个外感都开出21味了，所以，大方有大方的道理。

　　如世以甘草、滑石、葱、豉寒药发散甚妙。是以甘草甘能缓急，湿能润燥；滑石淡能利窍，滑能通利；葱辛甘微寒；豉咸寒润燥。皆散结、缓急、润燥、除热之物。因热服之，因热而玄府郁结宣通，而怫热无由再作，病势虽甚而不得顿愈者，亦或小效而无加害尔。此方散结，无问上下中外，但有益而无损矣。散结之方，何必辛热而已耶！

——《素问玄机原病式》

　　这个双解散是刘完素的处方，被用来通治一切外感，不论寒温都可以用它。风寒有荆芥、防风、麻黄发表；风热有连翘；里热有黄芩；夹湿有滑石、甘草、薄荷；夹虚用当归、川芎养血，白术补气；阳明经证有石膏、栀子；阳明腑证有大黄、芒硝；少阳有黄芩、甘草。太阳、少阳、阳明，实证都考虑了，虚证用川芎、当归等。

　　这个是刘完素通治一切外感病的方，不外乎根据偏寒偏热、偏实偏虚调整下剂量。他的思路似乎有些乱，但是很有效，很多人用这个方来治疗外感病。我们通过临床实践，总结出六合汤，效果更好一些。

六合汤：

荆芥9克，防风9克，金银花30克，连翘30克，黄芩9克，淡竹叶9克，太子参30克，柴胡30克，甘草3克，杏仁6克，石膏15克，滑石18克，苏叶6克，细辛3克。

主治：外感。

【随证加苍术、车前子、薄荷叶、藿香、通草等】

——"吴门验方"

荆芥、防风——风寒；金银花、连翘——风热；黄芩、柴胡——少阳；淡竹叶、石膏——阳明；滑石、甘草——夹湿；夹寒有细辛，夹虚有太子参。在这其中去加减，还可以加点薄荷；咳嗽还可以加点苏叶——杏苏散的意思；如果肝经有热，可以加点桑叶、菊花——桑菊饮的意思。它也是通治一切感冒，相较双解散更平和，而且不乱，便于记忆，这就是我们的六合汤。

我们这个六和汤和双解散相比的缺点在于它的作用没有双解散强，双解散的劲更大。但六和汤的好处在于不论什么人都不容易吃出问题来，它比双解散更加稳妥。

道理是相同的，不会六经分治，弄不清楚太阳、少阳等的区别，就合起来一把抓，这也是可以的，也是一个思路。

五、辨太阳湿热脉证并治（下）

最后讲一证就是阳为阴遏。

暑月乘凉饮冷，阳气为阴寒所遏，皮肤蒸热，凛凛畏寒，头痛头重，自汗烦渴，或腹痛吐泻者，宜香薷、厚朴、扁豆等味。

——《湿热病篇》

阳为阴遏，这是指暑月感冒，这个病不是湿热病，而是寒湿。

新加香薷饮：

《金匮要略》谓太阳中暍，发热恶寒，身重而疼痛，其脉弦细芤迟，小便已，洒洒然毛耸，手足逆冷，小有劳，身即热，口开前板齿燥，若发其汗，则恶寒甚，加温针，则发热甚，数下，则淋甚，可与东垣清暑益气汤。

二四、手太阴暑温，如上条证，但汗不出者，新加香薷饮主之。

（辛温复辛凉法）香薷（二钱），金银花（三钱），鲜扁豆花（三钱），浓朴（二钱），连翘（二钱）。

水五杯，煮取二杯。先服一杯，得汗止后服；不汗再服；服尽不汗，再作服。

证如上条，指形似伤寒，右脉洪大，左手反小，面赤口渴而言。但以汗不能自出，表实为异，故用香薷饮发暑邪之表也。按香薷辛温芳香，能由肺之经而达其络。鲜扁豆花，凡花皆散，取其芳香而散，且保肺液，以花易豆者，恶其呆滞也，夏日所生之物，多能解暑，惟扁豆花为最，如无花时，用鲜扁豆皮，若再无此，用生扁豆皮。浓朴苦温，能泄食满，浓朴皮也，虽走中焦，究竟肺主皮毛，以皮从皮，不为治上犯中。若黄连甘草，纯然里药，暑病初起，且不必用，恐引邪深入，故易以连翘、金银花，取其辛凉达肺经之表，纯从外走，不必走中也。

温病最忌辛温，暑病不忌者，以暑必兼湿，湿为阴邪，非温不解，故此方香薷、浓朴用辛温，而余则佐以辛凉云。下文湿温论中，

不惟不忌辛温，且用辛热也。

——《温病条辨》

"宜香薷、厚朴、扁豆等味"与新加香薷饮的区别。新加香薷饮是有热的，是湿热外感，因此多了金银花和连翘。"宜香薷、厚朴、扁豆"可以用于寒湿证，也可以用于湿热证，湿热的加金银花、连翘来发表。这叫作暑月外感，用新加香薷饮来治疗。这里讲了一个："温病最忌辛温，暑病不忌者，以暑必兼湿，湿为阴邪，非温不解，所以此方香薷、厚朴不减。下文湿温论中，不惟不忌辛温，且用辛热也。"辛开苦降就是"辛温"。但是"温病最忌辛温，暑病不忌者"说的有问题，暑病也是会忌辛温的，因为暑病中的暑热是忌辛温的，这里讲的暑病是指暑湿。前文已讲过，暑分为两大证，一证是暑湿，不忌辛温；一证是暑热，断然不能用辛温！暑湿，比如用李东垣的清暑益气汤；暑热，比如用王孟英的清暑益气汤。王孟英的清暑益气汤，那是不能用辛温的。一定要注意，若是纯粹的暑热，用辛温需要非常小心，它透表的药物都用得非常清淡。但是，暑湿没有关系。

而且暑月感冒分为两种证型，一种证型是湿热，一种证型是寒湿，因为暑天都夹湿，正常暑天感冒就多湿热，但是如果你在暑天贪凉饮冷，就容易形成寒湿。暑天感冒既有湿热又有寒湿，因为暑天外界气温高，少用麻黄，多将麻黄换香薷，由于夹湿，所以常常加厚朴、陈皮。如果夹热，加金银花、连翘。换言之，对于暑天感冒，由于麻黄、桂枝太热而不能用，将麻黄、桂枝换作香薷，由于夹湿经常影响患者脾胃，加厚朴、陈皮、茯苓。

这里所谓的寒暑，是寒湿，在暑天发生的寒湿，由于贪凉饮冷引起的感冒。还有一种是湿热，可以再加金银花、连翘，还可以加薏苡仁等药。

回过头来看看太阳病部分所讲述过的内容。湿在表分，第一个是疼痛；第二个是身重，关节活动不利，叫作沉重；第三个是皮疹；第四个是风水；第五个是肺病；第六个是暑湿外感，就是夏天的外感。

关于疼痛，比如头痛，出现身重头痛，就用九味羌活丸。在九味羌活丸的基础上可以加薄荷、牛蒡子、苍术等药。再者要和内伤的痰湿头痛区别开，内伤的痰湿头痛主要用土茯苓60克、川芎30克，其余随症加减，肝火加夏枯草、桑叶、菊花、钩藤，腰痛加桑寄生、杜仲等。

苍术的作用，除了除湿，还能解表、养肝。

疼痛第一个是头痛。第二个是湿在肌肉的肌肉痛，肌肉痛有两证：一个证是没有汗的，要发表除湿；另一个证是出汗不解的，发表除湿需用滑石、大豆黄卷、茯苓、苍术、藿香、荷叶、桔梗等，无须去背这个方子，用加减木防己汤就可以治它，只要知道有这么一证即可，在后文讲了用《温病条辨》的方来替代它的。还有一种没有汗的，用得很巧，"暑邪内闭，肌肉微痛，始终无汗"的，用六一散泡薄荷，发表出汗后，患者的疼痛就减轻了。第三个是余邪留滞经络出现骨节疼痛，这个很常见。湿热病好了以后出现关节疼痛。条文中的"骨节疼痛"指的是患者小关节疼痛，比如手、脚、指/趾关节的疼痛。就用米汤把苍术泡一宿，把苍术去后在火上烧开，一烧开就灭火，就可以服用了。虽然这个方子只有一味药，但是它对苍术挥发油的提取程度远远超过传统的许多中药，所以它在治这种热势已退的关节疼痛很有效，一次就可以缓解。

又从六一散讲到五行化浊汤，六一散就是个思路。五行化浊汤用杏仁、滑石、甘草，湿热克土加半夏，木生火用黄芩、黄连。肺为水之上源，这是上焦；下面滑石利水，这是下焦；木来克土，这是中焦；加上木旺生火，这是制热，其余几个药是除湿。

从二加减正气散知道，身痛需要用防己、薏苡仁。痛则不通，通则不痛，可以加通草、木通，还可以加路路通，不见得非得用通草，具体根据情况去选择。但一定是用防己配薏苡仁，这是治疗的思路。

还有治风湿要微汗的问题，不作多说。

然后讲了暑湿痹证最基本的一个方——加减木防己汤，它是木防己汤去人参，治疗外感病去了人参的补，加了治疗湿热病的思路——杏仁、滑石、通草或甘草，之所以用通草，是由于"痛则不通，通则不痛"，疼痛缓解就可以用甘草，疼痛还可以加薏苡仁。对于痹证，用防己配薏苡仁以走经络，就是这个思路。当然，加减木防己汤是针对没有明显消化道症状的患者。如果患者消化道症状很明显，用石膏容易引起不适，那就用宣痹汤。其实，宣痹汤就是加减木防己汤去了桂枝、石膏这对药，换成半夏、连翘。换言之，加减木防己汤中有一个治疗温热痹的石膏配桂枝，患者现在消化道功能不好，那就不能再用石膏配桂枝了，换成用半夏配连翘，那就是宣痹汤。它不外乎是把石膏配桂枝换成了半夏配连翘。还可以加苍术，加海桐皮、徐长卿这些镇痛的药。

讲了《温病条辨》的这两条，《湿热病篇》的"湿热证，恶寒发热，身重关节疼痛，湿在肌肉，不为汗解。宜滑石、大豆黄卷、茯苓皮、苍术皮、藿香叶、鲜荷叶、白通草、桔梗等味。不恶寒者，去苍术皮"这条就不用去背了。就记住用加减木防己汤，以及记得石膏伤脾胃，如果患者是湿热病，脾胃功能很差，就将石膏配桂枝换成半夏配连翘，也可以用半夏配生姜、半夏配陈皮等。

疼痛除了外湿引起，内湿也常常能引起骨关节的疼痛，比如用当归拈痛汤。当归拈痛汤其实就是以东垣清暑益气汤为基础，就算记不得当归拈痛汤，就用东垣清暑益气汤去加减即可，东垣清暑益气汤总是记得住的。大剂量的生地能通痹，但是麦冬、五味子就不通痹，而且五味子还收敛，就将麦冬、五味子去了，换成生地。加羌活、独活、防风，有湿热加苦参、知母、黄芩，疼痛的加川芎、姜黄、海桐皮、徐长卿等药均可。这些都是调节免疫的用药思路。关于当归拈痛汤就记住几点：大剂量当归能够抗炎，就可以加进去；缓解肌肉的压迫痉挛，就可以加葛根，还可以加薏苡仁、防己之类的。

然后讲了湿热在表的EB病毒感染，它的处理有一个很强的思路，就是用麻杏苡甘汤，发完表可以用薏苡竹叶散。而如果这个病没处理好，出现颈部淋巴结的肿大，用了肥儿散治疗。其实此病正在发生的时候，用麻杏苡甘汤就要加上升麻、黄芩、牡丹皮、大青叶，增强处方抗病毒的作用。

然后还讲了一个湿热病——湿热侵入经络脉隧之中，它会引起神经系统疾病、免疫系统疾病。炎症压迫局部组织，用这个湿热侵入经络脉隧方。这个方我们进行了加减，去了黄连，加了黄芩、芍药、甘草，效果增强。之所以加黄芩、芍药、甘草，是由于这个强直性脊柱炎男性患病率比女性高，和少阳相火旺有关。虹膜炎是少阳病，溃疡性结肠炎也是一个黄芩汤证，都是需要抑制免疫的。还讲了强直性脊柱炎的另一型——葛根汤证，寒证加附子、细辛，还可以加薏苡仁解肌，原方中本身还有芍药解肌。

人身最大的一条筋是宗筋，即阴茎，湿热证用柴妙饮治疗。如果问题在脚上，脚的痿证，可用虎潜丸。你可以先用越婢加术附汤去发表，发完表以后可以去补，可以用虎潜丸的架构。我们一般是先温后补、先攻后补的思路，如此能够使得患者的症状缓解得更快。

湿在表分除了疼痛和关节活动不利，还有就是皮疹。皮疹有两个基本方，一个是消风散，有荆芥、防风，还可以加蝉蜕、蜈蚣、僵蚕、全蝎疏风，皮损红得严重，用石膏、知母；分泌液多，用苍术、苦参；皮肤干燥、起皮，用当归、生地，都是根据这个思路来加减的。另一个是麻黄连翘赤小豆汤，为了增强麻黄的作用，可以加个蝉蜕，消风散中就用蝉蜕来配荆芥、防风，而这不外乎是用蝉蜕配麻黄，红得严重的、有分泌液的、起皮的处理都是套用消风散的思路。

一定要记住连翘有独特的作用，它能和胃止呕、保肝，而且对于温病热入营血有特殊作用，它能够减少血管的脆性，保护它的通透性。

还讲了湿热在表的一个病——白疕，就是各种疱疹、水痘等问题。当然，对于带状疱疹要特殊一点，带状疱疹有专门的治法，也可以加大剂量的薏苡仁、淡竹叶，还可以合上蜈蚣、瓜蒌、红花，就是孙一奎的瓜蒌红花甘草汤，能够使疗效大大增强，这对疱疹也有作用。带状疱疹长的部位不同，选药也可以不同。

然后讲了湿在表分的风水，讲了越婢加术附汤的配伍思路。若觉得越婢加术附汤的强度不足，可以用大青龙汤加附子、白术，作用更强。

　　至于肺病部分就不多说了，它是按照病种来的。大家重新去读《金匮要略》，能够将每一个方找到一个病很精准地对应起来，这样，说明了已经读懂了《金匮要略》，基本知道它的思路了。但是那些方不光是治那一个病，当你找到一个病的基本病机，处方的应用就可以拓展出去了。

　　最后讲了一个暑湿的外感，暑湿的外感有寒湿，还有湿热。暑月受凉用的是麻黄汤去麻黄、桂枝，加香薷来代替麻黄、桂枝；由于它有湿，再加厚朴、陈皮、扁豆花；如果是对于湿热，再加金银花、连翘，这就是新加香薷饮。而当分不清六经的时候，就用通治一切外感热病方，就是《宣明论方》的双解散。但是，我们觉得相对而言，这个方有的人吃了以后的反应偏强，而我们的六合汤更加平和。

六、辨少阳湿热脉证并治（上）

处理少阳的湿热是湿热病中很关键的。大部分人治疗湿热病，基本上是使用三仁汤去处理，很多中医医生一生治疗湿热病用的都是三仁汤，因为湿热病主要引起胃肠功能的紊乱。但是，有很多湿热病是三仁汤解决不了的，别说伏邪、传染病、瘟疫，就是普通的一个消化道功能障碍，用三仁汤很多也是没有效果的。大部分中医认识到湿热在脾胃，而没有认识到湿热在肝胆。关于"湿热在肝胆"这一说法，已故的段光周老师很厉害，他对我的启发很大。他就是用一个甘露消毒丹处方治疗很多的疾病。段老师以治功能性疾病为主，不治肿瘤等器质性疾病。很多患者在其他医生那儿治不了的病来找到他看，他就是用一个和法，当然，不光是用甘露消毒丹，他就是用一个和法来治疗很多疾病。

少阳之上，火气治之，中见厥阴；

阳明之上，燥气治之，中见太阴；

太阳之上，寒气治之，中见少阴；

厥阴之上，风气治之，中见少阳；

少阴之上，热气治之，中见太阳；

太阴之上，湿气治之，中见阳明。

——《素问》

为什么要讲少阳？湿热病除了湿，脾胃功能障碍，它还有热。"少阳之上，火气治之……阳明之上，燥气治之……太阴之上，湿气治之。"我们讲湿和热的问题，大家往往都知道与太阴、阳明的脾胃有关。但是，这个火要化火生热，它是依赖于少阳火化的。所以，湿热病发自少阳的很多。

少阳三焦：

（1）液道：湿。

（2）气道：元气，热。

（3）谷道：克土。

我们说少阳是液道，是气道，还是谷道。

少阳是气道指的是"元气的通道"，就与"火气治之"有关。因为少阳主生生之气，所谓生生之气就是"元气"。肾间动气，两肾之间的动气化生出来的生生之气，就是肾间的元气化生出来的生生之气，就是少阳。所以说人的生命是根于肾的。"人之有尺，譬如树之有根。枝叶虽枯槁，根本将自生。"少阳生气就指人的"枝叶"，一个人看起来很有生气，很有华彩。

少阳又是液道，津液的通道。它还是谷道，因为它能够克土。由于少阳三焦既是气道，又是液道，又是谷道，可见，它与湿热病的关系很大。

如果这个湿热病兼有少阳证，你不治少阳，病是好不了的。有人分不清楚三仁汤证和甘露消毒丹证，分不清楚到底是少阳还是阳明。如果这个人有三仁汤证，表现为舌苔厚腻，并见口苦、咽干、目眩、脉弦等，那就是个甘露消毒丹证，就合并少阳了，它是很好认识的。此外还有很多其他指征，她舌边肿胀、肝区叩痛等，三仁汤证的湿热病再有了口苦，那就有少阳证，但见一症便是。

下面讲述关于湿热病在少阳三焦的几个证。

阳明病，发热、汗出者，此为热越，不能发黄也。但头汗出，身无汗，剂颈而还，小便不利，渴饮水浆。此为瘀热在里，身必黄，茵陈蒿汤主之。

——《重订伤寒杂病论》

"阳明病，发热、汗出者，此为热越，不能发黄也。但头汗出，身无汗，剂颈而还，小便不利，渴饮水浆。"就是患者有热，热比较重。"此为瘀热在里，身必黄，茵陈蒿汤主之。"这是湿热黄疸的一个病机。茵陈蒿汤证少阳、阳明同病。实则阳明，茵陈蒿汤是治黄疸热较为严重的。之所以是少阳、阳明同病，方中茵陈是个少阳病的药，大黄是个阳明病的药。

师曰：病黄疸，发热烦喘、胸满口燥者，以病发时，火劫其汗，

两热相得。然黄家所得，从湿得之。

脉沉，渴欲饮水，小便不利者，皆发黄。【渴欲饮水，而小便不利者，湿也，脉沉，瘀热在里，热不得越，故黄。】

——《重订伤寒杂病论》

栀子的作用：

一热：栀子豉汤、栀子干姜汤。

二湿热：栀子柏皮汤、茵陈蒿汤。

三热毒：黄连解毒汤（黄连、黄芩、黄柏、栀子）。

栀子金花汤（黄连、黄芩、黄柏、栀子、大黄）。

加甘草（仿栀子柏皮汤）。

前文讲述用茵陈蒿汤，患者大便通后用栀子柏皮汤。栀子能够治疗阳明局部的热。栀子柏皮汤用栀子、黄柏。加上黄连、黄芩（泻心汤），就是治疗湿热病热很重的黄连解毒汤。黄连解毒汤再加大黄，这就是栀子金花汤，是中医清热解毒最强的一个方。我还有作用比它更强的方，就是用栀子金花汤加甘草。这在《中医免疫学》中讲过，加个甘草在这里起的作用太强大了。

第一，因为甘草可以抗炎、抗毒，它含有类激素物质，而栀子柏皮汤（栀子、黄柏、甘草）就有甘草。在严重感染的时候，西医用的就是激素。甘草就含有类激素物质，它能够大大地增强药物治疗毒血症的作用。很多感染性休克就是毒血症（细菌的内毒素、外毒素）导致的，而甘草能够抗炎、抗毒、抗休克。

第二，对于胃平时稍微有不舒服的人，用了黄连、黄芩、黄柏后容易加重胃不舒服，它们太苦寒了，可加一味甘草。

第三，对于脾胃稍有不舒服的人，吃了大黄腹部就痛，加一味甘草，这蕴含了调胃承气汤的意思。

我们在栀子金花汤中虽然只是加了一味甘草，但实际上是加了很多的东西，很多的方在其中。要记住，在栀子金花汤的基础上加一味甘草，能够使得处方作用大大增强，它是有出处的，比如栀子柏皮汤和调胃承气汤，加了甘草后，使得患者服用栀子金花汤后胃肠道会舒服得多。

　　瘀热在里：用赤芍30～50克。

　　来源：泻肝，大柴胡汤与五酸缓肝汤。

　　大柴胡汤：加芍药，去人参。

　　芍药，强烈的酸性药物促进胆汁排泄，泻肝法。

　　在使用茵陈蒿汤的时候，往往要加大剂量的芍药（30～50克），用赤芍或者赤芍、白芍，能够使得作用大大增强。这个是我们家传的经验，当你用茵陈蒿汤退黄的时候，加赤芍50克，或者赤芍、白芍各30克，能够使得处方退黄的效果增强很多。这个其实也并不是我们家的经验，就像大柴胡汤就是加芍药去人参。

　　大柴胡汤与小柴胡汤的区别，第一个关键，就是去人参加芍药。第二个关键是加枳实、大黄，这是因为"实则阳明，虚则太阴"，少阳合并阳明，所以要加芍药去人参，去人参就是由于"实则阳明"，不能再用人参了，否则容易引发重症肝衰竭，容易致死。而加芍药是泻肝法。

　　茵陈蒿加芍药汤：茵陈、栀子、大黄、芍药。

　　大柴胡汤：柴胡、黄芩、大黄、芍药、半夏、生姜（呕）、枳实（秘）、大枣。

　　柴胡疏肝，茵陈退黄；黄芩利胆，栀子抗炎。

　　我们治疗湿热病，用茵陈蒿汤的时候加芍药。比较下大柴胡汤与茵陈蒿汤加芍药，可以发现就是在有黄疸的时候用茵陈，无黄疸时用柴胡。黄芩擅长清热，而栀子擅长局部消炎。如果摸到患者肝脏又肿又大，将栀子换成黄芩。由于茵陈蒿汤加芍药一证没有呕就没有用生姜、半夏。其实两个药之间没有很大区别。

　　五酸缓肝汤：

　　柴胡12克，赤芍30克，白芍30克，枳实15克，炙甘草6克，醋香附9克，醋延胡索15克，醋姜黄9克，生山楂30克，川楝子6克，青木香6克。

　　结石：加鸡内金30克，金钱草30克，海金沙15克。

主治：胆道疾病。

——"吴门验方"

就像吴门验方五酸缓肝汤，它就是从大柴胡汤进一步脱化而来的。将大柴胡汤的泻肝用到极致，就是个五酸缓肝汤。张仲景也有一个方将泻肝用到了极致，就是厥阴病的乌梅丸。但是乌梅丸又与少阳病不同，它有养肝之体。因为它是治厥阴病，是一个虚证，处方中有很多扶正的药在里边。再比如戊己丸，也有这些作用，你将它发挥到极致，你就有独特疗效。其实你就把《伤寒论》中的某一点给吃透了，将它往外、往极致上去延伸，你就会收获到特殊的疗效。

其实，茵陈蒿汤加芍药很多人都在用，也都有这个经验。张仲景的大柴胡汤就是这么用的。我们有一个方是发挥到极致的，就是这个五酸缓肝汤，就把泻肝法在原来的基础上做了很大的一个调整。赤芍、白芍各30克，加3个醋制药（醋香附、醋延胡索、醋姜黄）和生山楂，就把它用到了极致。处方用生山楂，是因为这个疾病可以引起疼痛等问题，就由气分到了血分，而到了血分应该是用当归、川芎等药的，之所以不用当归、川芎而用生山楂就是因为要泻肝，追求的是快速见效。这个就像张景岳的柴胡疏肝散，用香附、川芎等药，但是它的这个作用就不如五酸缓肝汤那种快速的泻肝法，疗效快速。胆囊炎急性发作、胆道结石时，要追求快速地缓解患者胆道的疼痛，快速地促进结石的排出。

泻青丸：

龙胆、青黛、栀子、大黄（酒炒）、川芎、当归、防风、羌活。

——《小儿药证直诀》

加减泻青丸：

龙胆6克，大青叶15克，栀子6克，大黄（酒炒）6克，川芎6克，当归12克，防风6克，羌活6克，生甘草6克。

少阳湿热中的内伤湿热，《小儿药证直诀》有泻青丸，用龙胆、青黛、栀子、大黄。泻青丸的"青"就是"肝"。《小儿药证直决》开创了脏腑辨证，它是用黄、赤、青、白等，按五色来配五行。泻青丸就是泻肝丸。不过我们的泻肝法用的是大剂量的芍药，而它用的泻肝法用的是清肝的药，比如龙胆草、青黛、栀子，然后养肝之体用当归、川芎。养肝之体用当归、川芎源自于《伤寒论》，这是张仲景的配伍思路，他所有的方养肝之体都是用这个配伍，比如奔豚汤。

加减泻青丸是在泻青丸基础上加了羌活、防风来升阳散火，我还加了个生甘草。我开泻青丸的时候都会开生甘草，这个生甘草在这里不光是配大黄，还可以配青黛，我用泻青丸很少用青黛，常常用的是大青叶。就用大青叶配生甘草，能够使清热解毒的作用增强，而且不容易导致腹痛。脾胃虚的人服用了青黛和大青叶是容易出现腹痛、腹泻的。大青叶配生甘草，使得它的清热解毒、凉血透斑作用都增强了，它导致腹痛、腹泻的副作用也降低了。所以，我喜欢加一味生甘草进去。

这个处方的配伍架构与龙胆泻肝汤很像。二者的区别在于这个方子是热重的，而龙胆泻肝汤是湿重的。

湿热不忌芍药、柴胡：

（1）芍药：利尿，真武汤、桂枝去桂加茯苓白术汤、黄芩汤、达原饮等。

（2）柴胡：阴虚不可，湿热不忌。青蒿（阴虚、湿热），茵陈（湿热、阴虚），柴胡（湿热、寒湿）。

湿热有三忌：忌汗、忌下、忌润。湿热还有三不忌：一不忌芍药，二不忌柴胡，三不忌生地。

第一不忌芍药。很多人说，芍药收敛，收敛就留湿，不能用于湿热病。错了！芍药是个利尿的药，它本身有利尿、除湿的作用，恰恰它不忌湿热病。就比如真武汤，它治的就是痰饮病，就是有湿的；再比如桂枝去桂加茯苓白术汤，也是治痰饮病；再比如黄芩汤、达原饮也都是治湿热病，方中都有芍药。可见，湿热病不忌芍药，茵陈蒿汤就加赤芍、白芍各30克。

第二不忌柴胡。我们说"柴胡劫肝阴"，外感病对柴胡的使用是有指征的。什么病不能用柴胡，或者说，尽量少用柴胡呢？一是温热病。对于温热病，柴胡是禁忌证，除非经过配伍，比如滋水清肝饮等配伍。或者说非用不可的情况，原则上温热病是不用柴胡的。湿热病不忌柴胡，但是也不是湿热病完全不忌柴胡，在化热伤阴之后，湿热病就要忌柴胡了，伤阴了就用青蒿。青蒿是不论有没有阴虚都可以用的。青蒿不见得用于阴虚的患者，但是如果有阴虚，就要将柴胡换成青蒿。

第三不忌生地。这在少阴病篇中再做详细讲述，就像龙胆泻肝汤有生地，类似的方还有很多。但是湿热病还说了"润之则病深不解"，它的意思是湿热病不能够随便养阴，若要养阴选的是生地、芦根、芍药等，而且用生地还是在比如泽泻、芦根等大剂量的清热利湿药的基础上去用的。对于湿热病，不要见到患者有口渴、口干等问题，就用大剂量的麦冬、五味子等药。

疸而渴者，其疸难治；疸而不渴者，其疸可治。发于阴部，其人必呕；阳部，其人振寒而发热也。【湿重、热重】

黄疸之病，当以18日为期，治之10日以上瘥，反剧为难治。【急性黄疸型肝炎黄疸期约为2～6周。先尿色黄染，继巩膜及皮肤黄染。黄疸加深在1～2周内达高峰，2～3周退去。部分患者长达3～6周，易慢性化。至于慢性肝炎、肝硬化、肝癌之黄疸，不以18日为期，为难治】

阳明病，无汗、小便不利、心中懊憹者，身必发黄。【阳明当汗，无汗则热不得越，小便不利者湿故也，湿热熏蒸于内不解，因发黄。心中懊憹，此栀子证】

——《重订伤寒杂病论》

黄疸，"发于阴部，其人必呕；阳部，其人振寒而发热也"，阴部是太阴，黄疸湿重的人出现恶心；阳部必发热，阳部是阳明。热重的人发热，湿重的人发呕。作为医生，每天都在问诊，来了个黄疸的患者，问他："恶心不？"答："恶心。"那这个患者湿比较重，看看他是否有脾虚的问题，"见肝之病，知肝传脾，当先实脾"。或者问："发热不？"答："发热。"这个患者热可能比较重。当然，此外还有舌、脉等一系列的表现。张仲景是用最简单的语言来提醒读者。

"疸而渴者，其疸难治；疸而不渴者，其疸可治。"是指什么？例子很多，就比如肝硬化出现黄疸、肝腹水的患者，他们就口渴，舌上没有津液，很难治疗。患者已经有严重的循环动力紊乱，养阴都很难养，后面就是出现动风、动血等问题，容易致死。这种患者血管中没水，还肿得很严重，这在前文有过讲述。还有"黄疸之病，当以18日为期。"都在前文讲述过了。

关于少阳的湿热病，先讲的是茵陈蒿汤的加减，其实就讲了黄疸及其延伸出来的内容。再讲了湿热病的三不忌，不忌芍药、柴胡、生地。

然后是外感湿热中有一方甘露消毒丹，这个方放到"甘露消毒丹加减二十四法"中再详细讲述，它有24种加减法。把这个方用灵活了，就能够处理大部分湿热病。换言之，遇到10个湿热病患者，7个有效是没问题的，大部分的湿热都能够处理。

胆火上冲：

湿热证，四五日，口大渴，胸闷欲绝，干呕不止，脉细数，舌光如镜，胃液受劫，胆火上冲。宜西瓜汁、金汁、鲜生地汁、甘蔗汁、服郁金、木香、香附、乌药等味。

可加：枇杷叶、竹茹。

——《湿热病篇》

下面来讲些薛生白的内容。

第一，胆火上冲。"湿热证，四五日，口大渴，胸闷欲绝。干呕不止，脉细数，舌光如镜，胃液受劫，胆火上冲。宜西瓜汁、金汁、鲜生地汁、甘蔗汁，服郁金、木香、香附、乌药等味。"它的特点是口渴、干呕、脉细数、舌光如镜，胆火上冲。这种情况我倒是见得很多，但是我没有用他的这个方来治。比如，做完化疗的人，化疗伤肝，经过化疗后患者的肝功能都会有损伤，只是轻重之别，有的会出现化验指标的异常，有的指标虽然仍旧正常，但是他的肝功能有损伤，所以做完化疗的人基本都会出现口苦。化疗除了损伤肝脏之外，还会损伤胃肠，引起恶心、呕吐。有的患者经过化疗后出现恶心、呕吐，几天之后还出现脉细数、舌光如镜。薛生白对此用西瓜、甘蔗、生地，加上木香、郁金（木金丸），以及香附、乌药这些较温的药在其中。而我处理这个疾病，就不是按照他的这个处方来化裁的。我的基本思路是在一贯煎的基础上合薛生白的三鲜饮，前文讲过它的加减法。一般对于这个病，我是在一贯煎的基础上加茵陈、糯稻根、芦根、枇杷叶、竹茹。我觉得效果蛮好的。没有按照他的这个方法来处理，这个方法现在也难以实行，在病房中，西瓜、甘蔗不好处理，金汁更不好处理，所以我没用过这个方，我自己基本上就是在一贯煎的基础上合上三鲜饮和我们的加减法进去，也很有效。实际上，我估计这与薛生白的思想其实也是差不多的，但是有一点不同，因为薛生白这里用了木金丸，郁金我是经常用的，但是后面的木香、香附、乌药我是不爱用的，因为它们太燥了。

这一条的情况很常见，尤其是做完化疗以后的患者，我的用法就是一贯煎加茵陈、糯稻根、谷芽、麦芽、枇杷叶、竹茹、芦根这些加减的方法，有时候加点川楝子。茵陈、川楝子、麦芽就是张锡纯的加减法，就是把加茵陈、麦芽、川楝子这三味药加在一贯煎中，这是张锡纯镇肝熄风汤的加减法。薛生白用的是木香、郁金、香附、乌药，我们用的是茵陈、川楝子、麦芽。薛生白用的是西瓜、甘蔗、生地，我们用的是一贯煎，加的枇杷叶、竹茹、芦根这些药。我是这么个用法，大家有反对意见可以提出来，因为这个方我的经验不够。但是我对这个证的处理，觉得效果还可以。

木火上逆：

湿热证，呕吐清水或痰多，湿热内留，木火上逆。宜温胆汤加瓜蒌、碧玉散等味。

——《湿热病篇》

第二，木火上逆。"湿热证，呕吐清水或痰多，湿热内留，木火上逆。宜温胆汤加瓜蒌、碧玉散等味。"这一证也很常见。患者在做完化疗以后，出现呕吐，一种呕吐是吐几天后出现舌光如镜，就用前面讲的一贯煎加减；另一种呕吐就是舌苔很厚腻的，就用温胆汤加瓜蒌和碧玉散。加碧玉散（滑石、甘草、青黛）是要清肝，就是说做完化疗后出现的恶心、呕吐都是木来克土导致的，都在少阳经，所以他喜欢用温胆汤加瓜蒌、碧玉散等味。这个方我也不喜欢用，做完化疗出现的这一证，我处理得最得心应手的就是用甘露消毒丹，在甘露消毒丹的二十四加减法中就有这一个加减法，专门来治化疗后引起的恶心、呕吐。就是少阳夹湿证，用甘露消毒丹，效果非常好。

其实，二者的思想并不相违，第一个证是少阳阴虚，肝阴虚；第二个证是少阳夹湿，不是非要用他的方，我用的就是王孟英的甘露消毒丹来化裁，效果很好，具体就看用药习惯。碧玉散方中有青黛，而就那点儿青黛的清肝作用是不强的。这一证虽然叫"木火上逆"，但是它只有一点青黛，从木去治的作用并不强。我们用甘露消毒丹去处理这种呕吐，见效是很快捷的，因为甘露消毒丹就是治少阳夹湿的一个方。

这两条，第一条治肝阴虚，第二条治少阳湿热。一个是虚证，一个是实证。我都没有用这两条的方，一个用的是一贯煎合三鲜饮，一个用的是甘露消毒丹。因为我觉得这样处理起来更加得心应手。

内伤痰热：

（1）黄连温胆汤。

（2）涤痰汤：《东医宝鉴》："涤痰汤，治中风痰迷心窍，舌强不能言。半夏、南星各二钱，枳实一钱半，茯苓、陈皮各一钱，石菖蒲、人参、竹茹各五分，甘草三分。上锉，作一贴，入姜五，水煎服。此药治中风不语，豁痰清热，利气补虚，可谓简而当也。"

（3）十味温胆汤：《世医得效方》：半夏（汤泡）、枳实（麸炒）、陈皮（去白）各二钱，白茯苓（去皮，一钱半），酸枣仁（炒）、远志（去心，甘草汁煮）、五味子、熟地黄（酒洗，焙）、人参（去芦）各一钱，粉甘草（炙，半钱）。

单纯的内伤痰热可以用黄连温胆汤、涤痰汤、导痰汤等这些处方，不做太多讲述。讲述几点，"外热一陷，里络即闭"，加石菖蒲、郁金。涤痰汤就用了石菖蒲，而我自己在用涤痰汤的时候经常还加一个郁金，若觉得不足，还可加白矾——白金丸；若还觉得患者胃肠功能较差，还可以加木香——木金丸。从《世医得效方》的十味温胆汤一方看，可以加熟地，张景岳治肾虚痰泛用金水六君煎也是这个思路。而涤痰汤和温病中开窍的石菖蒲郁金汤也是一个思路，一个是外感，一个是内伤。

第二个证涉及了碧玉散，要强调一个大青叶配甘草，用的是调胃承气汤的办法。因为大青叶容易引起腹泻、腹痛，配上甘草之后，用了就不容易出现这些问题。而且，还能大大增强大青叶的清热解毒功能。

胆气未舒：

湿热证，按法治之，诸证皆退，惟目瞑则惊悸梦惕，余邪内留，胆气未舒，宜酒浸郁李仁、姜汁炒枣仁、猪胆皮等味。

——《湿热病篇》

第三证，"湿热证，按法治之，诸证皆退，惟目瞑则惊悸梦惕，余邪内留，胆气未舒，宜酒浸郁李仁、姜汁炒枣仁、猪胆皮等味。"薛生白的《湿热病篇》，如果不仔细去看，或者不去用的话，可能很难对它有真实的体会，很难觉得它能够治疗什么疾病。它能够治疗失眠，胆小的失眠。简而言之，它能壮胆，治疗胆小的失眠。还有的人在晚上睡觉的时候连门都不能碰一下，关个门都能醒。还有的人晚上睡觉是必须开灯的，关了灯后是不能睡的。一睡醒了，觉得床头有个人，再一闭眼，觉得枕头旁有个人。实际上，什么都没有。就是这种胆小如鼠的人，用这个方。郁李仁酒浸，酸枣仁姜炒，加猪胆皮，拿这3味药就可以煎汤吃。猪胆皮就是猪苦胆的皮，它的苦胆是非常苦的。我以前治疗肝炎、肝硬化就经常喜欢用它，用带着皮的猪苦胆，拿青黛去爆炒，能够保肝，也能够镇静，我觉得可能是取法牛黄的意思。酒浸郁李仁、姜汁炒酸枣仁、猪胆皮，用来治胆小如鼠的那种人，他也可能表现为睡眠不好，睡得很浅，又有些精神错乱。

学员问：酒浸郁李仁用的是米酒还是白酒？

吴老师答：按照中国古代的话，它的用法都是用的米酒。而我们用酒泡的时候就用粮食酒，在四川粮食酒就是高粱酒。你就用酒掩盖过药，然后泡上几个小时之后，一起倒进锅里去，炒一炒，把酒炒干即可。

合欢汤：

黄连6克，半夏30克，夏枯草30克，肉桂1克，枳实9克，郁金30克，合欢皮30克，炙甘草3克，石菖蒲30克，远志30克，竹茹30克，茯苓50克，酸枣仁30克，胆南星6克，姜汁15克。

主治：痰火失眠。

——"吴门验方"

实际上，也可用黄连、半夏、夏枯草、肉桂、枳实、郁金、合欢皮、炙甘草、石菖蒲、远志、竹茹、茯苓、酸枣仁、南星、姜汁。情绪不好的加郁李仁，姜汁也可以用生姜代替，我们很多时候用的也是生姜。如果烦躁很明显的，用生姜30克（生姜半夏汤）。而如果没有明显的烦躁，你可以用姜汁来炒酸枣仁。烦躁很明显的还可以用郁李仁，郁李仁可以用酒炒、酒泡。没有猪胆皮，我们用胆南星6～15克。茯苓用50克是利用其大剂量来镇静。石菖蒲、郁金是来开窍的，所谓"外热一陷，里络即闭"，这就源自吴鞠通温病的方，都是这些思路。如果患者经常头痛，用夏枯草，这个方中本身就有。竹茹能够和胃、止呕、镇静，我们就喜欢用竹茹，可以用姜汁去炒它。姜汁也可以去炒酸枣仁，不用姜汁可以用生姜。如果没有烦躁，就少来几克生姜。之所以要用几克生姜，是用生姜去配半夏、黄连的，辛开苦降，把湿热给分消了，就是半夏泻心汤。外感内伤，不过就是那些道理。

学员问：老师，我想问一下，痰火为什么还用酸枣仁呢？

吴老师答：那是你受了一个很严重的影响，就认为"实邪就不能够用虚药，虚邪就不能够用实药"，你把虚实分得非常清楚，而我们是用张仲景的办法，比如"发汗后，腹胀满，厚朴生姜半夏甘草人参汤主之"。这个腹胀满明明是一个气虚的，怎么可能用厚朴？因为"发汗后，腹胀满，厚朴生姜半夏甘草人参汤主之"，一个气虚的腹胀能用30克厚朴吗？但是，恰恰这个厚朴生姜半夏甘草人参汤对这种腹胀见效非常迅速，因为它是奔着主要问题去的。但是，如果厚朴生姜半夏甘草人参汤去了人参、甘草也无效。既然是痰火的失眠，就能用大剂量的酸枣仁去镇静。但是痰火的失眠，如果只用酸枣仁去镇静，效果是不好的。就比如，一个患者头痛，那我就用30克川芎去治疗，而他是痰火头痛，再加60克土茯苓治疗。

还有龙胆泻肝汤为什么用生地？真正高手开的药，他思考问题的角度不是像我们那么单纯的角度。

"水亏火炽，火炽水亏"，白虎汤用知母，知母能养阴，而白虎汤证没有阴虚也是完全可以用的。

所以，你既可以用黄连、半夏，也可以用酸枣仁。

学员问：这里我可以理解为标本兼治吗？

吴老师答：该治标还是该治本？治病求标，还是求本？

学员答：先求标。

吴老师答：对，因为求本慢，你要想一剂药就见效，求本不行，而恰恰求标是见效最快的。就比如，茯苓四逆汤治阳虚的烦躁，重用茯苓，后面再跟上四逆汤。如果治病求本，这应该叫四逆茯苓汤，君药是四逆汤才对，茯苓是个对症的。但是，它恰恰叫茯苓四逆汤，而不叫四逆茯苓汤。由于你烦躁，用60克茯苓去镇静；你阳虚，那就用个四逆汤，所以叫茯苓四逆汤，而不叫四逆茯苓汤。

七、辨少阳湿热脉证并治（下）

酸枣仁汤：

虚劳虚烦不得眠，酸枣仁汤主之。

【少阴肾，用知母。心火不寐用黄连阿胶汤，肾火不寐用酸枣仁汤，此皆神病】

酸枣仁（二升），甘草（一两），知母（二两），茯苓（二两），川芎（二两）（深师有生姜二两）。

上五味，以水八升，煮酸枣仁得六升，纳诸药煮取三升，分温三服。

——《重订伤寒杂病论》

再比如酸枣仁汤，"虚劳虚烦不得眠，酸枣仁汤主之。"既然是"虚"，少阴肾阴虚用知母，从治病求本的思路去看，这个方理应叫知母汤，而酸枣仁是个对症的药。根据治病求本的思想，这个方用来治疗阴虚的烦躁，那就应该叫知母汤，但它恰恰不叫知母汤，而叫酸枣仁汤，是治疗失眠的。阴虚的失眠可以配酸枣仁，痰火的失眠也能配酸枣仁，《世医得效方》的十味温胆汤是《方剂学》中的经典方，它在温胆汤里配上酸枣仁，还用了地黄。

肺胃不和：

17. 湿热证，呕恶不止，昼夜不瘥欲死者，肺胃不和，胃热移肺，肺不受邪也。宜用川连三四分，苏叶二三分，两味煎汤，下即止。

【苏叶黄连汤】

——《湿热病篇》

下一个证，肺胃不和。"湿热证，呕恶不止，昼夜不瘥欲死者，肺胃不和，胃热移肺，肺不受邪也。宜用川连三四分，苏叶二三分，两味煎汤，下即止。"这个方叫薛氏苏叶黄连汤。这个处方不仅简单，而且它的剂量特别轻，就是用一点点黄连和一点点苏叶，但是它非常有效。举个例子，有的患者做完化疗之后，呕吐，汤水不进，不论什么止吐药都到不了胃中，一喝进去就被吐出来，就用苏叶黄连汤，然后再进甘露消毒丹、温胆汤或者其他的处方。

苏叶黄连汤有如下几个特点：第一，用于化疗后的呕吐不止。第二，苏叶能安胎，可以用于妊娠的呕吐。第三，解毒，苏叶是能够解毒的一个药，它能治痰浊上犯，尿毒症的痰浊上犯，它能解鱼、虾、蟹这些含蛋白质食物的毒，还能够降低尿素氮、肌酐，尤其适合于治疗急性肾功能衰竭。

安肾饮：

苏叶9克，黄连6克，半夏9克，茯苓9克，生姜6克，甘草3克，枳实6克，芦根30克，竹茹15克，土茯苓30克，白茅根30克。

主治：肾功能不全，肾损伤，降尿素氮、肌酐，化疗肾损伤见效最快。

加减：便秘加大黄。

——"吴门验方"

化疗后就常见急性肾功能衰竭，这个安肾饮就对此非常有效。对于慢性肾功能衰竭，这个处方的效果就要差一些，这是因为慢性肾功能衰竭较为复杂，它有形质损伤，有瘀血、肾虚等各方面的病机在其中。

关于苏叶解毒，治疗痰浊上泛，还比如郑孙谋老先生的苏蝉六味地黄汤，方中用苏叶和蝉蜕。

苏叶黄连汤被我们用来治疗很多种疾病，治疗化疗的呕吐、妊娠的呕吐，治疗急性肾功能不全、肾功能衰竭。慢性肾功能衰竭也可以合上去使用，但是慢性肾功能衰竭所要考虑的问题要多一些，因为它有形质损伤等问题。

我们以前一个病区的护士长的父亲患有肺癌，他们那个地级医院用的是顺铂，经过一个周期治疗后，出现肾功能衰竭。但是患者又非常想要治疗，就回去服用这个安肾饮，用了大概一个星期，他的肾功能就正常了。然后，他还接着吃药，把6个周期的化疗都做完了，肾功能还是正常的。急性肾衰竭容易治疗，而慢性肾衰竭就不容易治疗了。

当患者表现为呕吐、汤水不进的时候，用苏叶黄连汤，我们叫作"开关"。首先要让患者能进汤水，否则他无法服用药物，甘露消毒丹之类的处方是喝不下去的，到了胃里就全给吐出来了。还有，要看患者吐的是什么，如果患者呕吐的完全是水，用五苓散，那就不是苏叶黄连汤的问题了。五苓散证也表现为食物一吃下去就吐，吐出来都是水。

干姜黄芩黄连人参汤：

伤寒本自寒下，医复吐下之，寒格，更逆吐下；若食入口即吐，干姜黄芩黄连人参汤主之。

干姜、黄芩、黄连、人参（各三两）。

上四味，以水六升，煮取二升，去滓，分温再服。

——《重订伤寒杂病论》

《伤寒论》中还有一个方治疗食入即吐——干姜黄芩黄连人参汤，也是表现为呕吐很严重，其他的药进不去。所以这个方中的药物很少，干姜、黄芩、黄连、人参各三两。你会发现它没用半夏，这种呕吐不是半夏所能解决的。这个方我用过，我个人觉得如果出现真正的剧烈呕吐、汤水不入，苏叶黄连汤更直接。苏叶黄连汤也是寒温并用，寒的用黄连，温的用苏叶，但是它的用量很轻，处方更小。而干姜黄芩黄连人参汤，寒的用的是黄连配黄芩，温的用的是干姜和人参，但是我觉得对于这种汤水不入的止吐作用，苏叶黄连汤作用更强，有时候我还会加一点姜汁进去。如果患者饮食改善一些，可以加点芦根进去，之所以用芦根也是因为它解毒又止呕。

我基本上是以苏叶黄连汤原方为主，有时加点姜汁，有时加点芦根，有时加点竹茹，很多时候什么都不加。对于这种剧烈的呕吐，尽量不要加药，因为患者本身就吃不下去了，再加药更吃不下去了。

我的体会是，苏叶黄连汤的效果优于干姜黄芩黄连人参汤。两者的配伍思路很相似，一个就是在黄连的基础上还加了黄芩，一个温药用的苏叶，一个温药用的干姜、人参。但是，苏叶不仅能够温胃，苏叶比干姜、人参有个优点——它能止呕，比如香苏散。

有的中医对于肾功能衰竭的呕吐也是用干姜、黄芩、黄连、人参，但是我的体会还是不如苏叶黄连汤，是见效最直接的。这个方是薛生白的奇方，这个处方止吐有效，它用于非常剧烈的呕吐，汤水不下。先给这种患者"开关"，让他能喝药。

学员问：黄连要是换成黄芩，效果是否好？

吴老师答：效果不会好，这个苏叶黄连汤是非常固定的一个成方。黄芩清肝的作用很明显，但是那个黄连清胃肠。如果有木克土，这个方剂里有苏叶，它是肝胃都并治的。木来克土要肝胃同治，甘露消毒丹除了用茵陈，还用了白豆蔻，我们治病是不能完全求本的。所以，不要去改动苏叶黄连汤这个方。至于剂量，我用的没他那么轻，我是用3克黄连，3~6克苏叶。一般用3克黄连、3克苏叶即可，若看见患者舌质颜色稍微偏淡，就可以把苏叶变成6克。就是说，单用这两个药的时候，我是用这样的剂量。

苏叶黄连汤可以这样服用，熬一次后，让患者温服，不要求他一次服完，能喝下一口是一口，过一会儿再温服。刚开始他能喝一口而不吐，过一会儿他就能够喝下两口，慢慢地他就能把它喝完了。不用要求患者把药喝完。

学员问：苏叶黄连汤治小儿吐奶怎么样？

吴老师答：我没有用它治过小儿吐奶，对此没有实战经验，不敢说是否有效，说出去会误人。

吴门验方：

枇杷清肝饮：上扰（枇杷叶）。

柴妙饮：下注（牛膝）。

——"吴门验方"

对于少阳湿热：湿热上扰，用枇杷清肝饮；湿热下注，用柴妙饮。

肺胃同治：

肺为水之上源。

（1）杏仁、白豆蔻、薏苡仁（三仁汤）。

（2）杏仁、滑石、通草（杏仁滑石汤）。

（3）枇杷叶、竹茹、芦根（五叶芦根汤）。

医原：治法总以轻开肺气为主，肺主气，气化则湿自化，即有兼邪，亦与之俱化……湿热治肺，千古定论也。桔梗、枳壳、苏梗、薄荷、瓜蒌等。

给大家讲3个思路：第一个思路是杏仁、白豆蔻、薏苡仁，三仁汤。第二个思路是杏仁、滑石、通草，杏仁滑石汤。第三个思路，枇杷叶、竹茹、芦根，这是薛氏五叶芦根汤。

暑温伏暑，三焦均受，舌灰白，胸痞闷，潮热呕恶，烦渴自利，汗出溺短者，杏仁滑石汤主之。

用杏仁（三钱），滑石（三钱），黄芩（二钱），黄连（一钱），半夏（三钱），浓朴（二钱），橘红（一钱五分），郁金（二钱），通草（一钱）。

——《温病条辨》

《温病条辨》："暑温伏暑，三焦均受，舌灰白，胸痞闷，潮热呕恶，烦渴自利，汗出溺短者，杏仁滑石汤主之。"这个方在前文讲述过，这个方用了个郁金，它的思路就是杏仁、滑石、通草，还有黄芩、黄连、半夏、厚朴、橘红。它最关键的其实就是杏仁、滑石、通草，合上黄芩、黄连、半夏、生姜，那是半夏泻心汤的加减，加了个郁金。温病中的湿热病一旦见到舌的两边肿胀、突出，患者有肝胆疾病的时候，一定要加上郁金。郁金在这里是配黄芩，因为这个患者容易化热，他已经表现为潮热、汗出溺短，他要化热，一定加上郁金。这是吴鞠通的思路，也是我们的思路，我们在麻黄附子细辛汤中加黄芩、郁金，它其实就是从这些思路而来的。

入于肺络：

18. 湿热证，咳嗽昼夜不安，甚至喘不得眠者，暑邪入于肺络，宜葶苈、枇杷叶、六一散等味。

——《湿热病篇》

下一个证，"湿热证，咳嗽昼夜不安，甚至喘不得眠者，暑邪入于肺络，宜葶苈、枇杷叶、六一散等味。"暑邪入于肺络有两种情况：第一种就是暑天的咳嗽，它是用六一散加枇杷叶、葶苈子。因为六一散能利尿，加枇杷叶、葶苈子，这个病有专门的处方，在后面再讲述。

瘀咳方：

香附9克，旋覆花9克，薏苡仁30克，桃仁9克，当归9克，蜈蚣3克，三七6克，白芥子9克。

胸膜粘连，胸水加半边莲30克，葶苈子30克；痛加降香3克。

——"吴门验方"

还有第二种咳嗽，就是说患者在感染了湿热病之后，如果是肺部的疾病，它可以引起胸水。在胸水好了以后，可以发生胸腔粘连，而胸腔粘连患者就会咳嗽，这种胸腔粘连的咳嗽是不容易治疗的。香附旋覆花汤的力量是不足的，还可以用桃仁、当归、蜈蚣、三七，以及白芥子这些药。桃仁、当归、蜈蚣、三七是活血的，因为患者有胸腔粘连。而且还可以有积水，有积水就加上葶苈子来抑制水通道蛋白，中医讲"皮里膜外之痰"，胸腔之中的粘连、水液就是皮里膜外之痰，用白芥子。这就是我们的验方——瘀咳汤。这种入于肺络的咳嗽，用常规的方法是无法治愈的。

香附旋覆花汤：

伏暑、湿温胁痛，或咳，或不咳，无寒，但潮热，或竟寒热如疟状，不可误认柴胡证，香附旋覆花汤主之；久不解者，间用控涎丹。

（苦辛淡合芳香开络法）生香附（三钱），旋覆花（绢包，三钱），苏子霜（三钱），广陈皮（二钱），半夏（五钱），茯苓块（三钱），薏苡仁（五钱），水八杯，煮取三杯，分三次温服。腹满者，加浓朴。痛甚者，加降香末。【肝着汤法】

——《温病条辨》

瘀咳汤一方源自于吴鞠通的香附旋覆花汤。控涎丹方中有白芥子，瘀咳汤一方中就有用白芥子。香附旋覆花汤用香附、旋覆花、苏子、半夏、陈皮、茯苓、薏苡仁，除了香附、旋覆花、薏苡仁三味药，其他几味药可用可不用，香附、旋覆花、薏苡仁是个思路。后面用了几味活血药在其中，之所以用桃仁而不用红花，是由于桃仁能抗纤维化，而红花没有这个作用。如果胸水明显，加半边莲、葶苈子来利水。如果胸腔疼痛，加降香。胸水（胸腔积液）是有可能出现疼痛的，多年以来我们都是这么用瘀咳汤的。这一证虽然能遇见，但并不多，一旦遇见了，用常规办法是无法治疗的。

控涎丹中的白芥子，我们在瘀咳汤已经用了。而之所以不用甘遂、大戟，是因为口服不易使用，你可以去外敷。但是由于这种胸腔积液只有少量的胸水，虽然刚开始胸水较多，但到了后来粘连之后，胸水都很少，所以没必要用下法，没必要用甘遂、大戟。

少阳夹湿：

- 达原饮。
- 甘露消毒丹在中焦，柴妙饮在下焦，侯氏黑散在上焦。
- 龙胆泻肝汤：内伤。甘露消毒丹还可用于外感。
- 蒿芩清胆汤：转出少阳。

新感：甘露消毒丹；伏邪：蒿芩清胆汤。

少阳夹湿证几个常用的方：第一个，达原饮，有人认为达原饮是在阳明。从病机上说，黄芩、芍药、甘草是少阳；从它的病邪，苔白厚如积粉是阳明的湿，湿用草果、槟榔、厚朴。从草果、槟榔、厚朴的角度上讲，达原饮也是在阳明。而如果从黄芩、芍药的角度上讲，它是在少阳。再比如说，大柴胡汤是在少阳还是在阳明呢？如果从大黄、枳实的角度上讲，它就是阳明兼有少阳；如果从柴胡、黄芩的角度上讲，它就是少阳兼有阳明，就是看从哪个角度去看待它。这是第一个，达原饮，甚至我们还衍生出一个柴胡达原饮，其实不是我们衍生的，吴又可自己就有这个加减法，就是达原饮加柴胡、淡竹叶、薏苡仁。由于达原饮利湿的作用弱，加上薏苡仁和淡竹叶去利湿，加个柴胡去配黄芩。弄明白它的配伍思想，就不会忘记。

第二个，甘露消毒丹。甘露消毒丹主要在中焦，柴妙饮在下焦，侯氏黑散在上焦。

第三个，龙胆泻肝汤，它主要见于内伤，而甘露消毒丹还可以用于外感。实际上，甘露消毒丹内伤、外感都可以使用。对于龙胆泻肝汤，我没用过几次，但是甘露消毒丹用得非常多。

蒿芩清胆汤：

青蒿、黄芩、半夏、淡竹茹、赤茯苓、生枳壳、广陈皮、碧玉散。

——《重订通俗伤寒论》

第四个，蒿芩清胆汤。夹痰湿的，转出少阳用蒿芩清胆汤，这个也是少阳夹湿证的一个特点。蒿芩清胆汤见于《重订通俗伤寒论》，方中有青蒿、黄芩、半夏、竹茹、茯苓、枳壳、陈皮和碧玉散。碧玉散就是青黛、滑石、甘草。这个方是用来治疗湿热所致的伏邪温病的。对此举个简单的例子，中医有个病"伏暑"，它相当于现代医学的"伤寒"。"伤寒"初起，如果患者的伤寒舌明显，表现的第一证就是蒿芩清胆汤证。蒿芩清胆汤最核心的是用青蒿、黄芩、大青叶/青黛来针对伤寒杆菌，这是它的抗菌作用。当然，方中有个甘草，防止青黛用了容易引起腹泻、腹痛等。其实，针对这类似的疾病，需要从病原去治疗。而方中的半夏、陈皮、茯苓、枳壳、滑石都是改善患者症状的。如果不从疾病的病原微生物治疗，而是从症状去治疗，那是不行的。

用蒿芩清胆汤时，我不用青黛，而是用30~50克大青叶。如果大青叶用得多，甘草也要相应用得多，否则容易引起患者服用后消化道不适。甘草用生甘草。之所以我不喜欢用青黛，是因为青黛不适合大量使用，它吃多了更容易引起患者不适，而大青叶的量可以用得较大。

总之，要针对这个病原微生物去治疗，而不是针对恶心、呕吐、小便量少等症状去处理，否则是治不了这个温病，治不了传染病的。

黄芩汤：

此伏邪温病之祖方，伏邪转出少阳，如柳宝诒《温热逢源》，用黄芩汤加豆豉、玄参。

再如达原饮，此伏邪温病夹湿者。

少阳夹湿证的一个伏邪温病的祖方就是黄芩汤。有关伏邪温病的治疗基本都是在黄芩汤这类似的处方的基础上去加减和化裁的。

升阳败毒散：

升麻30克，甘草6克，黄芩9克，牡丹皮9克，薏苡仁90克，大青叶30克，淡竹叶30克，白豆蔻6克，姜黄6克，蜈蚣3克。

主治：病毒感染，反复发作，此属伏邪。

加减：气虚加黄芪30克，热重加白花蛇舌草30克，发热加蝉蜕30克。

——"吴门验方"

就比如吴门验方升阳败毒散，它就是一个黄芩汤的加减。它就是在黄芩汤的基础上加了大青叶和大剂量的薏苡仁，薏苡仁配淡竹叶，血分用牡丹皮。患者胃口不好，加点白豆蔻。升阳托邪用升麻，就像治疗痘疹内陷有个升麻葛根汤。

这些处方没必要去背，不过就是依据这些思路进行配伍。这个方案应该将薏苡仁和淡竹叶两个药放在一起；把大青叶和甘草两个药放在一起；黄芩放前面；白豆蔻是对症的；蜈蚣是解毒的；姜黄是从升降散而来的。一个个吴门验方弄来弄去不过就是这些思路，不要去背这些方，要弄清楚它的思路，然后自己就会使用了。之所以用甘草配大青叶，是因为只用大青叶容易引起腹痛、腹泻等消化道的不适，影响食欲。

温病的方有个特点：对病的药多，对症的药少。至于对症的药，可以加滑石，就加滑石；患者腹部饱胀，可以加半夏，就加半夏；患者小便少，可以加通草，就加通草。这些都是症状，患者有什么症状就对应去处理它即可，没有症状就不用理它。像杏仁、滑石、通草这个思路，它是对症状的。再比如，处方中的半夏、陈皮，也是对症的。

一定要有针对疾病的核心病机的药物，就比如达原饮的核心病机就两组药：一组黄芩、芍药、甘草；一组草果、槟榔、厚朴。随后针对患者出现的症状，比如头痛、眉棱骨痛等，针对出现的症状去处理它。

我们治疗温病的处方和你们看到的温病的处方最大的区别是——我们的方中基本很少有对症状的药物。不是不可以有对症的药，而是有什么症状再用相应的药物去处理。

三黄汤：

麻黄二十铢（去节），黄芪十二铢，黄芩十八铢，独活一两，细辛十二铢。

心中热，加大黄半两；胀满，加枳实六铢；气逆，加人参十八铢；心悸，加牡蛎十八铢；渴，加瓜蒌十八铢；先有寒，加八角附子一枚。

中风，手足拘挛，百节痛烦，烦热心乱，恶寒经日，不欲饮食。

——《重订伤寒杂病论》

《金匮要略》有个三黄汤，用麻黄、黄芪、黄芩、独活、细辛，这个方不是治疗湿热病的，我只是把这个方放在这里，对后面讲述的一些内容有一定启发作用。

阴痿阴汗及臊臭论：

治小便溺黄臊臭淋沥，两丸如冰，阴汗浸多。

羌活、酒黄柏（各一钱），升麻、柴胡、苍术、黄芩（各五分），泽泻（四分），麻黄根、猪苓、防风（各三分），炙甘草、当归身（各二分），红花（一分）。

上锉如麻豆大，都作一服，水二盏，煎至一盏，去渣，临卧服大，忌酒湿面。

——《兰室秘藏》

"治小便溺黄臊臭淋沥，两丸如冰，阴汗浸多。"这个病很多，现在的男人十有二三。所谓小便溺黄，说的是这种男人尿得少而黄。所谓臊臭淋沥，淋沥就是指尿不净。这个在男性很多见的。臊臭就是说，这种男性如果下身3天不洗，就很臭。汗出如油，叫阴汗浸多。下身汗出如油的同时还两丸如冰，所谓两丸如冰就是说他睾丸冷。如果学了中医的望诊，往下一望就可以看得见，这种人有一定的体貌特征，在"诊法研究·望诊"上讲过此病，就是柴妙饮证。

柴妙饮：

柴胡25克，黄芩9克，苍术9克，薏苡仁30克，怀牛膝9克，盐黄柏6克，砂仁3克，炙甘草3克，萆薢9克，泽泻30克，杜仲9克，郁金9克，远志6克。

主治：少阳湿热注于下焦，相火妄动引起的阴囊潮湿、尿白浊、早泄、阳痿等，兼证失眠、落发、腰酸等。

加减：阳痿，加蜈蚣3克，升麻30克；阴部炎症，加土茯苓30克，白花蛇舌草60克。

——"吴门验方"

看"阴痿阴汗及臊臭论"用的方，也有柴胡、黄芩、苍术、泽泻、黄柏，它比柴妙饮多了两组药，猪苓、泽泻，羌活、防风。柴妙饮中没有羌活、防风，也可以用上它们。

有的阳痿患者用了柴妙饮效果不好，阴茎不能勃起，头重不举，多卧少起，黄芪建中汤主之。脑袋是大头，而如果小头（阴茎）不举，多卧少起，在柴妙饮中加30～60克黄芪。在讲黄芪建中汤时，讲过"头重不举，多卧少起"用黄芪建中汤来治疗，这个"头"指的是上面这个脑袋。如果下面的阴茎"多卧少起，头重不举"，明明是个柴妙饮证，你觉得辨证很准确，但是用了之后效果不明显，就可以配上黄芪，就是从前文那个不是湿热病的三黄汤而来的，就在柴妙饮的基础上加黄芪。还可以加羌活、独活，升阳除湿。

黄芪用30～60克，这从黄芪建中汤而来的——"头重不举，多卧少起"。

湿热在少阳的核心——甘露消毒丹24种加减法放在后面讲述。

回顾前文，湿热在少阳就讲了个"少阳之上，火气治之"，湿热病不在脾胃，就在肝胆。第一证是黄疸，讲述了少阳病常见的黄疸。

然后讲了薛生白的一些处方：

第一个，胆火上冲，是个阴虚的虚证，我们没有用它治疗阴虚的方，而用一贯煎来加减。

第二个，木火上炎，是个实证，也未用原方，我们用的是甘露消毒丹来加减。

第三个，胆气未舒，这个方非常好。薛生白能够想出一些我们觉得莫名其妙，而且还有效的处方，他是有些方法的。我们换了个方——吴门验方合欢汤来治疗。合欢汤这个方都是些思路，学中医的人只要琢磨琢磨，就能够开出这个方来。

还有，薛生白的苏叶黄连汤，就用几片苏叶、几分黄连。而我是黄连用3克，苏叶用3克，我是让患者就喝一口，能喝完一口了，一会儿再喝上两口。一口也是很少的量。总不能一会儿让人用一点点药末去熬药，一会儿再来点药末去熬药，那太折腾人了。道理是相同的。我认为它比干姜黄芩黄连人参汤效果好，思路都是同一个，只是有些变化而已。苏叶黄连汤用的是苏叶，既止呕，又对少阳有治疗作用。

湿热证上扰下注，上扰用枇杷清肝饮，下注用柴妙饮，详细内容在后面又讲述了一些。

然后，总结介绍了3个常用的思路。

还讲了入于肺络一证，原条文用的是葶苈子、枇杷叶、六一散等。我们对于后期胸水用的是吴门验方瘀咳汤，是香附旋覆花汤的加减，对这种不容易治疗的疾病特别有效。

然后讲述了几个少阳夹湿的处方，其中讲了蒿芩清胆汤，来治疗比如"伤寒"之类的问题。一定要记住，它抗微生物的作用是优于改善症状的。如果想改善传染病患者的症状，这个病它就会一步步由卫到气、由气到营、由营到血地去传变，甚至最终引起患者死亡。因为改善症状并不能完全扭转疾病的转归，除非这个患者本身能够对抗疾病。改善症状的办法就是去恢复患者的功能，让患者能够把这个疾病战胜。但是，对于某些烈性的传染病，人体是不容易去战胜它的。所以，我们说在针对病的基础上去改善症状，疗效会是更好的。关于"对病"举个例子，就说升阳败毒散，处方中就没有用杏仁、滑石、通草这些思路在其中，也是可以用的。

然后介绍了个三黄汤，用黄芩、黄芪、独活等。《兰室秘藏》治疗阴痿、阴汗、臊臭冷，由此脱化出柴妙饮。在柴妙饮中就可以看到李东垣的影子，但是与李东垣又有不同的地方——加了个砂仁进去。砂仁、黄柏、甘草，就是又把后世的封髓丹合在其中。不够还可以加点羌活、防风或羌活、独活。如果"头重不举，多卧少起"，还可以加黄芪。

八、阳明湿热概论

（1）滞中。

（2）蒙上。

（3）流下。

辛开、芳化、苦燥、淡渗、轻下。

关于湿热病在阳明的概论，阳明湿热有3个特点：第一，滞中。它停留在中焦，这是它的一个基本情况。第二，蒙上。它以中焦为核心，还会影响上焦。何为"蒙上"？湿热熏蒸，但头汗出，就是蒙上。第三，流下。也就是下注。

阳明湿热有5个基本的治疗方法：辛开、芳化、苦燥、淡渗、轻下。

辨湿热病，一般我们是用三焦的方法来辨别的。前文就讲述过三焦是水道、谷道、气道。"三焦者，水谷之道路"，它是水道。关于三焦是谷道，详细去看"专科研究·脾胃病学"，这一课中就专门讲述了三焦的谷道。彩图3为七冲门示意图，表示飞门到贲门是上焦，贲门炎引起的小陷胸汤证，正心下，按之痛，它的脉表现为一个浮滑脉，它是在上焦，由于是属于消化系统，一般人就把它当作中焦。但是，它恰恰表现为一个浮滑脉，之所以是浮滑脉是由于上焦的最后一点是在贲门，所谓"上焦出于胃上口"，以下的部位就不属于上焦了，否则你是不能理解张仲景的。所谓"成糟粕而俱下于大肠，而成下焦"，就是回盲部及其以后的部分，这部分就是下焦，其中容纳的都是"屎"——糟粕，而回盲部的上边容纳的都是食，所谓"食糜"。去其糟粕，留其精华，上面是精华，下面是糟粕。

太阴阳明，阴阳易位，更虚更实，更逆更从。

阴阳易位：太阴肺—阳明胃—太阴脾—阳明大肠。

更虚更实：胃实而肠虚，肠实而胃虚。

更逆更从：阳明胃降，太阴脾升。

——"专科研究·脾胃病学"

治疗中焦的滞中，湿在脾胃，关键的核心是抓住太阴和阳明两经。由彩图3可见，上焦为肺所主。由上至下的次序是上焦太阴肺—中焦阳明胃—中焦太阴脾—下焦阳明大肠，就是所谓"阴阳易位"，太阴肺—阳明胃—太阴脾—阳明大肠。这句话是有用的，它告诉了何时要去宣肺，何时要用下法去下它。"更虚更实，更逆更从"不做赘述，在"专科研究·脾胃病学"有过详细论述。

太阴阳明，阴阳异性，体用不同。

升降纳运有别。

润燥喜恶不同。

寒热虚实不同。

——"专科研究·脾胃病学"

太阴和阳明的特点：阴阳异性，体用不同。关于这一点，在"专科研究·脾胃病学"中感受是不深的，在"中医湿热病学"这门课中感受会更深。

第一，升降纳运有别。纳和运，比如枳术丸，枳实就是主受纳，白术就是主运化。升和降，大黄就是降，黄芪就是升。

第二，润燥喜恶不同。阳明病恶燥，所以白虎汤有知母；太阴病恶湿，所以四君子汤有茯苓等药。

第三，寒热虚实不同。阳明多热证，太阴多寒证；阳明多实证，太阴多虚证。

而这些内容一对一对地出现的这种矛盾性，最常见就是出现在湿热病，因为湿热病是太阴和阳明同病。湿热在脾胃，热是阳明，湿是太阴，这种升降、纳运、润燥、寒热的矛盾就会体现出来了。对于这个矛盾解决得最好的是李东垣。看他的清暑益气汤的配伍，再把这些话对应上去，你才能真正理解"专科研究·脾胃病学"一课所讲的"太阴阳明，阴阳异性，体用不同"。清暑益气汤的配伍看起来是很混乱的，它既用了麦冬、五味子，还用了苍术、黄柏，究竟是阴虚还是有湿呢？又用升麻往上提，还用泽泻往下渗；又用白术健脾主运化，还用青皮、陈皮开胃主受纳。方中既有寒药，又有热药。将升降、纳运、润燥、寒热、虚实这5个矛盾熔于一炉的就是李东垣，所以李东垣的方看起来乱七八糟的，但是它乱得好！

补土派主要是调节气化的，用来治疗功能性疾病/气化性疾病，要说治疗癌症它可能不行，但是学习李东垣治疗内伤病中的功能性疾病，他的处方是非常好的！

疾病并不是我们想象的那么单纯的，它本身就不是单纯表现为一个虚证或实证。只有在理论上，这个虚证或实证就永远是虚证或实证。气虚的人也会发生感染、发炎，这种人发炎后，若说他是个实证，可气虚的炎症又怎么会是实证呢？白虎加人参汤证怎么会是个实证呢？如果说他是个虚证，难道虚证还用石膏、知母吗？这种错杂的情况是很多见的，最精巧的就是升降、纳运、润燥、寒热、虚实5个矛盾熔于一炉——东垣清暑益气汤。

清暑益气汤有个缺点，它治湿在胃肠，而不治湿在肝胆。湿在肝胆的病证用清暑益气汤效果不好，这个是它很致命的一个缺点。但是，所谓补土派，它本身就是治脾胃的，并不强调肝胆的问题。每一个学派都有它的缺点，不可能让它能够治疗百病。吴门验方六合汤也不是通治一切外感，遇到瘟疫也照样治不活。

有几个处方，是我特别喜欢使用的，一是清暑益气汤，一是甘露消毒丹，一是阳和汤。但是，对于清暑益气汤，我大体上就是用原方稍微加减，化裁的方法很少。因为李东垣已经把各种可加减的方法都总结出来了。所以，基本上不用太多的化裁，而其他的两个处方化裁多。

关于升降、纳运、润燥详细的内容在这里不再多做赘述，详细去看"专科研究·脾胃病学"，就是讲脾胃的基本功能，比如胃主纳谷、脾主运化、脾宜升则健、胃宜降则和等，也可以用这些论述去套一下"专科研究·脾胃病学"一课中的内容。

阴土阳土，润燥喜恶不同。

阳明阳土，喜润而恶燥，润则受纳通降，燥则关格不入。

太阴阴土，喜燥而恶湿，燥则运化升清，湿则腹满自利。

《素问·六微旨大论》：阳明之上，燥气治之，中见太阴；太阴之上，湿气治之，中见阳明。

《素问·至真要大论》：太阴从本，阳明从乎中见。

——"专科研究·脾胃病学"

关于第二个，润燥喜恶不同，阳明喜润恶燥，太阴喜燥恶湿。它的特点体现在燥湿混杂、燥湿互化和燥湿同形，参看"专科研究·脾胃病学"。

阴阳化生五行，五行内藏阴阳。天干有十，分甲、乙、丙、丁、戊、己、庚、辛、壬、癸。甲乙是木，有阳木、阴木之分，可见五行内藏阴阳。丙丁是火，有阳火、阴火之分，它也是内藏阴阳。如此云云，阴阳都是要区别开的。

所谓"太阴阳明，升降之枢，气化之本"，见彩图4。这是黄元御讲的，以土立极，叫作土运四象，土在中间，心火下行，肾水上行，肺金肃降，肝木上升，黄元御一气周流的内容。这个内容在讲述气化部分会讲述，它在"专科研究·脾胃病学"中也有讲过。

升降浮沉：

上焦如雾，非轻不举，上焦宣痹汤。

中焦如沤，非平不安，半夏泻心汤。

下焦如渎，非重不沉，大小承气汤。

——"专科研究·脾胃病学"

关于升降浮沉的问题："上焦如雾，非轻不举，上焦宣痹汤。中焦如沤，非平不安，半夏泻心汤。下焦如渎，非重不沉，大小承气汤。"这是三焦的一个基本的特征。这些也是套话，学习过《温病学》的都知道。

九、辨阳明湿热脉证并治（一）

蒙　上

阳明湿热的内容是最丰富的，它的特点是蒙上、滞中、流下，治疗方法是辛开、苦燥、芳化、淡渗、轻下。

蒙闭上焦：

31. 湿热证，初起壮热，口渴，脘闷懊侬，眼欲闭，时谵语，浊邪蒙闭上焦，宜涌泄，用枳壳、桔梗、淡豆豉、栀子，无汗者加葛根。

【胃食管反流病，外感与胃肠及精神病。】

——《湿热病篇》

首先，蒙闭上焦。"湿热证，初起壮热，口渴，脘闷懊侬，眼欲闭，时谵语，浊邪蒙闭上焦，宜涌泄。用枳壳、桔梗、淡豆豉、栀子，无汗者加葛根。"这个就是《伤寒论》的栀子豉汤证，它的特点就是烦闷，这是一个外感诱发的精神症状。这种患者本身可能就是一个精神病患者，精神病平时是可以缓解的，而感冒是可以诱发精神病的。有的精神病患者在感冒之后就发作了，就被家属领去住院了。因为感冒后肾上腺素分泌增强了，而肾上腺素是一个兴奋性神经递质，引起这个精神症状。此外，它还可以表现为胃肠症状，感冒还可以诱发胃食管反流病。这也是因为肾上腺素分泌增加，引起肠道蠕动减退，导致食物反流所致。所以，治疗胃食管反流的栀子豉汤被置于"阳明病篇"。

食物由胃反流到食管后刺激食管引起炎症，这个病在外感病很常见，常常表现为外感湿热蒙闭上焦。上焦出胃上口，胃上口即贲门。胃食管反流病所形成的贲门炎、食管炎，那就是上焦病，用栀子豉汤原方就有效。既然是上焦，还可以加上枳壳、桔梗，仍觉不足，或者用上焦宣痹汤。

上焦清阳膹郁，亦能致哕，治法故以轻宣肺痹为主。

上焦宣痹汤（苦辛通法）：

枇杷叶（二钱），郁金（一钱五分），射干（一钱），白通草（一钱），香豆豉（一钱五分），水五杯，煮取二杯，分二次服。

——《温病条辨》

"上焦清阳膹郁，亦能致哕，治法故以轻宣肺痹为主。"用上焦宣痹汤，方用枇杷叶、郁金、射干、通草、香豆豉。这个方不必去记，吴门验方的宣清降浊汤就把这方全都合进去了。

上焦宣痹汤有个弊端，它虽然能够治疗贲门到食管这一段的反流刺激，但是它忽略了一个问题——由于中焦胃肠道的蠕动功能减退，才导致食物往上焦反流，而这个处方中并没有能促进中焦胃肠道蠕动的药。

湿热受自口鼻，由募原直走中道，不饥不食，机窍不灵，三香汤主之。

（微苦微辛微寒芳香法）瓜蒌皮（三钱），桔梗（三钱），黑山栀（二钱），枳壳（二钱），郁金（二钱），香豉（二钱），降香末（三钱）。

水五杯，煮取二杯，分二次温服。

（方论）按此证由上焦而来，其机尚浅，故用瓜蒌皮、桔梗、枳壳微苦微辛开上，山栀轻浮微苦清热，香豉、郁金、降香化中上秽浊而开郁。上条以下焦为邪之出路，故用重；此条以上焦为邪之出路，故用轻；以下三焦均受者，则用分消。彼此互参，可以知叶氏之因证制方，心灵手巧处！惜散见于案中而人多不察，兹特为拈出，以概其余。

——《温病条辨》

"湿热受自口鼻，由募原直走中道，不饥不食，机窍不灵，三香汤主之。"这个处方中的枳壳和降香就能够去促进中焦的蠕动。

换言之，对于感冒引起的胃食管反流病，就用三香汤合上上焦宣痹汤。那就是我们治疗胃食管反流病的验方——宣清降浊汤的组成部分。

胃食管反流病是在上焦，既然在上焦，就可以用枇杷叶、射干、桔梗；局部的懊憹疼痛，可以用栀子、淡豆豉；反流的原因是中焦不通，加上枳实、半夏、瓜蒌、黄连（小陷胸汤），然后，加一个沉降的降香，降香具有很强的沉降作用，它既活血又沉降。有报道说肝着汤中的新绛就是降香。

我们的宣清降浊汤就是上焦宣痹汤合上三香汤，再合上小陷胸汤。所谓"正心下，按之疼"，就是贲门炎。所谓的宣清降浊汤，其实就是将别人经典的三个处方整合在一起而成了这个验方。

湿热蒙闭上焦，三香汤方中含有栀子豉汤。栀子豉汤治疗的是胃食管反流病引起的烦躁懊憹，有情绪、精神症状，也可能没有胃食管反流病。具体有栀子豉汤、栀子甘草豉汤、栀子生姜豉汤等几个化裁。

发汗，若下之，而烦热胸中窒者，栀子豉汤主之。【胸中窒，如食管压窒。】

320. 伤寒五六日，大下之后，身热不去，心中结痛者，未欲解也，栀子豉汤主之。【心中结痛，可见之于食管炎症。】

阳明病，下之，其外有热，手足温，不结胸，心中懊憹，饥不能食，但头汗出者，栀子豉汤主之。

下利后更烦，按之心下濡者，为虚烦也，宜栀子豉汤。【按之心下濡，此即胃中空虚，实者，保和丸辈】

——《重订伤寒杂病论》

"阳明病，下之，其外有热，手足温，不结胸，心中懊憹，饥不能食，但头汗出者，栀子豉汤主之。"这说明栀子豉汤治湿热病。后面要讲栀子豉汤在温病里面的各种化裁。前文还讲述过"但头汗出"就是湿热病的主症。

"下利后更烦，按之心下濡者，为虚烦也，宜栀子豉汤。"如果是按之实者，那是胃中有饮食停滞，那是用保和丸或者用吐的办法。栀子豉汤证的烦，它是胃中空虚，而不是里面有饮食停留的那种烦。饮食停留的患者也可以很烦闷，那是瓜蒂散证，那是需要去探吐的。两者不一样。

栀子厚朴汤证：

324. 伤寒下后，心烦腹满，卧起不安者，栀子厚朴汤主之。【腹满，即腹压高，可导致反流；卧起不安，如夜间平卧，容易反流，甚者影响睡眠】

栀子（擘，十四个），厚朴（炙，去皮，四两），枳实（水浸，炙令黄，四枚）。

上三味，以水三升半，煮取一升半，去滓，分二服，温进一服，得吐者，止后服。

——《重订伤寒杂病论》

"伤寒下后，心烦腹满，卧起不安者，栀子厚朴汤主之。"这条说明反流是由于腹满（腹压升高）所引起的，所以要加厚朴、枳实。而栀子豉汤加厚朴、枳实，就是三香汤的架构。三香汤就是由此脱化而来的。

越鞠丸：香附、川芎、苍术、神曲、栀子各等分。成人六郁（气、血、火、湿、痰、食），症见胸膈痞闷，腹胀痛，嗳腐吞酸，恶心呕吐，饮食不消，舌苔腻，脉弦。

保和丸：山楂六两，半夏、茯苓各三两，神曲二两，陈皮、连翘、莱菔子各一两。【湿积化热】小孩多见。

——《丹溪心法》

芍药汤：芍药、当归、黄连、黄芩、甘草、槟榔、木香、大黄、官桂。

——《素问病机气宜保命集》

六郁形成的"烦"，还有一个治疗内伤的越鞠丸。越鞠丸治疗气、血、痰、火、湿、食六郁，其中湿加火就是湿热病。

由上可见，宣清降浊汤就是由上焦宣痹汤、三香汤、小陷胸汤、越鞠丸4个方合起来，就专门治疗湿热蒙闭上焦，出现烦躁、反流。

小结胸病，正在心下，按之则痛，脉浮滑者，小陷胸汤主之。【心下正贲门，正在心下，按之则痛，可见之西医贲门炎，此属胃食管反流病，多外感后加重。《温病条辨》加枳实，以胃实而肠虚，肠实而胃虚，枳实通肠则胃虚，不使反流。小陷胸证，多大便黏稠难以水冲，恶臭，服小陷胸汤，甚者大便下如涕痰，至大便实，黏液去，恶臭尽，病始愈。】

黄连（一两），半夏（洗，半升），瓜蒌实（大者一枚）。

上三味，以水六升，先煮瓜蒌，取三升，去滓；内诸药，煮取二升，去滓，分温三服。

——《重订伤寒杂病论》

"小结胸病，正在心下，按之则痛，脉浮滑者"，之所以脉浮是由于病在上焦；之所以脉滑是由于有痰湿，它用瓜蒌治疗，小陷胸汤主之。

问曰：病有结胸，有脏结，其状何如？答曰：按之痛，寸脉浮，关脉沉，名曰结胸也。

病发于阳，而反下之，热入因作结胸；病发于阴，而反下之（一作汗出），因作痞也。所以成结胸者，以下之太早故也。

【下之里虚，邪气内陷，验之临床，太阴脾胃不足之人，外感之后，易转痞。】【阳明-太阴】

——《重订伤寒杂病论》

"病发于阳，而反下之，热入因作结胸；病发于阴，而反下之，因作痞也。所以成结胸者，以下之太早故也。"在外感病中，如果这个人属于实证，或者体质偏实的人，用了下法之类的办法之后（在此用下法举例，未必是下法），抑制了胃肠道的蠕动，它容易形成小陷胸汤证，用黄连、瓜蒌、半夏治疗。而如果他是一个虚证，抑制胃肠道的蠕动以后，容易形成半夏泻心汤证，用人参、干姜、甘草、半夏之类药物。

因为小陷胸汤证本身就是体质壮实的人；而半夏泻心汤证本身就是一个体质虚的人，要用干姜、人参、甘草等药在其中。

简而言之，"病发于阳"，在这指阳明；"病发于阴"，在这指太阴。一个表现为痰火，用黄连、半夏、瓜蒌来治疗，一个表现为虚和热胶结在一起的半夏泻心汤证。

小陷胸加枳实汤：

脉洪滑，面赤身热头晕，不恶寒，但恶热，舌上黄滑苔，渴欲凉饮，饮不解渴，得水则呕，按之胸下痛，小便短，大便闭者，阳明暑温，水结在胸也，小陷胸汤加枳实主之。

脉洪面赤，不恶寒，病已不在上焦矣。暑兼温热，热甚则渴，引水求救。湿郁中焦，水不下行，反来上逆，则呕。胃气不降，则大便闭。故以黄连、瓜蒌清在里之热痰，半夏除水痰而强胃，加枳实者，取其苦辛通降，开幽门而引水下行也。

（苦辛寒法）黄连（二钱），瓜蒌（三钱），枳实（二钱），半夏（五钱），急流水五杯，煮取二杯，分二次服。

——《温病条辨》

小陷胸汤要效果好，需加枳实。这不是从枳术丸来的，枳术丸证是个虚证，它用白术健脾。它源自于栀子豉汤加枳实，栀子厚朴汤一方中就是加枳实、厚朴来抑制反流。套用到这里，就成了小陷胸加枳实汤，如此疗效是优于小陷胸汤的。既然反流引起的食管炎可以加枳实，同理反流引起的贲门炎也可以加枳实。一个是张仲景的加法，一个是吴鞠通的加法，可见吴鞠通对《伤寒论》还是很有研究的。他的这个小陷胸加枳实汤，经过反复使用验证，它的疗效确实是增强了。从他的《温病条辨》中可以看出他是研究过《伤寒论》的，它用的其实就是张仲景的加减法。

柴胡陷胸汤：

柴胡一钱，姜半夏三钱，小川连八分，苦桔梗一钱，黄芩一钱半，瓜蒌仁（杵）五钱，小枳实一钱半，生姜汁四滴（分冲）

少阳结胸，症见少阳证具，胸膈痞满，按之痛。

——《重订通俗伤寒论》

小柴胡汤：若胸中烦而不呕者，去半夏、人参，加瓜蒌实一枚。

阳明病，胁下硬满，不大便而呕，舌上白苔者，可与小柴胡汤。上焦得通，津液得下，胃气因和（反流，贲门炎），身濈然汗出而解。

——《重订伤寒杂病论》

　　《重订通俗伤寒论》将小柴胡汤和小陷胸加枳实汤合起来了，还加了一个桔梗（三香汤用桔梗），命名为柴胡陷胸汤。治所谓"少阳结胸，症见少阳证具，胸膈痞满，按之痛"。

　　小柴胡汤方中有个加减法——若胸中烦而不呕者，去半夏、人参，加瓜蒌实一枚。小柴胡汤还有一条："阳明病，胁下硬满，不大便而呕，舌上白苔者，可与小柴胡汤。上焦得通，津液得下，胃气因和，身濈然汗出而解。""上焦得通，津液得下，胃气因和"，患者就不呕，不反流了。柴胡陷胸汤是在小柴胡汤的"上焦得通，津液得下，胃气因和"的基础上加了一个治疗贲门炎的小陷胸汤。

　　胃食管反流病是个身心疾病，它与贲门括约肌的功能有关系，而贲门括约肌就受"边缘-平滑肌系统"的控制，可将小柴胡汤合上去使用。

　　而之所以宣清降浊汤中又没有使用小柴胡汤，是因为宣清降浊汤在治疗肝脏疾病选了枇杷叶、郁金、栀子这些清肝的药物，还有降香，以及香附（越鞠丸）等药在其中。这一合起来之后，就取代了小柴胡汤的作用。

　　如果你觉得宣清降浊汤中结合了上焦宣痹汤、三香汤、小陷胸加枳实汤、越鞠丸等各个处方，药味太多很难记住。那就记住柴胡陷胸汤这个方，它也有效。只不过说，在治疗胃食管反流病选药的时候我们可以在疏肝的药物中选择香附、苏叶，如此更加针对消化系统，更有选择性。

　　再简单一些，就记住胃食管反流病的两点：①既然有反流的炎症，就用栀子豉汤、小陷胸汤。②既然胃内容物欲向上反流，就用促进胃肠道蠕动的药物，如半夏、枳实等；它是一个情志病，就合上柴胡、黄芩。如此，就是柴胡陷胸汤。

　　"上焦得通，津液得下，胃气因和"，如果上焦不通，就用柴胡陷胸汤。若觉得柴胡陷胸汤中的桔梗力量不足，可加枇杷叶、射干、通草等。之所以不加杏仁是因为它不走肝，而枇杷叶走肝。针对夹有少阳证的，既要宣肺，又要走肝，那肯定是选枇杷叶，而不是选杏仁。如果不降，就加点降香进去。

记不住组成宣清降浊汤的几个处方，就记住柴胡陷胸汤。若连柴胡陷胸汤都记不住，就用小柴胡汤合小陷胸汤。要仔细去体会"上焦得通，津液得下，胃气因和，身濈然汗出而解"这句话，在每门课都有提及过这句话。

瓜蒌甘草红花汤：

孙一奎《赤水玄珠·医旨绪余》胁痛篇：为订一方，以大瓜蒌一枚，重一二两者，连皮捣烂，加粉甘草二钱，红花五分。

治带状疱疹。痛入血，红花活血抗病毒，疹痘皆用，甘草抗病毒。

——《赤水玄珠·医旨绪余》

讲完了湿热蒙蔽上焦，现在介绍一个处方——瓜蒌甘草红花汤。此方本不应算治上焦的病，由于讲到小陷胸汤来讲它。

带状疱疹如果长在肝脏两侧，出现胁痛，它也是个湿热病，用瓜蒌、甘草、红花来治疗。这个处方的选药很有意思，其中甘草具有激素样作用；瓜蒌是个强烈的抗病毒药，它所含葫芦素具有抗病毒的作用；关键还在于红花，治带状疱疹就要用红花。

关于红花，疹痘皆用，不论是疹是痘，疹痘见有瘀血的，都选红花。这从诸多儿科书籍中都可见，对于麻疹、水痘、疱疹有瘀血者，都是选用的红花。之所以有瘀血的选用红花，是由于红花能活血、抗病毒，而其他的活血药不行。

那带状疱疹又何以见有瘀血，而要使用红花呢？所谓"胀在气，痛在血"，带状疱疹会出现疼痛，就需要从血分去治。胀的是气，痛的是血，所以它从血分去治。在使用瓜蒌甘草红花汤的时候要注意，将瓜蒌换作半夏、胆南星是不行的，因为半夏、胆南星不抗病毒；将红花换作桃仁更不行，因为桃仁不抗病毒。中药的特点在于特异性。但是，若要抗纤维化的话，用红花就不行，用桃仁才行。所以，大黄䗪虫丸、鳖甲煎丸等类似的处方就选用桃仁，这是很重要的原因。对于治疗肝硬化、抗纤维化用桃仁可，而红花不可。所以，我们在治疗慢性盆腔炎的时候，就选桃仁而没有选红花。区别就是这么一点点而已，就能影响疗效。

宣清降浊汤：

枇杷叶9克，射干12克，桔梗6克，降香6克，淡豆豉9克，神曲15克，栀子9克，瓜蒌12~30克（便通用壳，秘用实），法半夏6~30克，黄连3~6克，枳实6~30克（便通用壳，秘用实），生姜6片，威灵仙9~30克，郁金15~30克。

——"吴门验方"

宣清降浊汤中还多了一个专药——威灵仙，它是治疗食管的专药。其他的内容可以不用去记，就记住用小柴胡汤加上小陷胸汤。

但是这个方中有个特点，方中没有用人参、大枣，因为这个处方是治疗"病发于阳"的胃食管反流病。还有一个治疗"病发于阴"，痞证很明显的，那是寒湿性的胃食管反流病。而这个处方是治疗"病发于阳"的，所以没有用人参、大枣。用柴胡陷胸汤，去人参、大枣，甘草可去、可留，我们常常都去掉，因为是用于"病发于阳"的。所以，还不完全是小柴胡汤合小陷胸汤的问题。对于"病发于阳"的，人参、大枣、甘草就不要使用了。其中是有许多需要你去仔细琢磨的地方，不琢磨是不行的。

阻闭中上：

14. 湿热证，初起即胸闷，不知人，瞀乱大叫痛，湿热阻闭中上二焦。宜草果、槟榔、鲜石菖蒲、芫荽、六一散各重用，或加皂角，地浆水煎。

——《湿热病篇》

"湿热证，初起即胸闷，不知人，瞀乱大叫痛，湿热阻闭中上二焦。宜草果、槟榔、鲜石菖蒲、芫荽、六一散各重用，或加皂角，地浆水煎。"方中的芫荽即胡荽。这一证我没有治过，所以无法讲述这一条。

条文说闭阻中上，方中草果、槟榔、厚朴是走中焦，达原饮的架构；加了个石菖蒲开窍，六一散利湿。最主要的用皂角或地浆水。地浆水，即泥浆水，或者用皂角。皂角是个化浊的药物，可以拿来洗衣服的。皂角我用过很多次，但地浆水我没用过。地浆水就是泥浆水，现在也不安全了。因为土地都被污染了，下面都含有农药和重金属等毒素。而对于这一证，我也没遇见过，所以我没有办法讲给大家听。

十、辨阳明湿热脉证并治（二）

滞 中

讲完阳明湿热的蒙上，现在来讲述第二证——滞中，就是中焦的问题。

先回答几个问题。关于"先夏至日者为病温，后夏至日者为病暑"这个说法，其实它并不是绝对的，它只是温病和暑病出现在夏至前、夏至后偏多偏少的问题。之所以"先夏至日者为病温"，是由于"冬不藏精，春必病温"。之所以"后夏至日者为病暑"，是由于夏至后暑天就来了。温病是个时令病，所谓时令病是与季节有关的疾病。

再者，关于湿在肝胆与湿在脾胃如何区分的问题。第一要会辨湿热病，湿热病常有腹部饱胀、纳差、舌苔厚腻、脉细等表现。第二要会辨少阳病，少阳病脉证提纲——少阳之为病，口苦，咽干，脉弦也。但凡有三仁汤证，还见到口苦、咽干、脉弦等症，那就是在肝胆，实为甘露消毒丹证。当然，这是指普通的情况，若是个烈性传染病，或者是个伏邪病，它的处理又要特殊一些。但是见到这种情况的，它就是在少阳，不论它是新感还是伏邪。湿在脾胃和湿在肝胆，用一个特点就能区别出来——湿热病不见口苦、咽干、目眩的是在脾胃；而如果见口苦、咽干、目眩的，那它是在肝胆。关于六经辨证如何辨少阳病总是要会的。如何处理少阳的湿热，这是我们的一大特色。

柴胡陷胸汤中没有用人参、大枣、甘草三味药，是因为"病发于阳。"大家又能否想到"病发于阳，病发于阴"的问题呢？

12. 湿热证，舌遍体白，口渴，湿滞阳明，宜辛开，如厚朴、草果、半夏、干石菖蒲等味。

——《湿热病篇》

滞中是在中焦，有辛开、苦燥、芳化、频下（又名轻下）4个办法。第一证为湿滞阳明。

"湿热证，舌遍体白，口渴，湿滞阳明，宜辛开，如厚朴、草果、半夏、干石菖蒲等味。"这一证可不容易治疗，你们有没有治疗过这类胃炎患者，表现为舌苔很厚腻，但是你使用各种芳化苦燥的药物都不能见效。这种胃炎表现为苔白厚如积粉、腹胀、纳差，很多人都会用达原饮。

加味达原饮：

厚朴30克，草果6克，槟榔9克，黄芩9克，半夏9克，薏苡仁90克，石菖蒲9克，郁金9克，藿香9克，佩兰9克。

主治：10%胃癌：EB病毒感染引起的慢性胃炎。

——"吴门验方"

我们这个加味达原饮的核心不在草果，而在90克薏苡仁。方中的石菖蒲、郁金是用来治疗机窍不利的，三香汤治机窍不利，所谓"外热一陷，里络即闭"。患者机窍不利，纳差，无食欲，藿香配佩兰是个思路，其中佩兰是治疗苔白厚腻、唾液拉丝、口甜的。处方中最核心的是在达原饮的基础上加了石菖蒲、郁金、藿香、佩兰和薏苡仁。需要记住的是，EB病毒感染可以引起慢性胃炎，而且这种慢性胃炎可以引起胃癌的发生，占所有胃癌的10%。这种慢性胃炎，一般使用芳化苦燥的方法效果不好。之所以效果不好是因为没有考虑到EB病毒感染，常常会误用作三仁汤。三仁汤所治的不是那种舌苔非常白厚的。EB病毒感染引起的胃炎，有的患者的舌苔非常白厚，也有的患者舌苔稍薄，非常典型的患者的舌苔是很白厚的，用达原饮效果都慢。要记住，需在达原饮中加90克薏苡仁，因为薏苡仁是针对EB病毒的专药。外感治湿用薏苡仁，而薏苡仁的特点就是抗病毒，能够治疗所有人类疱疹病毒感染（其中包含EB病毒感染）。后文再讲述关于湿热病的病原的内容，每个病原所能引起的疾病及其特征，以及治疗所使用的专药，这一点非常重要。

加石菖蒲、郁金这是理论，就是前文讲的三香汤，叶天士讲"外热一陷，里络即闭"。这种胃炎患者尤其纳差，遇见有以上说过的这些现象的胃炎患者，可以让他去检查EB病毒。就算没检查也不怕，就用这个加味达原饮。要知道对于这种胃炎，三仁汤的效果是不好的。这种患者若表现为一个白厚腻苔，但是在经过三仁汤治疗后，仍旧纳差，用芳化的办法是化不了的，就是由于处方的针对性不足，三仁汤方中的薏苡仁剂量一般用得很小，一般就开个10克。

患者既然表现为苔白厚，还要加草果、槟榔、厚朴这3味药，它们是专门针对厚苔的；这种胃炎的病原是EB病毒，加90克薏苡仁；感冒引起机窍不利，不饥不食，不想吃东西，就要开窍，用石菖蒲、郁金、藿香、佩兰，就是思路了。

这是湿滞阳明的第一证，我们叫作加味达原饮证。这一证是较为特殊的，是用半夏泻心汤等方所解决不了的。如果无法鉴别，可以抽血检查EB病毒抗体，可以借助西医的手段。

有个患者是我们家的老患者，我爸实在治不了，让我来试着处理，我一开始也治不了，查了许多资料，然后突然想明白了。这是在我20多岁的时候，最早治的一个患者。一般一两剂药下去，这种患者的胃就能够开始动起来了。那个患者治了有两个多星期就彻底停药了。至于完全缓解是需要一定时间的，不可能一剂药下去就能痊愈。但是，至少能够在一两剂药下去后，患者能够很舒服了，他的纳差、腹胀就明显缓解了，能够吃些东西了。要让患者的饮食完全恢复正常，那治疗需要两个多星期。

学员问：这种胃炎是EB病毒感染引起的，是否有一个指征判断治疗到哪种情况呢？

吴老师答：由于中医和西医不一样，严格地按照西医的标准来说，所有疾病的治愈一定要有一个指南，能够来确定这个疾病治愈了。但是，由于中医门诊的特点是以症状改善为特征的。而实际上，经过两个多星期的治疗后，患者完全舒服了，虽然能够正常进食了，但不表明他胃里的EB病毒感染就彻底痊愈了。如果没有彻底痊愈，这个患者以后是否还会得胃癌呢？对于中医而言，尤其像这种少见疾病，是没有实验数据来支撑的。按照西医的说法，可以去抽血检查抗体。但是，按照中医的看法，这个患者的舌苔已经完全退下去了，白厚苔已经消除了，患者饮食完全恢复正常了，就像没得病一样，那就算好了。至于要说治到什么程度才算治愈，那就得做西医检查了。EB病毒检查有多种抗体，至少治疗到急性期的抗体消失。要说治到什么程度算治愈，就只有按照西医的指南来评估，因为中医是没有这个指征的。

学员问： 如果他检查EB病毒抗体是阳性，但是无症状，是否需要治疗呢？

吴老师答： 这就和EB病毒抗体的类型有关系，有的抗体代表他感染过EB病毒，有的抗体代表EB病毒正在活跃，这种是需要治疗的。西医对于EB病毒阳性，而病毒又没有活跃的，是没有药可以治疗的。但是，我们中医就有办法。对于EB病毒的治疗，我们是有一套方法的，我们对此的研究还是很深入的，在后文会专门讲述湿热病病原的问题，一个病原导致一个疾病，以及其用药的问题。

半夏泻心汤：

伤寒五六日，呕而发热者，柴胡汤证具，而以他药下之，柴胡证仍在者，复与柴胡汤。此虽已下之，不为逆，必蒸蒸而振，却发热汗出而解。若心下满而硬痛者，此为结胸也，大陷胸汤主之；但满而不痛者，此为痞，柴胡不中与之，宜半夏泻心汤。

半夏（洗，半升），黄芩、干姜、人参、甘草（炙，各三两），黄连（一两），大枣（擘，十二枚）

呕而肠鸣，心下痞者，半夏泻心汤主之。

——《重订伤寒杂病论》

湿滞中焦的一个祖方是半夏泻心汤。温病中治疗湿滞中焦的处方基本都是从半夏泻心汤脱化而来的。

生姜泻心汤：

伤寒汗出解之后，胃中不和，心下痞硬，干噫食臭，胁下有水气，腹中雷鸣下利者，生姜泻心汤主之。

生姜（切，四两），甘草（炙，三两），人参（三两），干姜（一两），黄芩（三两），半夏（洗，半升），黄连（一两），大枣

（擘，十二枚）。

上八味，以水一斗，煮取六升，去滓，再煎取三升。温服一升，日三服。

附子泻心汤，本云加附子，半夏泻心汤，甘草泻心汤，同体别名耳。生姜泻心汤，本云理中人参黄芩汤，去桂枝、术，加黄连，并泻肝法。

——《重订伤寒杂病论》

半夏泻心汤，是治痞、呕、利的。"胃中不和，心下痞硬，干噫食臭，胁下有水气，腹中雷鸣下利者"，就是说湿比较重的用生姜泻心汤。生姜是四两，我们姑且按照12克来算，生姜泻心汤和半夏泻心汤的区别是湿重。所谓"胁下有水气，腹中雷鸣"是湿重。换言之，对于湿热病，在使用半夏泻心汤加减的处方时，如果患者湿很重，可以加生姜或者姜汁，可以重用生姜至12克。而若是热重的话，我们往往生姜是用3克，或者把生姜去了。

半夏泻心汤去参枣草加枳实杏仁汤：

阳明暑温，脉滑数，不食不饥不便，浊痰凝聚，心下痞者，半夏泻心汤去人参、干姜、大枣、甘草，加枳实、杏仁主之。

不饥不便，而有痰浊，心下痞满，湿热互结而阻中焦气分。故以半夏、枳实开气分之湿结；黄连、黄芩开气分之热结，杏仁开肺与大肠之气痹；暑中热甚，故去干姜；非伤寒误下之虚痞，故去人参、甘草、大枣，且畏其助湿作满也。

半夏（一两），黄连（二钱），黄芩（三钱），枳实（二钱），杏仁（三钱）。

水八杯，煮取三杯，分三次服。虚者复纳人参二钱，大枣三枚。

——《温病条辨》

半夏泻心汤去参姜枣草加枳实杏仁汤，这是《温病条辨》的方。"阳明暑温，脉滑数，不食不饥不便，浊痰凝聚，心下痞者，半夏泻心汤去人参、干姜、大枣、甘草，加枳实、杏仁主之。"它是半夏泻心汤化裁的一个基本方，它用了半夏、黄连、黄芩、枳实、杏仁，去了原方中的人参、甘草、大枣和干姜。原方中，半夏泻心汤是没有生姜的，它用的是干姜，用生姜的是生姜泻心汤。这个处方有个问题，它在去了干姜之后，处方的辛开作用不足。需记住，在使用这个处方的时候要加上3克生姜。如果湿重，生姜剂量可以重用，或者用更适合于湿热病的姜汁。它取汁的方法是将生姜剁碎，然后加半碗水进行捶打，捶打完将生姜去了，那就是姜汁。"虚者复纳人参"，之所以脾虚要加人参，是因为气主推动，此时肠道蠕动减弱，用人参来推动它。之所以湿热病偏实者不加人参，是由于"气有余，便是火"。虚是阴道虚，加人参；实是阳道实。就是根据这些情况在其中加减化裁。

治疗温病湿滞中焦的基本结构就是用半夏、生姜、黄芩、黄连这4味药。这里加枳实就是栀子厚朴汤、小陷胸加枳实汤的思路；加杏仁是来宣上。之所以不用枇杷叶而选杏仁，是说它走中焦。前文讲过胃食管反流病的治疗，它是个情志病，有少阳证而用枇杷叶，而这个是在太阴阳明，杏仁是走太阴阳明、走肠道的。而枇杷叶是走肝胆的，所以治疗木火刑金的咳嗽时用枇杷叶效果才好。如果患者又有少阳证，可以去杏仁加枇杷叶，以枇杷叶配黄芩，如此就走少阳了。然后，还可以再加点茵陈、郁金，这完全就成为走少阳的处方了。它处方的基本结构在那里，具体就是根据情况去调整。如果患者腹胀不明显，枳实完全可以不用；如果胀得明显，用枳实也无妨。

半夏泻心汤去参姜枣草加枳实生姜汤：

阳明湿温，呕而不渴者，小半夏加茯苓汤主之；呕甚而痞者，半夏泻心汤去人参、干姜、大枣、甘草加枳实、生姜主之。

半夏18克，黄连6克，黄芩9克，枳实9克，生姜9克。

虚者复纳人参、大枣。

去杏仁，加生姜。一宣肺，一辛开。

——《温病条辨》

半夏泻心汤去参姜枣草加枳实生姜汤，这又是《温病条辨》的一个方。"阳明温病……呕甚而痞者，半夏泻心汤去人参、干姜、甘草、大枣加枳实、生姜主之。"前一个方是加枳实、杏仁，这个方是加枳实、生姜。之所以加生姜，是由于"呕"的缘故。呕甚，胃气上逆明显的，以及湿比较重的，加生姜。还说了"虚者复纳人参"，这就是个思路。"呕"是胃气上逆的表现，不用宣肺的杏仁，而应用和胃的生姜，就如前文的生姜泻心汤证。

所以，半夏泻心汤在治疗湿热病时的加减，其核心结构就是半夏、生姜、黄芩、黄连，也可以加枳实。或者就将这个"半夏泻心汤去参姜枣草加枳实生姜汤"记下来，它是最有思路的了。

生姜未必就用9克，剂量根据湿的情况来调整，剂量最大的可以开到12克（四两），可以用到12克、15克，它的剂量是可以自行去调节的。半夏也未必就用18克，不能死板。由于气有推动作用，对于伴有气虚的人，复纳人参。

可见《温病条辨》中的很多处方就是用《伤寒论》的处方进行一定的调整。

噤口痢，左脉细数，右手脉弦，干呕腹痛，里急后重，积下不爽，加减泻心汤主之。

（苦辛寒法）川连、黄芩、干姜、金银花、芍药、木香汁。

——《温病条辨》

这个加减泻心汤方用黄芩、黄连、干姜等药，它之所以不用半夏是由于半夏治的是胃，而此病是在肠，它是痢疾。由于病在肠，就将半夏去了，换作木香。方中的金银花、芍药是治痢疾的专药，其中芍药是缓解症状的，而金银花能特异性地抗痢疾杆菌，这是它的一个特殊的作用，所以在治痢疾杆菌感染的古方中十之八九都可见有一味金银花在其中。

这个方就是一些精细的调节。半夏泻心汤证有三个证——痞、呕、利。实在弄不清楚，就记住半夏泻心汤去人参、大枣、甘草。对于湿热病，一般不用人参、大枣、甘草，除非患者虚象很明显。

对于痢疾，当加木香、芍药、金银花，三者依次更加不可或缺。金银花是抗痢疾杆菌的特殊药物，它是必须要加上的；加上芍药，肛门坠胀（里急后重）可以得到缓解；加上走肠道的木香，腹部的疼痛可以得到缓解。

最起码要知道半夏泻心汤需去人参、大枣、甘草；再要知道治疗痢疾，要加上金银花30～60克，因为它是专药，是需要用足够的剂量去打击病原的，要是用个6克金银花那效果是不会好的。

暑温伏暑，三焦均受，舌灰白，胸痞闷，潮热呕恶，烦渴自利，汗出溺短者，杏仁滑石汤主之。

杏仁（三钱），滑石（三钱），黄芩（二钱），橘红（一钱五分），黄连（一钱），郁金（二钱），通草（一钱），厚朴（二钱），半夏（三钱）。

水八杯，煮取三杯，分三次服。

——《温病条辨》

"暑温伏暑，三焦均受，舌灰白，胸痞闷，潮热呕恶，烦渴自利，汗出溺短者，杏仁滑石汤主之。"这一条用杏仁滑石汤的特点是这个病化热了，杏仁滑石汤用黄连、黄芩、半夏、厚朴，加上杏仁、滑石、通草这个湿热病的思路。还多了个郁金、橘红（可用陈皮），当然橘红和陈皮有一定区别。要是不记得这个处方，前文讲过半夏泻心汤治疗湿热病的思路是半夏、生姜、黄芩、黄连，湿热病还有个思路是杏仁、滑石、通草，多了个郁金是来配黄芩的。对于一个湿热病患者，只要见到他舌的两边是肿胀的、有凸起的，或者已知素体有肝胆疾病的人，这种人是特别容易化热的，所谓"少阳之上，火气治之"，就用郁金来配黄芩，防止疾病的化热。

杏仁滑石汤不易记住，就记住辛开苦降的思路——半夏、生姜、黄芩、黄连，以及杏仁、滑石、通草的思路。防止疾病化热，可以加郁金；如果患者腹胀明显，可以加陈皮、厚朴、枳实等药，不加亦可。

可见，不论伤寒或温病，它的处方的规律性都特别强，只要抓住它的规律性，你基本就会使用了。由于关于温病的书籍有很多，温病的处方就特别多，而关于伤寒就张仲景一个人写，写来写去不过那些处方。温病的方是真的记不过来的，你就去记思路。记住这个思路后，自己就能根据病情开出处方。好多处方我也都是记不住的，但是开出来一看，它其实就是一个温病的处方。研究温病的医家常常就根据张仲景的处方化裁出很多处方来。

足太阴寒湿，痞结胸满，不饥不食，半苓汤主之。

半夏（五钱），茯苓块（五钱），川连（一钱），厚朴（三钱），通草（八钱，煎汤煮前药）。

——《温病条辨》

就比如"足太阴寒湿，痞结胸满，不饥不食，半苓汤主之"，它就是个半夏泻心汤，由于是寒湿，加了茯苓和通草，其中通草祛湿、茯苓利湿。寒湿用黄连，因为小剂量黄连能开胃，用的是它开胃的作用，而不是用它的寒凉。在汤剂，黄连用3克，若要吞服，就用0.5～1克，不超过1克，要在饭前服用，如此它有开胃的作用。也可以半苓汤熬水喝，其中用一味黄连0.5～1克，在饭前半小时到一刻钟吞服，吞服后患者的食欲会增强。在熬汤药中就是用黄连一钱（3克）。如果用半苓汤把黄连开出10克，那说明你没把温病学好。

学员问：这个处方有茯苓，但是没甘草。

吴老师答：在后世的处方中，经常会出现配伍有问题的时候。实际上，这个方没有茯苓也是有效的。但是，在经方是基本看不到配伍有问题的时候。这是由于经验在传承的过程中，并不是所有的医家都能将张仲景的思想吃透。我们在看《温病条辨》时，其中有些地方我个人就是不认同的。它和《伤寒论》有个别地方是矛盾的，明显是它错了。但是总体上，吴鞠通对《伤寒论》还是吃得很透的，他虽然是个温病学家，但是他对于《伤寒论》的研究已经超过了很多的伤寒学者。没有一个学者是把《伤寒论》完全研究透的，就比如柯琴，虽然他是有问题的，但是你不能否认柯琴对伤寒研究还是做出了很大贡献的。再比如看陈修园的书，他也存在问题，但是他对伤寒也有研究，他在有些地方的观点是很独到的。一个医家要完全没有一点儿问题，我觉得很难，就像我们讲述的东西肯定也是有错误的，只是我们自己没有认识到。

发汗后，腹胀满者，厚朴生姜半夏甘草人参汤主之。

厚朴（炙，去皮，半斤），生姜（切，半斤），半夏（洗，半升），甘草（二两），人参（一两）。

上五味，以水一斗，煮取三升，去滓，温服一升，日三服。

——《重订伤寒杂病论》

相较于厚朴生姜半夏甘草人参汤这一条文，半苓汤多了个"不饥不食"。如果患者表现为腹部胀满，且又完全没有食欲，就加2～3克黄连到厚朴生姜半夏甘草人参汤中去，如此就有助于改善患者的食欲。厚朴生姜半夏甘草人参汤主要是以除胀为主，胀消后也能够使食欲得以改善一些。若要想见效更快些就加2～3克黄连，或者用0.5克黄连吞粉，这都是思路。

燃照汤：淡豆豉、炒山栀、醋炒半夏、酒黄芩、草果仁、省头草（佩兰）、制厚朴、滑石。

连朴饮：川连姜汁炒、制半夏、制厚朴、石菖蒲、芦根、香豉、焦山栀，皆栀子豉汤、半夏泻心汤化裁。

蚕矢汤：晚蚕沙、生薏苡仁、大豆黄卷、木瓜、黄连（姜汁炒）、半夏、黄芩（酒炒）、通草、焦山栀、吴茱萸（泡淡）治霍乱，吐泻转筋。

——《霍乱论》

前文讲了治疗痢疾的加减泻心汤，现在又回过来看王孟英的《霍乱论》。第一个方燃照汤，方用半夏、黄芩，是在半夏泻心汤的基础上加减的，方中的省头草就是佩兰，它名字中有秘密。从这个燃照汤就可以看到，对于上吐下泻的湿热病，可用半夏泻心汤的思路——黄芩、黄连、半夏、生姜；又由于栀子豉汤就是治疗反流的，所谓反流就是往上呕而没有呕出来而已，就合上栀子豉汤。对于小便短少的，再合上杏仁、滑石、通草。如果中焦舌苔很厚腻的，加草果、槟榔、厚朴，这也是个思路，它只是将湿热病的两个代表方——栀子豉汤和半夏泻心汤给合起来了。

第二个方连朴饮，方中的川连姜汁炒算是两个药。黄连、生姜、半夏，这就是刚说的基本配伍，加了豆豉、栀子，加了利尿的芦根，还加了石菖蒲，所谓"外热一陷，里络即闭"，同时还可以加上郁金，就是这个思路。如果患者上吐下泻，或者腹胀，不饥不食，毫无食欲，就可以加上石菖蒲、郁金开窍。开窍也是可以影响患者食欲的，未必就要用黄连，而且本身这个处方就用了姜汁炒黄连。

记住这几个思路：半夏、生姜、黄芩、黄连是一个思路；杏仁、滑石、通草利湿是一个思路；石菖蒲、郁金开窍是一个思路；栀子、淡豆豉治疗湿热很重的，又是一个思路。实在不行就合起来使用。

《霍乱论》还有个蚕矢汤，蚕矢汤治疗湿热病的上吐下泻之后，脱水、脱钙后引起抽筋，脚转筋，方中木瓜、吴茱萸专门用来治疗腿抽筋，吴门验方木瓜煎就是治疗腿抽筋的。然后，在这个处方中加了一个化浊的药——蚕沙（即蚕屎/矢），将前面的淡豆豉换作了大豆黄卷，若没有大豆黄卷就可以用淡豆豉，二者皆可，程门雪最喜欢用大豆黄卷。

蚕矢汤用蚕沙来化浊，一是由于蚕吃桑，它入厥阴经，用来以浊化浊；二是蚕矢能够治疗腿抽筋。

鸡屎白散：

转筋之为病，其人臂脚直，脉上下行，微弦，转筋入腹者，鸡屎白散主之。

鸡屎白。

上一味，为散，取方寸匕，以水六合，和温服。

【鸡屎白（入厥阴），苦、咸、寒，功类牛黄，治黄疸、臌胀积聚、筋脉挛急。蚕沙代。】

——《重订伤寒杂病论》

其实，治疗腿抽筋最好的不是蚕矢而是鸡屎。鸡屎要用鸡白屎，没有鸡屎就用蚕矢。蚕矢入厥阴经，鸡屎也是入厥阴经的，因为鸡是在厥阴交尽的时候叫的，所谓鸡鸣散就是厥阴经的处方。鸡就是在厥阴经转少阳经的时候叫，鸡一叫，天就亮，那就是少阳经。

之所以蚕矢入厥阴经，是由于它吃桑叶，而桑叶就入少阳、厥阴经。要是没鸡屎，就用蚕沙。用蚕沙其实就是源自《金匮要略》的，学明白了《金匮要略》，你一看就知道他是抄张仲景的。

从《霍乱论》三方来看，王孟英治此病的特点就是用半夏泻心汤加栀子豉汤。如果患者不饥不食，机窍不利，没有食欲，加上石菖蒲、郁金；如果出现霍乱吐泻转筋，加上木瓜、吴茱萸、蚕沙。

以上把半夏泻心汤的加减讲完了，不用去记，但你要记它的思路，它始终就是用那点思路在那里加减配伍的，所以记住思路即可。

下面开始讲述"膜原"的问题，湿热阻遏膜原。

湿热证，寒热如疟，湿热阻遏膜原，宜柴胡、厚朴、槟榔、草果、藿香、苍术、半夏、干石菖蒲、六一散等味。

——《湿热病篇》

这个方其实就是达原饮，它的特点是苔白厚如积粉。

达原饮：

温疫初起，先憎寒而后发热，日后但热而无憎寒也，初得之二三日，其脉不浮不沉而数，昼夜发热，日晡益甚，头疼身痛。其时邪在伏脊之前，肠胃之后，虽有头疼身痛，此邪热浮越于经，不可认为伤寒表证，辄用麻黄桂枝之类强发其汗。此邪不在经，汗之徒伤表气，热亦不减。又不可下，此邪不在里，下之徒伤胃气，其渴愈甚。宜达原饮。

槟榔（二钱），浓朴（一钱），草果仁（五分），知母（一钱），芍药（一钱），黄芩（一钱），甘草（五分），上用水二钟，煎八分，午后温服。

——《温疫论》

达原饮出自于吴又可的《温疫论》。

"虽有头疼身痛，此邪热浮越于经，不可认为伤寒表证，辄用麻黄桂枝之类强发其汗。"这句话是在讲传染病中的太阳类证。不要一见到患者有"太阳之为病，脉浮，头项强痛而恶寒"的表现，就认为他一定是太阳病。太阳病有太阳本证、太阳兼证和太阳类证。这句话就是在告诉你它是太阳类证。

"此邪不在经，汗之徒伤表气，热亦不减。"这句话是在说"汗出热退，脉静身凉"的才是伤寒，而这种患者汗之后热不解。

"又不可下，此邪不在里，下之徒伤胃气，其渴愈甚。"不可以下，因为患者没有积滞，肠道中没有痞、满、燥、实、坚的大便停留。

正因为它不在表，不在里，它就在半表半里。这就是它所要传达的意思。

按：槟榔能消能磨，除伏邪，为疏利之药，又除岭南瘴气；厚朴破戾气所结；草果辛烈气雄，除伏邪盘踞；三味协力，直达其巢穴，使邪气溃败，速离膜原，是以为达原也。

——《温疫论》

达原饮的基本配伍是草果、槟榔、厚朴，这个思路的特点是针对厚苔，苔特别厚，准确地说是白厚苔。之所以不说是黄厚苔，是由于黄厚苔是化热了。它的针对性就是白厚苔，它能够使得舌苔变薄。舌苔只是个象，疾病缓解，舌苔才会变薄。处方的核心就是草果、槟榔、厚朴。

热伤津液，加知母以滋阴；热伤营血，加白芍以和血；黄芩清燥热之余；甘草为和中之用；以后四味，不过调和之剂，如渴与饮，非拔病之药也。

——《温疫论》

至于它的加减：第一，渴，加知母；第二，热从营血往外发，这是伏邪的特点，加芍药，也可以加牡丹皮；第三，转出少阳，加黄芩；第四，调和，加甘草。达原饮的核心配伍就两组药：第一组是草果、槟榔、厚朴，这是治苔白厚的关键；第二组是转出少阳用黄芩汤、黄芩、芍药、甘草。达原饮的特点就是黄芩、芍药、甘草加草果、槟榔、厚朴。

学员问：膜原和半表半里是否是同一个地方呢？

吴老师答：中医有些名词是很理论性的东西，有人说二者是一回事，有人说不是一回事，有人说是在同一个位置。但是，我们可以看到达原饮一条所谓的膜原的治法，它就是一个白厚苔用草果、槟榔、厚朴，转出少阳用黄芩、芍药、甘草，它的基本配伍就在这里。然后根据兼太阳、兼阳明去加减。如果我们不纠结于名词的问题，不纠结于"象"的问题，我们可以这么去理解——对于少阳夹湿的伏邪病，就用达原饮去治疗。由于伏邪转出少阳，我们用黄芩、芍药、甘草，黄芩汤是伏邪的主方；因为它夹湿，表现为一个白厚苔，我们用草果、槟榔、厚朴。至于膜原、三焦、半表半里、肠道脂膜、淋巴管等问题，我们把它放下。有些问题只有名称，没有实质性的内容，这里暂不叙述。

凡疫邪游溢诸经，当随经引用，以助升泄，如胁痛、耳聋、寒热、呕而口苦，此邪热溢于少阳经也，本方加柴胡一钱；如腰背项痛，此邪热溢于太阳经也，本方加羌活一钱；如目痛、眉棱骨痛、眼眶痛、鼻干不眠，此邪热溢于阳明经也，本方加干葛一钱。

——《温疫论》

关于达原饮，《温疫论》还讲了在转出之后可以转出于各条经。在各条经所用的方法不同，转出少阳，可以加柴胡；转出太阳，可以加羌活；转出阳明，可以加石膏；若转出阳明大肠出现便秘时，还可以加大黄。

新感：甘露消毒丹。

伏邪：柴胡达原饮，方如下：

柴胡24克，黄芩9克，甘草3克，薏苡仁60克，槟榔9克，厚朴9克，草果9克，淡竹叶6~30克。

主治：EB病毒感染性胃炎。

——"吴门验方"

柴胡达原饮一方我用得较多。它就是小柴胡汤加上草果、槟榔、厚朴，再加薏苡仁、淡竹叶。其中小柴胡汤治疗少阳正邪相争；草果、槟榔、厚朴治疗白厚苔；加薏苡仁、淡竹叶来利湿、出表、抗病毒。薏苡仁和淡竹叶的利湿与茯苓、泽泻不同，薏苡仁和淡竹叶是解表的，而茯苓、泽泻是治内伤病的。外感病有两药来利湿解表，就是薏苡竹叶汤的架构，薏苡竹叶汤治白㾦，需要让伏邪出表。如果患者热象明显，还可以加芍药、牡丹皮。

这个处方的组成没必要去记，它就是小柴胡汤的柴胡、黄芩，加上达原饮的草果、槟榔、厚朴。之所以不用人参、大枣、甘草，是由于这个湿热病伏邪的湿气很重；让湿热出表，用薏苡仁、淡竹叶，就是用吴鞠通薏苡竹叶汤的薏苡仁和淡竹叶的意思，二者既利湿又出表。关于淡竹叶解表的例子，就比如竹叶柳蒡汤，它用于麻疹。淡竹叶能够出表、抗病毒，它和薏苡仁都是禾本科的药物，都含有薏苡仁内酯，两药合用能够增强作用。

在此讲这个处方可以治疗EB病毒感染的胃炎，前文又讲了加味达原饮可以用于EB病毒感染引起的胃炎。二者没有实际区别，在用这个处方的时候，如果患者食欲不好，加石菖蒲、郁金；除湿加藿香、佩兰。基本结构在那里，看你具体如何处理。

十四加甘露消毒丹：

茵陈30克，白豆蔻6克，藿香9克，黄芩9克，连翘30克，薏苡仁90克，竹叶30克。

治疗：疱疹病毒感染。可与大青叶30克、生甘草6克。

————"吴门验方"

甘露消毒丹的第十四种加减法就是甘露消毒丹加薏苡仁和淡竹叶，和柴胡达原饮的这个加减法是一样的。一个是伏邪，用草果、槟榔、厚朴打底；一个是新感，少阳夹湿证打底。加了个薏苡仁、淡竹叶，两个处方并没有区别。知道这个思路之后，你自己就会加减了，至于那些处方的名字、组成都不需要去记。

如果一个甘露消毒丹证患者来看病，他湿热明显要出表，患有白㾦，春天手全部烂了，都是水疱，伴有纳差、腹胀，以及口苦、咽干、目眩等症，那就是甘露消毒丹证。要治疗这个水疱的问题，加用90克薏苡仁、30克淡竹叶，那就是十四加甘露消毒丹。它只是根据每一种情况在处方中加了一些思路的药物在其中。EB病毒感染的胃炎患者一般舌苔都很厚、纳差，用前文讲过的达原饮化裁（加味达原饮）

以及柴胡达原饮化裁也有效。如果遇到舌苔不是那么厚的患者，也表现为纳差、腹胀、口苦等症，用十四加甘露消毒丹也行，是由于患者没有白厚苔就不用草果、槟榔、厚朴而已。甘露消毒丹就是一个少阳证的处方，再加上薏苡仁、淡竹叶两种药去针对EB病毒治疗就可以了。

这些都是一些思路，所以没必要去记这些处方。

证有轻重迟速不等，药有多寡缓急之分，务在临时斟酌，所定分两，大略而已，不可执滞。

——《温疫论》

这句话是在说不要单纯去背处方的剂量，著书的医家自己看病都不一定用这剂量，要根据临床情况斟酌用量。

间有感之轻者，舌上白苔亦薄，热亦不甚，而无数脉，其不传里者，一二剂自解。

——《温疫论》

这条是说有的达原饮轻证的患者舌苔有不厚的。达原饮治的是白厚苔，其中也有白苔不那么厚的，不是所有的舌苔都要白厚如积粉。

稍重者，必从汗解，如不能汗，乃邪气盘踞于膜原，内外隔绝，表气不能通于内，里气不能达于外，不可强汗。或者见加发散之药，便欲求汗，误用衣被壅遏，或将汤火熨蒸，甚非法也。然表里隔绝，此时无游溢之邪在经，三阳加法不必用，宜照本方可也。

——《温疫论》

"稍重者，必从汗解，如不能汗，乃邪气盘踞于膜原，内外隔绝，表气不能通于内，里气不能达于外，不可强汗。"这说的就是"热不能越"，我们前文讲过热越的问题。热不得越是由于湿将热给闭阻了，它是不能用发表药的，作为湿热病也不能捂被子，不能用汤火熨蒸，那会熨死他的。这个时候可以不加三阳的药，直接用原方，因为病邪还没有转出来。

感之重者，舌上苔如积粉，满布无隙，服汤后不从汗解，而从内陷者，舌根先黄，渐至中央，邪渐入胃，此三消饮证。

——《温疫论》

这条是说，病情发展到后面就是三消饮证。

若脉长洪而数，大汗多渴，此邪气适离膜原，欲表未表，此白虎汤证。

——《温疫论》

简单来讲，达原饮证转出少阳以后，可以见太阳，加羌活；见阳明，加石膏、知母，达原饮原方本身就有知母。还有一种情况是邪气没有转出少阳，闭阻在里边，不出汗，就直接用达原饮的原方。用完达原饮之后，它可以转出三阳，然后再用达原饮加相应的药物，转出太阳就加太阳的药，见阳明就加阳明的药。但是有一种情况，感染很严重的患者，他不从外解，不从汗解，而从内陷，就是达原饮加大黄，原文叫它三消饮证。这种不能够转出而直接内陷成阳明腑实的人的特点是"感之重者"，表现为舌上苔白厚如积粉。

急证急攻：

温疫发热一二日，舌上白苔如积粉，早服达原饮一剂，午前舌变黄色，随现胸膈满痛，大渴烦躁，此伏邪即溃，邪毒传胃也。前方加大黄下之，烦渴少减，热去六七，午后复加烦躁发热，通舌变黑生刺，鼻如烟煤，此邪毒最重，复瘀到胃，急投大承气汤。傍晚大下，至夜半热退，次早鼻黑苔刺如失。此一日之间，而有三变，数日之法，一日行之。因其毒甚，传变亦速，用药不得不紧。设此证不服药，或投缓剂，羁迟二三日，必死。设不死，服药亦无及矣。尝见温疫二三日即毙者，乃其类也。

——《温疫论》

这条是在讲"急证急攻"，针对的是用完达原饮之后变成内陷到阳明的患者，用达原饮加大黄或者加"承气"。这个是温疫重证，文中说"二三日即毙"，这种人几天就容易死，这就是9种横死中第一种死——病死，就是得疾病暴死，不是指慢性病死。所以，关于这个达原饮证，达原饮方有黄芩、芍药、甘草，它是发自少阳。少阳病有一个特点就是"如见鬼状"。"热入血室"一病就有"如见鬼状"的表现。像这种严重的少阳病它有可能引起死亡，而这种人在死之前常常会出现精神的错乱，出现幻觉，和虚空讲话。

学员问：如果除了厚白腻苔，又有痰呢？

吴老师答：白厚腻苔基本上是湿证，痰证是没有这么厚的苔的。如果同时还有痰，瓜蒌、半夏等药都可以使用，就像小陷胸汤就是"痰"的问题。桔梗、枳实等药也是可以使用的。

传变不常：

疫邪为病，有从战汗而解者；有从自汗、盗汗、狂汗而解者；有无汗竟传入胃者；有自汗淋漓，热渴反甚，终得战汗方解者；有胃气壅郁，必因下乃得战汗而解者；有表以汗解，里有余邪，不因他故，越三五日前证复发者；有发黄因下而愈者；有发黄因下而斑出者；有竟从发斑而愈者；有里证急，虽有斑，非下不愈者。此虽传变不常，亦疫之常变也。

有局外之变者，男子适逢淫欲，或向来下元空虚，邪热乘虚陷于下焦，气道不施，以致小便闭塞，小腹胀满，每至夜即发热，以导赤散、五苓、五皮之类，分毫不效，得大承气一服，小便如注而愈者。

或宿有他病，一隅之亏，邪乘宿昔所损而传者，如失血崩带，经水适来适断，心痛疝气，痰火喘急，凡此皆非常变，大抵邪行如水，惟注者受之，传变不常，皆因人而使，盖因疫而发旧病，治法无论某经某病，但治其疫，而旧病自愈。

——《温疫论》

传变不常讲了几种传变。其中讲述了疫邪为病的几种解法，其中有战汗、自汗、盗汗、狂汗（有发狂的）。此外，疫邪为病还有无汗传入胃的，有传入大肠的，讲述了多种传变。而且还有局外之变，局外之变就是"男子适逢淫欲，或向来下元空虚，邪热乘虚陷于下焦，气道不施，以致小便闭塞，小腹胀满"等。记住一条：湿热病的人不能同房，同房会导致这个疾病迁延或者加重。不是说湿热病痊愈后不能同房，而是在疾病痊愈之前是不能同房的。这是很宝贵的经验，我是专门研究温病的，这也是我在患者身上总结验证得出来的。如果原先这个药很有效而患者病情又加重了，我就去琢磨，就去问，经过反反复复地尝试，发现患者同房会导致疾病迁延和加重。所谓"冬不藏精，春必病温"，而你现在都病温了，还不藏精？就是说不能同房。对于严重的外感热病是不能同房的，我们不是说在病情严重的时候，比如发高烧的时候，那肯定不能同房。我说的是在整个病程之间，在疾病彻底痊愈之前，尽可能地不同房，包括一些感冒在同房以后都会加重。但是对于感冒的患者无所谓，即便同房后病情加重，再鼻塞两天，过两天就会痊愈了，这对患者是没有太大影响的。但是对于有的湿热病，这问题就比较严重了。比如肝炎，在病情彻底痊愈之前，同房容易导致病情慢性化，这是很宝贵的经验。

外感痊愈之前，忌淫欲同房。同房导致：

（1）迁延不愈。

（2）小愈再作（复发）。

（3）伏邪。

警惕女子月经期：热入血室。

外感痊愈之前，忌淫欲同房。否则会导致疾病迁延不愈或者小愈再作。所谓小愈再作就是复发、再燃，它还可能导致邪气潜伏。

外感病怕两件事：男怕淫欲，女怕月经。男怕同房，女怕行经。这两件事都容易引起外感病的变化，就是这种严重的湿热病和温热病。外感热病时同房是不利于疾病痊愈的，需要避免。

传变：

少阳转出，外发三阳。

内陷三阴，陷入少阴。

邪气到膜原，它的基本特点是转出少阳、外发三阳、内陷三阴。

如舌上纯黄色，兼之里证，为邪已入胃，此又承气汤证也。有二三日即溃而离膜原者，有半月十数日不传者，有初得之四五日，淹淹摄摄，五六日后陡然势张者。凡元气胜者毒易传化，元气薄者邪不易化，即不易传。设遇他病久亏，适又染疫能感不能化，安望其传？不传则邪不去，邪不去则病不瘳，延缠日久，愈沉愈伏，多致不起，时师误认怯证，日进参，愈壅愈固，不死不休也。

——《温疫论》

"凡元气胜者毒易传化，元气薄者邪不易化，即不易传。"这条说的是体质壮实的人反而容易传变，迅速传变可以导致死亡；而体质虚弱的人反而不容易传变，而不传变也是坏死，因为"不传则邪不去，邪不去则病不瘳，延缠日久，愈沉愈伏，多致不起"。这是在讲外感病致死的方式，青壮年有青壮年的死法，老人、儿童有老人、儿童的死法，一个暴死，一个拖死。

三消饮：

温疫舌上白苔者，邪在膜原也，舌根渐黄至中央，乃邪渐入胃，设有三阳现证，用达原饮三阳加法，因有里证，复加大黄，名三消饮。三消者，消内消外不内外也。此治疫之全剂，以毒邪表里分传，膜原尚有余结者宜之。

槟榔、草果、厚朴、白芍、甘草、知母、黄芩、大黄、葛根、羌活、柴胡、姜、枣煎服。

——《温疫论》

三消饮就是达原饮加减。方中的葛根、大黄是阳明在经、阳明在腑；羌活——太阳；柴胡——少阳。所谓六经辨证，就是要分出六经来的。而等到了一定程度的时候，才可以不分六经。三消饮就是"一锅炖"，它将转出来的各条渠道的疾病都给治疗了。

讲完了达原饮，讲了辛开。下面讲芳化。

蒙绕三焦：

湿热证，数日后脘中湿闷，知饥不食，湿邪蒙绕三焦，宜藿香叶、薄荷叶、鲜荷叶、枇杷叶、佩兰叶、芦尖、冬瓜仁等味。【五叶芦根汤】

——《湿热病篇》

这是薛生白的一个名方——五叶芦根汤。仔细一看，它就是我们的枇杷养胃饮，专门来治疗复发性口疮、口腔溃疡、掉苔、地图舌，这种掉苔、地图舌的患者还经常伴有食欲不好。

　　五叶芦根汤和枇杷养胃饮是同一个道理，它们的作用就是芳化，来治疗舌苔很薄，形成口腔溃疡、地图舌，这种患者又有食欲不好，这就是一个五叶芦根汤证。

　　白茅根汤：

　　白茅根：味甘，性凉，中空有节，最善透发脏腑郁热，托痘疹之毒外出；又善利小便淋涩作疼、因热小便短少、腹胀身肿；又能入肺清热以宁嗽定喘；为其味甘，且鲜者嚼之多液，故能入胃滋阴以生津止渴，并治肺胃有热、咳血、吐血、衄血、小便下血，然必用鲜者其效方着。春前秋后剖用之味甘，至生苗盛茂时，味即不甘，用之亦有效验，远胜干者。

　　治阳虚不能化阳，小便不利，或有湿热壅滞，以致小便不利，积成水肿。

——《医学衷中参西录》

　　芦根和白茅根，这两个药都能够解表，尤其是白茅根。白茅根能够解表，像治疗麻疹、水痘时用它。且入肺能够宁嗽定喘，还能止血。用法是用鲜品，春前秋后剖用之味甘，至生苗盛茂时，味即不甘，用之亦有效验，远胜干者。

　　茅根汤治虚热、实热、外感之热皆宜用。茅根汤作法：白茅根掘取鲜者一斤，去净皮与节间小根，细切。和凉水三斤煮一沸，移其锅，置炉旁，候十数分钟，视其茅根若不沉水底，再煮一沸，移其锅，置炉旁。须臾，视其根皆沉水底，其汤即成。漉出为一日之量，渴当茶，温饮之。

——《医学衷中参西录》

　　张锡纯说，白茅根和芦根的鲜品有一个用法，放到锅里面煮，见沉就起，沉下去就关火，拿来喝。因为它不耐受久煎。像对于复发性口疮，就用二根汤亦可，用芦根、白茅根煎汤就有效。当然，二根汤的力量偏弱一点，记得就再加点枇杷叶、生甘草、谷芽、麦芽、薄荷叶，用这些胚芽、嫩叶治疗。

　　二根汤是张锡纯的处方，还有二鲜饮、三鲜饮，可以去看《医学衷中参西录》。

枇杷养胃饮：

枇杷叶12克，生麦芽30克，生谷芽30克，生甘草3克，淡竹叶30克，白茅根30克，通草30克，芦根30克，竹茹9克，茵陈30克。

主治：各种口腔溃疡。

加减：

（1）心火加黄连3克，热毒加蜈蚣3克，多放疗可见。

（2）肝火加黄芩9克，郁金30克，多复发性口疮。

（3）湿重加薏苡仁60克，藿香叶6克，佩兰叶6克，偏热加薄荷叶3克。

（4）微寒加苏叶9克。

煎服法：三沸即止，不可久煎，如烂不可进饮食，代茶饮。

——"吴门验方"

枇杷养胃饮相比于五叶芦根汤配伍更加完善，枇杷养胃饮多了通草、生甘草、谷芽、麦芽，通草可以治口腔溃疡、促进长苔。由于"苔如地上之微草，由胃气所生"，所以枇杷养胃饮都是用一些嫩芽、嫩胚、嫩草、嫩叶去长苔，也能改善患者的食欲。方中的甘草、谷芽、麦芽都要生用，不能炒用。芦根、茅根不能久煎，整个方都是不能久煎的。但是处方中的30克通草用量很大，通草先熬取水，再用这水煎其他药，三沸即止，不可久煎，如舌烂不可进食者，代茶饮。它的加减法不做讲述。

枇杷养胃饮创造了许多奇迹，尤其见于头颈部肿瘤放疗以后，这会引起患者严重的口腔溃疡，出现念珠菌感染，口腔、舌头严重糜烂了，痛得嘴巴都张不开，吃不下东西，此时患者放疗很难继续进行，用枇杷养胃饮就很见效，它能够很快地使苔长起来，使得口腔溃疡愈合。但是用药剂量不能少，用3克通草、3克淡竹叶那是不行的。记不住这个方就用五叶芦根汤，再记不住就用二根汤，30克白茅根、30克芦根用来熬，药一沉就给患者服用。

从前文的讲述可见，所谓验方、清代的方、民国的方、张仲景的方等，其实没有必要把它们区分得那么清楚，它们都是有源头的。

湿伏中焦：

10.湿热证，初起发热，汗出胸痞，口渴舌白，湿伏中焦，宜藿梗、白豆蔻、杏仁、枳壳、桔梗、郁金、苍术、厚朴、草果、半夏、干石菖蒲、佩兰叶、六一散等味。【区别：肝胆、脾胃】

——《湿热病篇》

记不住这条的用药，可以记三仁汤。

三仁汤：

头痛恶寒，身重疼痛，舌白不渴，脉弦细而濡，面色淡黄，胸闷不饥，午后身热，状若阴虚，病难速已，名曰湿温。汗之则神昏耳聋，甚则目瞑不欲言，下之则洞泄，润之则病深不解，长夏深秋冬日同法，三仁汤主之。

杏仁（五钱），飞滑石（六钱），白通草（二钱），白豆蔻（二钱），淡竹叶（二钱），厚朴（二钱），生薏苡仁（六钱），半夏（五钱）

甘澜水八碗，煮取三碗，每服一碗，日三服。

——《温病条辨》

三仁汤证的"头痛恶寒，身重疼痛"不是太阳病，它是湿热在表。"脉弦细而濡"，濡脉表现为浮细，外感湿热，出表就浮，有湿就细。"面色淡黄"是有湿的表现。"胸闷不饥，午后身热，状若阴虚，病难速已，名曰湿温"，前文讲发热时有"午后身热"的问题，它既非阴虚，也不是单纯的阳明热证，它是湿热。"汗之则神昏耳聋，甚则目瞑不欲言，下之则洞泄，润之则病深不解，长夏深秋冬日同法，三仁汤主之"，讲的是忌汗、忌下、忌润。

三仁汤：第一个思路，杏仁、滑石、通草；第二个思路，杏仁、白豆蔻、薏苡仁针对上中下三焦；第三个思路，薏苡仁、淡竹叶，能够增强疗效。湿热病常常影响消化，由于患者腹胀、纳差，所以说归在中焦，加半夏、厚朴，也可以加陈皮，比如药房要是暂无厚朴，就可以用陈皮的。这就是三仁汤。

《温病条辨》三仁汤这一条无须再多做赘述，大家自行研究一下。

在前文讲述了概论之后，再来看后面的这些论述，对应起来就不会有一点问题。比如这条讲的，明明是个湿热病怎么会表现为舌白呢？虽然表现为舌白，但是他舌下红。再比如"头痛恶寒，身重疼痛"，这是个太阳类证。可见，理论还是有用的，直接讲述临床的部分是难以明白的。

再论气病有不传血分，而邪留三焦，犹之伤寒中少阳病也。彼则和解表里之半；此则分消上下之势。随证变法：如近时杏、朴、苓等类；或如温胆汤之走泄。因其仍在气分，犹有战汗之门户，转疟之机括也。

——《温热论》

前文讲过湿热病有在脾胃、在肝胆两种。在脾胃的，外感可以用杏、朴、苓之类，内伤的用温胆汤。杏、朴、苓就比如藿朴夏苓汤这类的处方。

藿朴夏苓汤（《感证辑要》引《医原》）：

藿香二钱，川朴一钱，姜半夏一钱半，赤苓三钱，杏仁三钱，生薏苡仁四钱，白豆蔻一钱，猪苓三钱，淡香豉三钱，泽泻一钱半，通草一钱。

——《医原》

藿朴夏苓汤的思路特点是：第一组，藿香、厚朴、半夏；第二组，茯苓、猪苓、泽泻，是利湿的药；第三组，杏仁、白豆蔻、薏苡仁，是除湿的药，就是三仁汤。加淡豆豉，这是从栀子豉汤来的。只是说藿朴夏苓汤证的湿较重，没有用栀子，而是用通草、杏仁、滑石这个思路。我常常就不用赤苓、猪苓、泽泻，就用一味滑石代替它们，也是很有效的。之所以藿朴夏苓汤用茯苓、猪苓、泽泻，是因为它是五苓散去桂枝、白术，加了温病的藿、朴、夏、苓、三仁进去，它是从《伤寒论》中脱化而出的。这是因为它是《医原》中的方，如果它是《温病条辨》的方，它就不会用茯苓、猪苓、泽泻，而用滑石，其实也是一样的。

讲完了辛开和芳化，接下来讲苦燥。

葛根黄芩黄连汤：

太阳病，桂枝证，医反下之，利遂不止，脉促者，表未解也，喘而汗出者，葛根黄芩黄连汤主之。

【肠道病毒感染导致心肌炎，汗出，汗为心之液，心衰者喘，脉促，心律失常，二方皆促，而炙甘草汤云脉结代。太阳与少阴为表里，陷下即入少阴。】

葛根（半斤），甘草（炙，二两），黄芩（三两），黄连（三两）。【先煮葛根。】

——《重订伤寒杂病论》

"太阳病，桂枝证，医反下之，利遂不止，脉促者，表未解也，喘而汗出者，葛根黄芩黄连汤主之。"这条典型的是脉促，它指患者是个快速性心律失常，伴有气喘和汗出。之所以汗出，是因为他是个心肌炎患者，"汗为心之液"，心肌炎的特点就是多汗。患有心肌炎的儿童就表现为心慌（快速性心律失常）并伴有多汗。葛根芩连汤方用葛根、甘草、黄芩和黄连。

香连丸（《政和本草》引《李绛兵部手集方》）：

宣黄连、青木香各等分。

上药，同捣筛，白蜜丸，如梧桐子大。

主治：赤白痢疾。空腹时用温开水送下20～30丸。每日二三次。其久冷人，即用煨熟大蒜作丸服。

——《李绛兵部手集方》

还有一个常用的配伍，香连丸，用黄连配木香或青木香。我年轻的时候用过青木香这个药，但是后来说它有毒，含有马兜铃酸，就没有用了。但是，我觉得它的作用比川木香强。

连理汤：

理中丸加茯苓、黄连。

脾胃虚寒，内蕴湿热，泻痢烦渴，吞酸腹胀，小便赤涩者。

——《证治要诀类方》

还有个连理汤，就是理中丸加茯苓和黄连。脾虚的人发生肠道的菌群紊乱、肠道的感染。对于感染和菌群紊乱，要用黄连、黄芩。但是发生肠道的菌群紊乱、感染的原因就是脾虚，就用连理汤。就比如脾虚的人经常出现慢性痢疾，就用连理汤。既然肠道有炎症，就要用黄芩、黄连；既然是一个慢性的、有脾虚，就可以用人参、白术、茯苓、甘草，它就是个虚人外感。

关于苦燥讲述了几个方，一个是纯属于热证的葛根芩连汤，一个是虚人热证的连理汤。虚人的热证有很多，很多的肠道菌群紊乱患者都属于连理汤证。对于这种情况，单纯的扶正和清热效果都不好，就是一个典型的连理汤证。当然，未必是用连理汤，在中医中有很多类似的处方。

湿热证，发痉撮空，神昏笑妄，舌苔干黄起刺或转黑色，大便不通者，热邪闭结胃腑，宜用承气汤下之。

——《湿热病篇》

这条是在说湿热证完全化热以后，闭结胃腑，用承气汤，不多作赘述。

湿热证，发痉，神昏笑妄，脉洪数有力，开泄不效者，湿热蕴结胸膈，宜仿凉膈散；若大便数日不通者，热邪闭结肠胃，宜仿承气微下之例。

——《湿热病篇》

"开泄不效"就是辛开苦降不见效，"湿热闭结胸膈"就是上腹胀满。由于用半夏泻心汤法辛开苦降不见效，就用凉膈散。因为半夏泻心汤治的是虚痞，而凉膈散是治实痞的。胃络通于心，这种实痞会影响患者神志，轻则表现为失眠、睡觉不好。所有的上腹胀不要都想着用半夏泻心汤加减去治疗，因为半夏泻心汤使用的要求是"按之自濡，但气痞耳"，而这个是按之坚硬、有力，张力显著增强，这种痞不是半夏泻心汤辛开苦降（开泄）能够见效的，要用凉膈散。

就算不懂腹诊，至少要知道半夏泻心汤证通常是大便好解的，因为半夏泻心汤证是痞、呕、利。而实际上，这时应该去给患者做个腹诊，摸摸他的腹部有力无力，甚至按照我们讲述的阳明病腹诊法去叩叩大便在哪里。还可以通过脉诊来确认，但是脉诊相较而言就更玄了。

如果一个痞证的患者，用半夏泻心汤治疗不见效，他可能是个凉膈散证，还可能根本不是湿热病，而是一个寒湿或者气虚。

宣白承气汤：

温病三焦俱急，大热大渴，舌燥，脉不浮而躁甚，舌色金黄，痰涎壅甚，不可单行承气者，承气合小陷胸汤主之。【此痰火腑实。】

阳明温病，下之不通，喘促不宁，痰涎壅滞，右寸实大，肺气不降者，宣白承气汤主之。

生石膏（五钱），生大黄（三钱），杏仁粉（二钱），瓜蒌皮（一钱五分），水五杯，煮取二杯，先服一杯，不知再服。

——《温病条辨·中焦篇》

这条是说温病可以见到咳嗽、痰多的患者，也可能没有咳嗽而只是痰多，有很多在重症（ICU）的患者就表现为痰很多。痰涎壅滞，大便又秘结，不可以单行承气汤，宜用承气汤合小陷胸汤来下之。

这两节条文给出了两个处方，一个是用小陷胸加枳实汤加大黄、芒硝，这就是承气汤合小陷胸汤，再简单点就用小陷胸汤加大黄。如果患者发热还很明显，加石膏。这种痰涎壅滞的人，一是可以见于呼吸道疾病；二是在ICU非常多见，患者长期卧床后，这种便秘不能够单用承气汤去下，因为他有痰火。这里讲了一条"右寸实大"，右手的寸脉实大，就是肺气不降，宣白承气汤主之，就是加了石膏和杏仁，这条在ICU中最常见。你就记住黄连、半夏、瓜蒌，用30克瓜蒌（痰秘）加大黄，发烧再加石膏，咳嗽气紧加杏仁，腹胀首选枳实（小陷胸加枳实汤），在ICU很常见。

芍药汤：

芍药、当归、黄连、黄芩、甘草、槟榔、木香、大黄、官桂。

——《素问病机气宜保命集》

需要下的第一证是凉膈散的实痞；第二证是痰火便秘，用宣白承气汤或者承气汤合小陷胸汤；第三证是食积下利，用芍药汤。芍药汤既可以用于痢疾，也可以用于吃多了腹泻，在中医叫"通因通用"，都表现为一个湿热证，所谓食积化热。脾虚则生湿，脾虚则运化不良，食积久则化热，就表现为一个湿热证。由于有饮食积滞，加大黄。判断患者食积的方法是做下叩诊，或者看患者有无嗳气酸腐的表现。如果患者已经有明显的大便酸臭，那说明食积已经很严重了。

问曰：人病有宿食，何以别之？师曰：寸口脉浮而大，按之涩，尺中亦微而涩，故知有宿食，大承气汤主之。（《金匮要略》）

脉数而滑者实也，此有宿食，下之愈，宜大承气汤。（《金匮要略》）

下利不饮食者，有宿食也，当下之，宜大承气汤。（《金匮要略》）

病患手足厥冷，脉乍紧者，邪结在胸中，心下满而烦，饥不能食者，病在胸中，当须吐之，宜瓜蒂散。

宿食在上脘，当吐之，宜瓜蒂散。（《金匮要略》）

脉紧如转索无常者，有宿食也。（《金匮要略》）

脉紧，头痛风寒，腹中有宿食不化也。（一云：寸口脉紧。）

——《重订伤寒杂病论》

宿食有3种脉：第一，寸口脉浮而大，尺中微涩；第二，脉数而滑；第三，脉紧。芍药汤证的宿食一定不会见脉紧，因为脉紧是走上头的，说明宿食在胃中，表现为恶心想吐。而芍药汤证走下头，宿食都在肠子中，一定不会见到紧脉，常常表现为滑数脉。

调气饮：

升麻9克，肉桂3克，槟榔6克，酒大黄3克。

加减：

咳嗽加桔梗、紫菀，腹胀加枳实、厚朴；气虚加黄芪；阳虚加沉香；阴虚加生地；血虚加当归；肾虚加牛膝；热加金银花；里急加芍药；下重加防风。

——"吴门验方"

吴门验方的调气饮其实就源自于芍药汤——用肉桂、槟榔、大黄。之所以加个升麻是由于治疗里急后重用升麻来升提。升麻配大黄来治疗里急后重，不论虚实都可以使用。虚性的里急后重，那是补中益气汤证，需要用升麻；而实性的里急后重，需要用大黄去泄。而这个处方就是用升麻配大黄，故名调气饮。

调气饮治疗里急后重，用升麻配大黄，不论是虚是实，虚证升麻重用一点，实证大黄重用一点，不明虚实两个量差不多即可。再比如三消饮，乃至于双解散，双解散中各种药物都有，但是它有效。

调气饮还有很多种加减法：咳嗽加桔梗、紫菀；腹胀加枳实、厚朴；气虚加黄芪；阳虚加沉香；阴虚加生地；血虚加当归；肾虚加牛膝；有热加金银花；里急加芍药；下重加防风。

湿温久羁，三焦弥漫，神昏窍阻，少腹硬满，大便不下，宣清导浊汤主之。

（苦辛淡法）猪苓（五钱），茯苓（六钱），寒水石（六钱），晚蚕沙（四钱），皂荚子（去皮，三钱），水五杯，煮成两杯，分二次服，以大便通快为度。

——《温病条辨·下焦篇》

这个宣清导浊汤证也是需要去下的。这一证的特点：第一，神昏窍阻，是兼有神志病；第二，少腹硬满，大便不下，它是湿邪导致的便秘（湿秘），用皂荚、蚕沙、寒水石，加上猪苓、茯苓两个利水的药，来治湿秘。

所谓湿秘，这种便秘患者的舌根苔很腻，因为他下焦有湿，这在结直肠癌常见。这种湿秘不应该用承气汤去下，用方中的皂荚能通大便。前面提过《湿热病篇》的一条"湿热初起，即蒙蔽中上二焦"，用皂荚、地浆水。到《温病条辨》就变成了宣清导浊汤。

这个方我用得很多。但是，我对于这个"神昏窍阻，少腹硬满，大便不下"有点迷惑，在肠伤寒就可以见到这一证，但是肠伤寒是不可以用下法的，用了下法容易引起肠穿孔。因为伤寒杆菌在回盲部本身就在打洞，一用下法之后容易引起肠穿孔，一旦发生穿孔就很麻烦。虽然肠伤寒本身可以引起肠穿孔，但是它是不能用下法的，这是肠伤寒的禁忌。

虽然这个处方我用得很多，在结直肠癌患者就经常会使用它，但是这个条文我并没有完全理解透。希望有使用经验、有高见的可以告诉我，帮助我们来完善一下。

此湿久郁结于下焦气分，闭塞不通之象，故用……猪苓合甘少淡多之茯苓以渗湿利气；寒水石色白性寒，由肺直达肛门，宣湿清热……晚蚕沙化浊……用晚者，本年再生之蚕……皂荚辛咸性燥，入肺与大肠，金能退暑，燥能除湿，辛能通上下关窍，子更直达下焦，通大便之虚闭……二苓、寒石化无形之气；蚕沙、皂子逐有形之湿也。

——《温病条辨》

宣清导浊汤的核心就是用寒水石、蚕沙、皂荚。寒水石是个凉药，更核心的是蚕沙和皂荚，最核心的就是皂荚，就是过去洗衣服用的肥皂。

再论三焦不从外解，必致里结。里结于何？在阳明胃与肠也。亦须用下法，不可以气血之分，谓其不可下也。惟伤寒热邪在里，劫烁津液，下之宜猛；此多湿热内抟，下之宜轻。伤寒大便溏，为邪已尽，不可再下；湿温病大便溏为邪未尽，必大便硬，乃为无湿，始不可再攻也。

——《温热论》

叶天士讲了两种病邪下法的区别：一个是下之宜猛；一个是下之宜轻。一个要便溏；一个是要便结。伤寒的下法是要求大便微溏，不成形即可，不要让患者下得严重腹泻。如果只用一次大黄去下，可以让患者腹泻的程度，如果反复用下法，不能让患者腹泻。而湿热病在大便成形后，"始不可再攻也"，再攻就会又引起脾虚的便溏。

再人之体，脘在腹上，其地位处于中，按之痛，或自痛，或痞胀，当用苦泄，以其入腹近也。必验之于舌，或黄，或浊，可与小陷胸汤，或泻心汤，随症治之。若白不燥，或黄白相兼，或灰白不渴，慎不可乱投苦泄。其中有外邪未解，里先结者，或邪郁未伸，或素属中冷者，虽有脘中痞闷，宜从开泄，宣通气滞，以达归于肺，如近俗之杏、蔻、橘、桔等，是轻苦微辛，具流动之品可耳。

——《温热论》

　　"再人之体，脘在腹上，其地位处于中，按之痛，或自痛，或痞胀，当用苦泄，以其入腹近也。"这条说的是上腹胀当用辛开苦降，换言之就是用半夏泻心汤加减。脘就是胃，分上脘、中脘、下脘。"必验之于舌，或黄，或浊，可与小陷胸汤，或泻心汤"，小陷胸汤是在上脘，所谓"正心下按之疼"，泻心汤是在中脘，随证治之。

　　"若白不燥，或黄白相兼，或灰白不渴，慎不可乱投苦泄。"这条就是说对于舌苔显示偏寒、偏湿的人，用苦泄之法要注意剂量。

　　"其中有外邪未解，里先结者，或邪郁未伸，或素属中冷者，虽有脘中痞闷，宜从开泄，宣通气滞，以达归于肺，如近俗之杏、蔻、橘、桔等，是轻苦微辛，具流动之品可耳。"这条是在说半夏泻心汤加减的弊端。对于一个素体脾阳虚的患者，他出现上腹的痞证，有的患者由于不耐半夏泻心汤的寒凉药，可以用藿朴夏苓汤这个办法。

　　前文讲过对于上腹胀满的患者，如果他是个虚痞，那就用半夏泻心汤加减。但是有一部分患者他受不了半夏泻心汤加减的寒凉药。由于患者是个热病，可能会将半夏泻心汤原方中的人参、干姜、大枣、甘草给去了，而如果这个患者素体偏凉，现在虽然又表现为一个热病，他是受不了单用黄芩、黄连的，就用藿朴夏苓汤这种芳化之品。

　　举个例子，我以前跟过祁老师的门诊，他的水平很高。以前有个在全国知名的名中医，给患者开半夏泻心汤治疗痞证，结果患者服用后很难受，就想来吵闹。当时，祁老师就劝他别闹，他说他自己都是这个名中医的学生，这个名中医确实是全国的泰斗，水平很高。那患者就让祁老师给他处理一下，祁老师就说："老师是大学者，他开的方，我不敢改。"但是他给支了个招——把处方剂量减小，药物按原方。祁老师一周两次门诊，几天之后这个患者来反馈说，服用这个药之后感觉舒服多了。原因就在于原方的寒凉药剂量偏大，而这个患者素体阳虚，受不了原方中的黄连、黄芩。第一个办法就是将一剂药分三天喝。第二个办法就是用藿朴夏苓汤，这个方就没有黄芩、黄连了，用的是藿香、厚朴、陈皮、半夏、茯苓这些药。

对于不耐受黄芩、黄连的这种患者，你不能说你不会治了，病还是得治的，换个办法就是了。祁老师就很厉害，由于不能随便改动前辈的方，他就将一剂药分作两三天让患者服用。如此，由于黄芩、黄连的量减少了，患者服用后就感觉很舒服，这就是高手。

前云舌黄或渴，当用陷胸、泻心，须要有地之黄，若光滑者，乃无形湿热中已虚象，大忌前法。其脐以上为大腹，或满，或胀，或痛，此必邪已入里矣，表症必无，或十之存一二。须要验之于舌，或黄甚，或如沉香色，或如灰黄色，或老黄色，或中有断纹，皆当下之，如小承气汤，用槟榔、青皮、枳实、元明粉、生首乌等皆可。若未见此等舌，不宜用此等药，恐其中有湿聚太阴为满，或寒湿错杂为痛，或气壅为胀，又当以别法治之。

——《温热论》

"前云舌黄或渴，当用陷胸、泻心，须要有地之黄，若光滑者，乃无形湿热中已虚象，大忌前法。"无形之湿，就是说它的黄色无底，它是伏黄。

"其脐以上为大腹，或满，或胀，或痛，此必邪已入里矣，表症必无，或十之存一二。"所谓"脐以上为大腹"，就是说已经由胃到肠了，它绝对是没有表证的。而在上脘是有表证的，上脘"正心下按之痛"的小陷胸汤证的脉是浮滑脉，上焦是出于胃上口的，它就在上焦。而这条就是说它已经由胃及肠了，上脘—中脘—下脘，再往下就到肠子了。

"须要验之于舌，或黄甚，或如沉香色，或如灰黄色，或老黄色，或中有断纹，皆当下之，如小承气汤……若未见此等舌，不宜用此等药，恐其中有湿聚太阴为满，或寒湿错杂为痛，或气壅为胀，又当以别法治之。"这条就是说胀满痛有虚证、实证之别。对于虚证，是不能用下法的。但是有一条是可以用小承气汤的——"中有断纹"，就是在苔上见很细小的裂纹，不是先天形成的那种，这是阴虚，如果伴有明显的痞、满、燥、坚，需要急下存阴。就说明这个时候燥屎已成了，需要赶快用下法把它下来。当然，对于湿热病，不一定就用大承气汤，也可以用小承气汤，有的还可以用调胃承气汤，这要根据情况来使用。

十一、辨阳明湿热脉证并治（三）

流 下

湿热证，数日后自利，溺赤、口渴、湿流下焦，宜滑石、猪苓、泽泻、萆薢、通草等味。

——《湿热病篇》

八正散：车前子、瞿麦、萹蓄、滑石、山栀子仁、甘草、木通、大黄。

——《太平惠民和剂局方》

42. 湿之为物也，在天之阳时为雨露，阴时为霜雪，在山为泉，在川为水，包含于土中为湿。其在人身也，上焦与肺合，中焦与脾合，其流于下焦也，与少阴癸水合。

——《温病条辨》

讲完了中焦的滞中，来讲"流下"——流到下焦，就是湿热下流，用淡渗的方法来治疗。

关于湿流下焦，《湿热病篇》11条云："湿热证，数日后自利，溺赤、口渴、湿流下焦，宜滑石、猪苓、泽泻、萆薢、通草等。"这几个药指的就是八正散（车前子、萹蓄、瞿麦、滑石、栀子、甘草、木通、大黄）。八正散治疗尿路感染效果并不好，它对膀胱炎有一定效果，对肾盂肾炎效果更差，要用柴妙饮，若不记得可用八正散加柴胡、黄芩代替，如此效果就会明显增强。

所谓湿热下注，一种情况可从太阴阳明下注，这种是往肠道注，是痢疾；另一种情况是往尿路注，它是从少阳下注的，之所以从少阳下注，一是缘于三焦是液道，二是缘于三焦是气道，这种湿热下注与相火有关，就像淋病也是这个表现。

久痢带瘀血，肛中气坠，腹中不痛，断下渗湿汤主之。

此涩血分之法也。腹不痛，无积滞可知，无积滞，故用涩也。然腹中虽无积滞，而肛门下坠，痢带瘀血，是气分之湿热久而入于血

分，故重用椿根皮之苦燥湿、寒胜热。涩以断下，专入血分，以涩血为君；地榆得先春之气，木火之精，去瘀生新；茅术、黄柏、赤苓、猪苓开膀胱，使气分之湿热，由前阴而去，不致遗留于血分也，楂肉亦为化瘀而设，金银花为败毒而然。

断下渗湿汤：

（苦辛淡法）椿根皮（炒黑，一两），生茅术（一钱），生黄柏（一钱），地榆（炒黑，一钱五分），楂肉（炒黑三钱），金银花（炒黑，一钱五分），赤苓（三钱），猪苓（一钱五分），水八杯，煮成三杯，分三次服。

——《温病条辨》

《温病条辨》云："久痢带瘀血，肛中气坠，腹中不痛，断下渗湿汤主之。"断下渗湿汤用椿根皮、茅术、生黄柏、地榆、楂肉、金银花、赤苓、猪苓，来治疗痢疾。由于此方中有椿根皮，且苍术、黄柏就是"二妙"，再加上有强力杀菌的金银花，常常被用来治疗黄带。方中的赤苓、猪苓可用可不用。痢疾可能伴有出血，而若是用于治疗带下，地榆也是可用可不用的。

葵子茯苓散：

妊娠有水气，身重，小便不利，洒淅恶寒，起即头眩，葵子茯苓散主之。

葵子（一斤），茯苓（三两）。

上二味，杵为散，饮服方寸匕，日三服，小便利则愈。

【可与猪苓汤合用，又治花柳淋病。葵者，水也，天一生水，花柳日久，伤及先天，不得生育也。

《太平惠民和剂局方》石韦散：滑石、葵子、瞿麦、石韦、芍药、甘草、木通、王不留行、当归、白术。瞿麦，瓜蒌瞿麦丸治小便不利。瞿麦、石韦，又见之于鳖甲煎丸，以肝硬化多腹水小便不利故也。木通，当归四逆汤用之，通可去闭，治小便不利。】

——《重订伤寒杂病论》

断下渗湿汤是《温病条辨》的方，对于湿热下流，在《重订伤寒杂病论》还有方。比如葵子茯苓散，"妊娠有水气，身重，小便不利，洒淅恶寒，起即头眩，葵子茯苓散主之"，方用葵子配茯苓。这一条讲的病也是湿热下注，但是葵子茯苓散擅长于治疗性病，在"专科研究·妇科六经辨证法"一课中曾讲过生葵花子能利尿。

小便不利，蒲灰散主之。

蒲灰（七分），滑石（三分）。

上二味，杵为散，饮服方寸匕，日三服。

【蒲灰，与蒲黄，亦效。《备急千金要方》载蒲黄、滑石两味治小便不利，茎中疼痛，小腹急痛。重订：百合病，变发热者，百合滑石散主之。重订：妊娠，小便难，饮食如故，当归贝母苦参丸主之。男子加滑石半两。后世六一散，滑石配甘草，又一法。】

———《重订伤寒杂病论》

再比如蒲灰散，"小便不利，蒲灰散主之。"没有蒲灰就用蒲黄，用蒲黄和滑石来治疗小便不利、茎中疼痛，之所以疼痛是由于病在血分，在血分就痛。

还有"妊娠小便难，饮食如故，当归贝母苦参丸主之，男子加滑石"一条。六一散也是用滑石来配甘草，它是治在气分；而蒲灰散用滑石配蒲黄，是治在血分。所以，在使用六一散利小便时，如果伴有小便疼痛明显，加蒲黄。

妊娠，小便难，饮食如故，当归贝母苦参丸主之。

当归、贝母、苦参（各四两）。

上三味，末之，炼蜜丸如小豆大，饮服三丸，加至十丸。

（男子加滑石半两）

【此方又治尿路感染之淋证良方，并治阴疮带下。】

———《重订伤寒杂病论》

当归贝母苦参丸是治疗尿路感染的良方，既治尿路感染，又治阴疮带下，总而言之就是治疗性病。

九味黄芩汤：

生地30克，黄芩9克，苦参6克，当归6克，浙贝母30克，滑石6

克，通草30克（另煎），蒲黄15克，猪苓30克。

主治：湿热型泌尿生殖系统肿瘤。

——"吴门验方"

九味黄芩汤是治疗湿热型泌尿生殖系统肿瘤和性病的，对于性病，加葵子。至于仙鹤草、蛇床子之类的药物治疗阴道滴虫类的疾病，是指淋病一类的疾病。而对于疣、疳之类病毒感染引起的性病（如尖锐湿疣等），那需要在柴妙饮基础上加大剂量的薏苡仁、淡竹叶。

柴妙饮：

柴胡25克，黄芩9克，苍术9克，薏苡仁30克，怀牛膝9克，盐黄柏6克，砂仁3克，炙甘草3克，萆薢9克，泽泻30克，杜仲9克，郁金9克，远志6克。

主治：少阳湿热注于下焦，相火妄动引起的阴囊潮湿、尿白浊、早泄、阳痿等，兼证失眠、落发、腰酸等。

加减：

阳痿：加蜈蚣3克，升麻30克。

阴部炎症：加土茯苓30克，白花蛇舌草60克。

——"吴门验方"

对于普通的湿热下注的尿路感染可以用柴妙饮来治疗，对于感染，可去方中杜仲、郁金、远志等药（用于治疗性功能、肾虚、失眠、情绪异常等，起安眠、安神等作用的），加上土茯苓、白花蛇舌草、蒲公英等清热利湿的药。如果是性病引起的，再加上苦参、葵花子。而如果小便疼痛明显，加上蒲黄。

表里不通：

湿热证，四五日，忽大汗出，手足冷，脉细如丝或绝，口渴，茎痛，而起坐自如，神清语亮。乃汗出过多，卫外之阳暂亡，湿热之邪仍结，一时表里不通，脉故伏，非真阳外脱也，宜五苓散去术加滑石、酒炒川连、生地、芪皮等味。

【通阳不在温而在利小便：温热论。】

——《湿热病篇》

还有一证"表里不通"，"湿热证，四五日，忽大汗出，手足冷，脉细如丝或绝，口渴，茎痛，而起坐自如，神清语亮。乃汗出过多，卫外之阳暂亡，湿热之邪仍结，一时表里不通，脉故伏，非真阳外脱也，宜五苓散去术加滑石、酒炒黄连、生地、芪皮（黄芪）等味。""一时表里不通"这一证我没有在临床上遇见过，只能从理论上讲述一下。这一条讲突然之间出现阴茎疼痛，它用五苓散加减来治疗"一时表里不通"，就是叶天士讲的"通阳不在温，而在利小便"。

学员问：这会不会是尿酸结石？石头掉到尿道，排出来就会好了。

吴老师答：大家觉得有可能是尿路结石吗？其中"大汗出，手足冷"可以由于特别疼痛，但是"脉细如丝或绝"是要痛得多严重呢？但是条文又讲"起坐自如，神清语亮"，这有可能是在讲结石的问题，但是在我治疗的诸多尿路结石的患者中，从来没有遇见过疼痛至出现"脉细如丝或绝"的。

如果是结石，不会是肾结石，因为肾结石是瓜蒌瞿麦丸证，而这种结石应该在输尿管或者膀胱结石，而且从膀胱掉到阴茎这出口了，否则不会出现阴茎痛的表现。尿路结石中只有在膀胱的结石才表现为湿热证特点，在肾的结石主要表现为寒湿证，是个瓜蒌瞿麦丸证，虽然在结石移动时会发生炎症出现热象，要在瓜蒌瞿麦丸的基础上加清热药。至于用这个方治疗后结石是否排出了，我是不得而知的，暂作搁浅。这条就作下尿路结石解释，而且在阴茎。

学员问：会不会是精囊静脉曲张呢？

吴老师答：精索静脉曲张是不会出现如此剧痛的，最好的解释就是膀胱结石往阴茎走。

伤寒，胸中有热，胃中有邪气，腹中痛，欲呕吐者，黄连汤主之。

黄连（三两），甘草（炙，三两），干姜（三两），桂枝（去皮，三两），人参（二两），半夏（洗，半升），大枣（十二枚）。

上七味，以水一斗，煮取六升，去渣，温服，昼三夜二。

——《重订伤寒杂病论》

在讲湿热病时，有一条"伤寒，胸中有热，胃中有邪气，腹中痛，欲呕吐者，黄连汤主之。"这是《重订伤寒杂病论》中讲的黄连汤证，在此是来说明半夏泻心汤证形成的机制——即中焦脾胃虚导致中焦堵塞，使得上焦的心、胆火不能下行（上焦有热），下焦肝肾不能上升（下焦有寒）。如果心、胆火皆旺，那是半夏泻心汤证，心火重是黄连汤证，胆火重是六物黄芩汤证。

桂苓甘露饮：

白茯苓（去皮），白术、猪苓、甘草（炙）、泽泻各一两，寒水石（别研）一两，桂（去粗皮）半两，滑石（别研）二两。

——《医学启源》

桂苓甘露饮也治疗湿热下注，它是在五苓散的基础上加滑石、寒水石，之所以还加上甘草是为了把散剂变成汤剂，是仿的春泽汤（五苓散加甘草、人参）。桂苓甘露饮就是五苓散化热加滑石、甘草，还可以加寒水石。在宣清导浊汤一证就讲述过用寒水石。

五行化浊汤：

组成：黄连（火）3克，黄芩（木）6克，半夏（土）9克，杏仁（金）6克，滑石（水）9克。

主治：湿热病。

加减：

（1）肝郁加茵陈30克，郁金9克。

（2）湿重加白豆蔻6克，藿香6克，佩兰6克。

（3）胃口不开加生姜6克。

（4）小便不利加通草3克，薏苡仁30克。

（5）腹胀加厚朴6克，枳实6克。

（6）大便黏臭加瓜蒌30克。

——"吴门验方"

这些都是思路，包括以五行化浊汤为基础去化裁的思路——渗下。它的加减法无须去记，肝郁加什么，湿重加什么，胃口不开、恶心加什么，小便不好加什么，腹胀加什么，大便黏臭加什么，这些都是思路。

后世利尿的处方还有很多，比如导赤散，可以随证合进去。

刘河间六气化火：

（1）湿为土之气，因热而怫郁，不得宣行，停滞为患。

（2）天水散（滑石、甘草）：清热利湿。

朱丹溪：东南卑湿，气候温热，"六气之中，湿热为患，十之八九"，制二妙散。

关于刘河间的六气化火，治疗湿热证有两个基本方：一是刘河间的天水散，方用滑石、甘草，就是六一散；二是朱丹溪的二妙散。在这两个方基础上化裁的方剂很多。

禾本科植物的药性：清热、利尿、抗病毒。

薏苡仁：含薏苡仁素，抗病毒。

芦根：含薏苡仁素，生津（含天门冬酰胺），止呕。

白茅根：止血。

淡竹叶/竹叶：竹叶石膏汤/竹叶柳蒡汤。

——"方药贯珠"

重点强调了禾本科的薏苡仁、芦根、白茅根和淡竹叶，这4种药都具有清热利尿和抗病毒（即中医所谓出表、解表）的作用。其经典的配伍是薏苡仁配淡竹叶，芦根配白茅根。

以下来回顾湿热病在阳明的内容，其特点是蒙上、滞中、流下。首先讲的是蒙上的问题，其基本方是栀子豉汤。栀子豉汤被用于治疗胃食管反流病引起的胸中疼痛、烦躁。从食管到胃的上口都属于上焦，所谓"上焦出于胃上口"，所以胃上口的疾病也表现为浮滑脉。蒙上的第一个代表方是栀子豉汤，第二个代表方是小陷胸汤。而后世治疗这方面的一些处方都是在此基础上加减。比如，上焦宣痹汤，它是在栀子豉汤基础上加枇杷叶、射干等药；再比如，三香汤，它在栀子豉汤基础上加了降香、枳实、瓜蒌等药，就是合上了小陷胸汤的架构。而对于栀子豉汤证，张仲景对于伴有呕吐的就加生姜，伴有腹胀的加枳实、厚朴。之所以说栀子豉汤是用于治疗湿热证的，因为这一证有饥不能食、但头汗出的表现。栀子豉汤还用于治疗无汗而热不得越，闭阻在胸中所出现的胸中懊憹。所谓胸痞，就可以针对"痞"

和"胸"两方面治疗。胸中懊憹的一个原因就是热不得越，而热不得越可表现为无汗，还可表现为但头汗出。栀子豉汤既可用于治疗无汗的，又可用于治疗有汗的，但是其出汗一定是但头汗出。这种有汗（但头汗出）还是汗出不彻，热不得越而表现为懊憹。若是汗出能彻，就不会出现烦躁，就不是栀子豉汤证。

《丹溪心法》中也讲述了湿热的相关内容，内伤湿热用越鞠丸或保和丸。保和丸证，食积就生湿，食积就化热，要是不会使用就两方合用。对于食积导致大便稀、大便热，不好解，若不记得芍药汤，就用越鞠丸合保和丸加上芍药、大黄、木香。如果热象明显，再加金银花。这里讲的是内伤湿热，而栀子豉汤证是外感湿热，两者要相鉴别。外感湿热中，除了栀子豉汤证，还有小陷胸汤证，要想增强小陷胸汤的效果，可加枳实。就是"病发于阳，而反下之，热入因作结胸；病发于阴，而反下之，因作痞也"。病发于阴，对于阳气虚甚的痞证患者用了半夏泻心汤加减反而会出现不舒服，之所以张仲景用半夏泻心汤不会出现不适，是因为处方中有人参、干姜，而由于作为温病"气有余，便是火"，在温病又不用人参、干姜。我在治疗湿热病时，很喜欢用50克太子参，相对人参而言，它较为温和，不容易上火。

《温病条辨》将小陷胸汤发展了，加用了枳实。而吴门验方宣清降浊汤就是栀子豉汤、小陷胸汤加枳实汤、三香汤、上焦宣痹汤数方合用。若不记得，可用柴胡陷胸汤（《重订通俗伤寒论》）。再不记得，可以就用小陷胸汤合小柴胡汤，要记住去掉人参、大枣、甘草。《重订通俗伤寒论》的这个加减和温病的加减是相同的，它是伤寒学派的书，伤寒注家八百家，它也算是一家。但是，它的用药加减法和温病并没有区别，《温病条辨》中的几个加减法和这个方是一模一样的，因为伤寒和温病是一家。《伤寒论》和《金匮要略》也是一家，《伤寒论》和《黄帝内经》还是一家。所以，它们的用药法是完全不矛盾的，只是需要你先去把它们打通了。

讲完了湿热闭阻上焦，然后讲湿热闭阻上中二焦，加皂角、地浆水去治疗。皂角在宣清导浊汤也有用到，能通大便，两条都有神志昏聩之类的精神症状，都可以见于肠伤寒，西医指南是怕下法引起穿孔，至于用中药去下，是否会引起穿孔，我没有去试过。

然后讲述滞中（中焦）的内容，分为辛开、芳化、苦燥、频下4点讲述。

首先讲辛开：

一是达原饮——纯粹的辛开，对于疱疹（EB）病毒所引起的胃炎，用加味达原饮，其中用了大剂量的薏苡仁。也可以去掉加味达原饮所加的其他药物（保留薏苡仁），加上柴胡、淡竹叶可增强处方抗病毒作用。而加味达原饮所加的石菖蒲、郁金、藿香、佩兰是增强了改善食欲的作用。

二是辛开苦降，其代表方是半夏泻心汤或生姜泻心汤，核心配伍就是生姜、半夏、黄芩、黄连，去人参、干姜、甘草、大枣这几味内伤用药。这个方有两个加减法，一是对于伴有恶心、呕吐的，用黄芩、黄连、半夏、生姜、枳实（加枳实、生姜）；二是用于宣肺，用黄芩、黄连、半夏、杏仁、枳实（加枳实、杏仁）。对于痢疾，还可以用这个处方，加金银花、白芍、木香。还有一个办法是在半夏泻心汤加减（黄芩、黄连、半夏、生姜）的基础上加杏仁、滑石、通草，也是一个思路。若要清肝，加点郁金；若要加强脾胃功能，加点陈皮、厚朴、枳实。小剂量的黄连在寒证、热证都能够使用，这点就可以将厚朴生姜半夏甘草人参汤进一步发展——对于除了腹胀，还伴有明显纳差的患者，加上2~3克黄连。然后讲述了王孟英对半夏泻心汤的各种化裁，他的化裁核心是用半夏泻心汤合豆豉、栀子，或者加蚕沙、木瓜、吴茱萸治疗抽筋，其中蚕沙源自于鸡屎白散。

接着讲了膜原的问题，湿热阻遏膜原用达原饮，达原饮的特点是：草果、槟榔、厚朴以除白厚苔，黄芩、芍药、甘草是针对转出少阳。若兼太阳加羌活，若兼阳明加葛根，若是少阳明显加柴胡。而如果分不清楚如何去加减处理，就将全部药物合在一起使用，就是三消饮。至于柴胡达原饮，和前文的加味达原饮是类似的。新感用甘露消毒丹，伏邪用柴胡达原饮。十四加甘露消毒丹就是加薏苡仁、淡竹叶，而柴胡达原饮也是加薏苡仁、淡竹叶。关于使用达原饮，不一定要见苔白如积粉，病有轻、重（内陷）之分。

还讲了严重湿热病的禁忌证——不能同房，所谓男怕同房，女怕月经。

还讲述了体质壮实之人和体质羸弱之人的两种不同死法。

讲完辛开，接着讲述芳化的内容。芳化的方有五叶芦根汤、二根汤、枇杷养胃饮等，都是出于相同的思路。再讲了湿伏中焦一条，条文中列举诸多芳化之药，就用三仁汤，三仁汤其实就是3个思路：一是杏仁、滑石、通草；二是杏仁、白豆蔻、薏苡仁；三是薏苡仁、淡竹叶，若是表现为消化不好，可加半夏、厚朴，还可加陈皮、茯苓等。接着讲述了藿朴夏苓汤一方，尤其适合于对辛开苦燥效果不好的，患者本有脾胃阳虚，不耐于苦燥。

讲完芳化，就到苦燥。所谓辛开苦燥，辛开单用的是达原饮，辛开苦燥合用的是半夏泻心汤，而单纯苦燥有葛根芩连汤、连理汤两方。

然后讲频下，湿热病化热结于肠腑，需要用下法。如果对于痞证用常规方法不见效，可能是个实痞，用凉膈散治疗。如果患者有痰涎壅盛，用承气汤合陷胸汤，若还伴发烧加石膏，伴咳嗽加杏仁，表现为右寸（主肺）实大。还提及了宿食病的脉象的问题。下法还有一方——宣清导浊汤，治疗下焦痰湿重引起的湿秘。

最后讲述了流下的问题，首先讲了八正散，原方效果不大好，合上小柴胡去使用。然后讲了《温病条辨》的断下渗湿汤，可治疗肛门的疾病和阴道的疾病（女性的白带、黄带有效）。其中对于急性的带下病效佳，而对于慢性盆腔炎效果不好。对于特殊感染效果也不好，特殊感染需用茯苓葵子散、蒲灰散、当归贝母苦参丸，这几个处方都治性病。且还要加上土茯苓，因为土茯苓是专解梅毒的专药，也可在柴妙饮的基础上去加减。至于表里不通一证，最后仍旧没有明确结论，有可能是一位老师说的结石的问题。

在最后又讲了禾本科植物的基本特点和配伍，禾本科植物有4个代表药，薏苡仁、淡竹叶、芦根、白茅根。此外，还有谷芽、麦芽等药。不清楚枇杷养胃饮，可以就将这6个药合用，就能促进长苔。

十二、辨阳明化热伤阴脉证并治

湿热传入阳明以后有两个特点：一是容易化热，二是容易伤阴。

湿热相合：

湿热证，壮热口渴，自汗，身重，胸痞，脉洪大而长者，此太阴之湿与阳明之热相合，宜白虎加苍术汤。

——《湿热病篇》

大家都知道这条讲的"太阴之湿与阳明之热相合"用白虎加苍术汤。发热、口渴、冒汗等症状在湿热病都能够出现，比如由于身热不扬可以表现为一天到晚都出汗。其最核心的是"脉洪大"，因为普通的湿热证脉是弦细缓滑，而这一证却是"脉大"。湿化了热，阳明病的特点是个高动力循环，表现为心脏收缩力增强、心跳次数增加。之所以条文不讲"脉洪大而数"，是由于湿热病本身脉缓，脉搏次数是减少了的，所以这一证的"数"常常感觉不明显。但是，相对未化热之前已经是表现为"数"了，只不过由于基数较低，而且常常你不知道他在未化热之前的脉象，在患者来看病时的情况摸着脉觉得并不数。

所以，这一证"化热"的核心不是脉数，因为本身湿热病表现为脉缓，很多湿热病的脉率本身是六七十次，化热后就增加个一二十次，数的感觉不明显，这与中医的辨证论治缺乏前后对比有关。但是，"洪大脉"的特点是明显的。所谓洪大脉，洪指脉摸着跳得有力，大指脉形摸着宽。脉形宽且跳动有力，就属于洪大脉，这是这一证的关键，而条文中其他的所有症状在湿热病中都会出现。

关于传变，大家可自行研究一下，再次提一点关于湿热病传入阳明后有几个转归：第一，热病可能引起死亡，所谓"阳明属土，万物所归，无所复传"，而没有引起死亡。第二，转归是热不退，由阳明传到少阴，最后到厥阴，发生休克、死亡，就是由气分走到营分、血分。第三，转归是热退了，湿热病的热退后就变为太阴病，因为很多人是由于脾虚而生湿，在湿热病热退后变成太阴病。就是说这个病好了，表现出了患者气虚的体质。第四，转归，发烧后导致体温的调节中枢功能紊乱，出现持续的低烧、口干、嗓子不舒服等症状，即阳明余热未清的竹叶石膏汤等证。

栀子柏皮汤：

伤寒，身黄，发热者，栀子柏皮汤。

【尤在泾曰：此热瘀而未实之证。热瘀故身黄，热未实故发热而腹不满。栀子，彻热于上，柏皮，清热于下，而中未及实，故须甘草以和之耳。】

——《重订伤寒杂病论》

关于化热，《重订伤寒杂病论》还有一条："伤寒，身黄，发热者，栀子柏皮汤。"这一证也是在阳明经。黄疸主要有两证：一个是热重，表现为便秘的茵陈蒿汤证；一个是湿重，表现小便不利的茵陈五苓散证。而在使用了茵陈蒿汤反复地将大便弄通后，如果还表现一个阳明热证，就是栀子柏皮汤证。

五加减正气散：

秽湿，脘闷便泄，五加减正气散主之。

秽湿而致脘闷，故用正气散之香开，便泄而知脾胃俱伤，故加大腹运脾气，谷芽升胃气也。以上二条，应入前寒湿类中，以同为加减正气散法，欲观者知化裁古方之妙，故列于此。

（苦辛温法）藿香梗（二钱），广陈皮（一钱五分），茯苓块（三钱），厚朴（二钱），大腹皮（一钱五分），谷芽（一钱），苍术（二钱），水五杯，煮二杯，日再服。

按今人以藿香正气散，统治四时止一气行令乎？抑各司一气，且有兼气乎？况受病之身躯脏腑，又各有不等乎？历观前五法，均用正气散，而加法各有不同，亦可知用药非丝丝入扣，不能中病，彼泛论四时不正之气，与统治一切之方，皆未望见轩岐之堂室也，乌可云医乎！

——《温病条辨》

《温病条辨》讲了五加减正气散——"秽湿，脘闷便泄，五加减正气散主之。"它是在正气散的基础上加谷芽、苍术。

这一部分讲了"湿化热"的核心是洪大脉——白虎加苍术汤"湿热相合"。然后讲了《重订伤寒杂病论》的内容，以及《温病条辨》的内容，注意它加药的方式。

首先是已经化热的问题，然后讲化热会引起的情况，比如一个很有趣的情况——"津枯邪滞"。

津枯邪滞：

湿热证，口渴，舌黄起刺，脉弦缓，囊缩舌鞭，谵语昏不知人，两手撮搦，津枯邪滞。宜鲜生地、芦根、生首乌、鲜稻根等味。若脉有力，大便不通，大黄亦可加入。

薛氏三鲜饮，鲜稻根、芦根、鲜生地。热象明显加淡竹叶。

鲜稻根30克，芦根30克，鲜生地15克。

加减：

热象明显加淡竹叶9克。

客水不去，真水不生；水亏热炽，热炽水亏。

——《湿热病篇》

所谓津枯邪滞，其中邪滞指的是仍有湿热，而其阴也伤了。"湿热证，口渴，舌黄起刺，脉弦缓，囊缩舌鞭，谵语昏不知人，两手撮搦，津枯邪滞。宜鲜生地、芦根、生首乌、鲜稻根等味。若脉有力，大便不通，大黄亦可加入。"加上大黄就是合上了增液承气汤。

这一条很重要，是湿热病到后期的常见证型——舌苔仍旧厚腻，但是患者阴已伤。而且这种伤阴很难被发现，这是因为有个厚腻苔罩在舌面上，很少人觉得这种患者有阴虚。但是这种患者舌面上还有裂纹，他的舌苔可厚可薄，如果湿热较重苔就比较厚，而如果湿热较轻其苔也可薄，也有可能湿热已经完全退去了，但见有细细的纹，这就显示已经伤阴了。

而且这种厚腻的舌苔也不易化去，薛生白用了个很奇怪的处方——用糯稻根、芦根、生地，看起来觉得不能治什么病，但是它的效果却是挺好的，就用于这种湿热病后期——苔可厚可薄，但是在苔上有裂纹，可见少津。若是个厚腻苔，可能苔腻有水，但是仍然见有裂纹。若是薄苔，那裂纹会表现得非常细，甚至伸出舌头来可能看不见，这种小细裂纹或一二条，或四五条。而若是舌苔厚的话，裂纹可以稍微粗一点。而且这种后天形成的裂纹的上面是没有苔的，这就排除先天的舌裂，裂纹大而其上有苔的是先天形成的。

很多人在治疗湿热病的时候，治到最后就很难处理了。对于一些湿热病的患者，可能在用了甘露消毒丹、三仁汤、达原饮之类的处方后，患者的胃纳和症状等都得以改善和缓解，但是治疗到后期的一个阶段就没有效果了，就可以用薛氏三鲜饮。这个方名是我自行取的，否则没有方名是不便于记忆的。

其用药如下：

第一，鲜稻根，治疗湿热病后期的那种纳差，不想吃东西。在湿热病前期湿热很重时，用白豆蔻、薏苡仁等药将湿化后，胃纳是能够得以恢复的。但是，对于后期的胃纳不复，用白豆蔻、薏苡仁是解决不了问题的，就需要用稻根来恢复胃口。糯稻根对阴虚型的纳差效果极佳，所以我们常在使用一贯煎、养胃汤、益胃汤等方中加上糯稻根。在这个时候其他药物不好使，阴虚型的有两个药——生谷芽、生麦芽可以使用，有的人用后食欲会增加，而有的人用了却无效果，而就这糯稻根效果明显。糯稻根是个养阴的药，养阴开胃而不生湿。

第二，芦根，此处用芦根有诸多妙处，湿热病抑制胃肠道蠕动（胃肠道蠕动受抑制后会引起食欲降低），而芦根是能止呕的。此外，芦根能清热，能利湿利尿，还能抗病毒发表，麻疹、水痘等病都可用它。同时，它还可以长苔，能使得这种舌苔上的裂纹得以闭合。

第三，鲜生地，湿热病不怕用生地，尤其此方有芦根，且患者本身已经伤阴了。

就在这3个核心药物的基础上，热象明显的可加淡竹叶，湿象重的可加薏苡仁，见舌红可加牡丹皮、芍药等。此外，还可加上生麦芽、生谷芽、生甘草、枇杷叶等药使用，最核心的就是上边的3个药。

关于这个处方的特点：一是"客水不去，真水不生"。人体有真水和客水两种水。真水，就是人体的津液；客水，指的是痰饮水湿。

当客水阻滞时，会导致真水不生，就比如肾病综合征和肝硬化所引起的水肿。虽然患者看起来水肿得很严重，但是他的血容量却是严重不足的，这是由于水由津液变成了痰饮。晚期肝硬化患者严重水肿，但是血管内的水分并不足，由于缺水使得唾液分泌减少，引起舌苔脱落、舌头很干。此时不敢输液，恐输的液体都跑到腹腔中去而加重水肿，但是又不能不输，否则血容量不足无法维持循环会引起休克，这就叫作"客水不去，真水不生"。芦根这个药就很奇葩，既能生津，又能利尿。

二是"水亏热炽，热炽水亏"。湿热病由于有热就容易伤阴，需用生地。而在阴被伤后又容易生热，所以说"水亏就热炽，热炽就水亏"，同时用芦根去拮抗生地的养阴。

这个处方可用于湿热病后期的化苔和改善食欲，且对于那时所形成口腔溃疡或者舌苔剥脱都有效果。

这种裂纹的舌苔是不易治疗的，养阴及清热燥湿之法都不好使。骆云丰老师就提到治疗脾阴虚的参苓白术散，这个方就较为平和。但务必去思考薛生白的三鲜饮的配伍，非常独特。我自己在湿热病后期喜欢用的是薛氏三鲜饮加枇杷叶、竹茹（不用姜炒，用生竹茹）、谷芽、麦芽、薏苡仁、生甘草等药，或者来几克茵陈，就是融入了枇杷养胃饮的架构。在湿热病后期，常常不是砂仁、薏苡仁、白豆蔻这些所能解决的。但是，枇杷养胃饮、三鲜饮之类的在湿热病的初期是无效的，在湿邪很重时是没有效果的。湿热病的初期需用三仁汤、达原饮这些方去处理，这是大部分人都知道的。但是，到后期治疗应该收手是很多人所不知道的。

这个方我用过很多，只是对于薛生白这条典型描述的"口渴，舌黄起刺，脉弦缓，囊缩舌鞭，谵语昏不知人，两手撮搦，津枯邪滞……"这一证，用这个处方效果并不好。这一证效果好的是用加味百合地黄汤，来治疗湿热病到后期湿退、热象重、舌苔退去的昏迷患者，将患者催醒的效果很好。而薛氏三鲜饮在治疗湿热病后期符合"津枯邪滞"一名的证型时效果非常直接。这个处方的效果并不在于催醒，而善于治疗在湿热病晚期、后期出现津枯，但是湿热之邪仍未退去，湿热之邪可多可少，可以是厚苔，可以是薄苔，甚至是花剥苔，而且见舌上有裂纹的这种病证。

薛生白的《湿热病篇》中有很多奇怪的处方，乍一看觉得不会有效果，但是确实是有效果的。

阳明温病，下之不通，津液不足，无水舟停者，间服增液，再不下者，增液承气汤主之。

其因阳明大热，津液枯燥，水不足以行舟，而结粪不下者，非增液不可。服增液两剂，法当自下，其或脏燥太甚之人，竟有不下者，则以增液合调胃承气汤，缓缓与服，约二时服半杯沃之，此一腑中气血合治法也。

即于增液汤内，加大黄（三钱），芒硝（一钱五分），水八杯，煮取三杯，先服一杯，不知再服。

——《温病条辨》

对于"津枯邪滞"，如果有大便不通，薛生白还加用大黄，其实就是增液承气汤法。对于阳明热仍在，大便不解者，《温病条辨》用的是增液承气汤。而这里用大黄和增液承气汤仍有不同，因增液承气汤是用于温热病伤阴，而"津枯邪滞"一条加用大黄是用于湿热病。

"津枯邪滞"一条中的生首乌是我所不喜用的。温病养阴常用生首乌，我以前也常用它，因为它的作用很特殊，是其他的药物所不易代替的，在治疗温病寒热往来、血虚等常用，它能通大便，又养阴养血，且有驱外邪（治外感）的作用。之所以在此我将生首乌去了，是因为我在临床遇见过生首乌，甚至制首乌，引起肝功能衰竭的病例。现在胆子小了，所以在这个方中就没有用首乌了，乃至连制首乌也很少使用了。因为对此不明原因、难以控制的缘故。明明患者有阴虚、血虚的症状，却在用了首乌之后出现明显的肝脏损害，甚至有个使用制首乌引起肝衰竭的病例，同时还配伍蒲公英、五味子等保肝药物去使用，但是竟然也出现了肝衰竭。我没有摸索出它的规律来，所以我在使用这个处方的时候就没有用首乌。但是，这条不选择阿胶、川芎等药而选用首乌养阴、养血是非常精妙的，在外感病时它还能治疗外邪。总之，我将这4个药（鲜生地、芦根、生首乌、鲜稻根）去了生首乌，从原本的四鲜饮变作三鲜饮，如此有效而且安全。

它与增液承气汤一条有区别，原文中的生首乌就通大便，若不足，且按其脉有力者，可加大黄，这是原文的说法。

我有时在三鲜饮的基础上加淡竹叶，如果心火没有下降，热象较明显，见舌尖红明显或起芒刺（原文讲可起刺），即在三鲜饮的基础上加30克淡竹叶，再用3～6克生甘草，就是个导赤散，来引火下行。

伤寒解后，虚羸少气，气逆欲吐，竹叶石膏汤主之。

淡竹叶（二把），石膏（一斤），半夏（洗，半升），麦门冬（去心，一升），人参（二两），甘草（炙，二两），粳米（半升）。

上七味，以水一斗，煮取六升，去渣；内粳米，煮米熟，汤成去米，温服一升，日三服。

【张锡纯以山药代粳米，此方尤佳。原系白虎加参汤，治寒温实热已入阳明之腑，燥渴嗜饮凉水，脉象细数者：生石膏（三两，捣细），知母（一两），人参（六钱），生山药（六钱），粉甘草（三钱），上五味，用水五盅，煎取清汁三盅，先温服一盅。病愈者，停后服。若未全愈者，过两点钟，再服一盅。伤寒法，白虎汤用于汗、吐、下后当加人参。究之脉虚者，即宜加之，不必在汗、吐、下后也。愚自临证以来，遇阳明热炽，而其人素有内伤，或元气素弱，其脉或虚数，或细微者，皆投以白虎加人参汤。实验既久，知以生山药代粳米，则其方愈稳妥，见效亦愈速。盖粳米不过调和胃气，而山药兼能固摄下焦元气，使元气素虚者，不至因服石膏、知母而作滑泻。且山药多含有蛋白之汁，最善滋阴。】

——《重订伤寒杂病论》

除了薛生白的三鲜饮，《伤寒论》亦有："伤寒解后，虚羸少气，气逆欲吐，竹叶石膏汤主之。"竹叶石膏汤与三鲜饮最大的区别是：竹叶石膏汤讲的是"伤寒解后"，就是疾病已经好了，而三鲜饮证的患者还可以有发热、舌苔厚腻等表现，且苔上必有裂纹。温热病或者湿热病后期基本恢复，仍存有胃肠功能紊乱和体温调节中枢功能紊乱的表现。一是由于有湿而引起胃肠功能紊乱，在疾病恢复后仍有纳差、食后不适等表现；二是表现为体温调节中枢功能紊乱，发烧能够扰乱人体的体温调节中枢。部分人在退烧后，由于体温调节中枢紊乱，常常出现低烧，持续低烧或一天中反复多次低烧，如"时发热，自汗出"等类似的表现。这是热病较为常见的两种情况。而至于桂枝汤证的"时发热，自汗出"这种体温调节中枢紊乱主要见于伤寒类疾病，而竹叶石膏汤和青蒿鳖甲汤类方是治疗热病导致体温调节中枢功能紊乱，常常表现为一天一次或两次的微汗出、低烧。

竹叶石膏汤是用于治疗热病最终所形成的体温调节中枢功能紊乱引起的低烧，以及胃肠功能紊乱——所谓气逆欲吐，腹胀，纳差，它主要从这两个方面去处理。竹叶石膏汤是《重订伤寒杂病论》的处方，而我个人喜欢使用的是三鲜饮，而且在其基础上有诸多加减法，对此在前文有过一些讲述，比如在三鲜饮基础上可加生谷芽、生麦芽，可加茵陈、枇杷叶，可加薄荷、桑叶，还可加淡竹叶、生甘草，根据不同的情况去进行化裁。在湿热病后期还可加竹茹，竹茹是个很有意思的药物，它能够清热燥湿、化痰止呕，还能生苔，很适合用于湿热病。唯一需要注意一点，在湿热病见有阴分不足时用生竹茹，尤其当舌上有裂纹需长苔时。之所以强调用生竹茹，因为若要加强竹茹的止呕作用，有许多人会喜欢用姜汁去炒用，如此竹茹的止呕作用会得以加强。但是，在这种情况下用生竹茹会更加适合，所谓三鲜饮，用的都是生药。鲜竹茹效果更佳，但是药房中卖的都是晒干的，以往我在四川是自己在那种不知叫毛竹或斑竹的竹子上刮的鲜竹茹，效果更好。

《重订伤寒杂病论》这条讲"伤寒解后，虚羸少气，气逆欲吐……"就是有恶心的表现，温病（湿热病）到极期也是有恶心的表现的，而要缓解这种恶心效果最好的是用枇杷叶、芦根和竹茹。如果明显有恶心的症状，一定要加上枇杷叶和竹茹，最好是用鲜竹茹、生竹茹（可用至30克）。而若是选30克半夏就较为麻烦，因为半夏太燥了，需用麦冬、生地去配它，竹叶石膏汤就是如此。而单用竹茹，其化痰止呕、除湿清热的作用强，又没有半夏、南星的燥性。

我从薛生白那学到了一招——轻清之药，比如三鲜饮、五叶芦根汤、苏叶黄连汤这几个方都是用轻清之药。轻清之药不见得剂量要很小，有的剂量小，有的剂量大，比如三鲜饮用的剂量就并不小。

如果患者见脉力不足，不用人参，应加太子参，亦可加北沙参，分辨不清也可各15克合用。张锡纯在使用竹叶石膏汤、白虎汤时，以山药代粳米，因为山药也具有粳米这种使得石膏成为混悬液的作用，且具有补肾养阴的作用——薯蓣丸的架构。可去研究张锡纯的用法，这个方就像白虎加人参汤将山药代替粳米用于糖尿病的治疗。

火逆上气，咽喉不利，止逆下气者，麦门冬汤主之。

麦冬（七升），半夏（一升），人参（二两），甘草（二两），粳米（三合），大枣（十二枚）。

上六味，以水一斗二升，煮取六升，温服一升，日三夜一服。

唐容川云：冲气上逆，挟痰血而干肺者，麦门冬汤皆能治之。盖冲脉起于胞中，下通肝肾，实则隶于阳明，以输阳明之血，下于胞中。阳明之气顺，则冲气亦顺，胞中之血与水，皆返其宅，而不上逆矣……此方是从胃中降冲气下行，使火不上干之法。

——《重订伤寒杂病论》

《重订伤寒杂病论》还有一条："火逆上气，咽喉不利，止逆下气者，麦门冬汤主之。"麦门冬汤重用麦冬，按7∶1的比例去配半夏，加人参、甘草、粳米。这也是《重订伤寒杂病论》治疗外感病后期遗留胃肠功能紊乱和体温调节中枢功能紊乱的一个基本方。如果单纯是胃肠功能紊乱，见腹胀、打嗝、嗳气、咽喉不适等症，就用麦门冬汤，若还伴有体温调节中枢功能紊乱（仍低烧、舌红等）就需加淡竹叶、石膏，或用竹叶石膏汤这类方。基本的架构是如此。

我个人不喜欢用竹叶石膏汤和麦门冬汤，对于竹叶石膏汤，我更多是在使用六合汤时用它。在治疗湿热病的后期导致的这些症状时，我更喜用三鲜饮，见效很快。

湿热病和温热病不同，温热病容易出现竹叶石膏汤证，而湿热病到后期常常仍有湿邪，使用三鲜饮来处理会显得更加灵活。

（1）湿伤气：太阴。

（2）热伤阴：阳明。

（3）气阴两伤：生脉饮。

湿热病，湿伤气，在后期常用太子参；而阳明病的热伤阴，常用芦根、生地等药。而如果出现气阴两伤的，常常在清暑益气汤基础上合上生脉饮。在温病中，很少会单独使用生脉饮，常常是与其他的处方合用。

关于阳明病的化热伤阴的内容，一是讲了化热伤阴的标志——舌有细小裂纹，裂纹上面无苔；二是讲了化热伤阴之后如果出现津枯邪滞就用三鲜饮。

十三、辨湿热困阻太阴脉证并治（上）

学员问：用升麻30克有什么需要注意的？

吴老师答：从伏邪的思路，升麻可以去治疗疑难疾病。升麻用于病毒感染，有几个问题需要注意：第一，升麻升举，量大时容易引起恶心、呕吐。第二，升麻容易引起阳强，这个作用就可用来治疗阳痿。患者已经痿了，所以用升麻让他强。但是升麻的"强"有点问题，因为升麻只有单纯升举的力量让他强，对于气不够的人，患者中气下陷，单纯去升是不行的，应该加黄芪补气。有人会问湿热是实证，为什么用黄芪呢？因为湿热会困阻脾胃，太阴脾气虚的人，用黄芪补气没有问题。

学员问：对高血压患者要注意哪些问题？

吴老师答：对于高血压，其实大剂量的黄芪是有降压作用的。

学员问：升麻呢？

吴老师答：如果是肝风内动引起的高血压，一边其他医生用镇肝熄风汤治疗，而你这边又用升麻30克来提升，那是不合情理的。

湿热三不忌中有湿热证不忌柴胡的说法，而镇肝熄风汤是阴虚才没有用柴胡，阴虚与湿热是两回事，不能弄错。

在前面讲少阳的时候，讲过"入肺络"，薛生白用葶苈子、枇杷叶、滑石、甘草来治疗。前面没有详细讲述，这里又有提及。《温病条辨》27条："手太阴暑温，发汗后，暑证悉减，但头微胀，目不了了，余邪不解者，清络饮主之，邪不解而入中下焦者，以中下法治之。"清络饮是治疗暑天中暑感冒已经基本恢复，"但头微胀，目不了了，余邪不解者"。清络饮用荷叶、金银花、西瓜翠衣、扁豆花、丝瓜皮、鲜竹叶心（不是淡竹，是慈竹的幼叶，叶子没开之前是裹起来的）数味药来熬水喝，可以当成凉茶来饮用。这6味药就是两花、两皮、两叶，两花是金银花、扁豆花，两皮是西瓜皮、丝瓜皮，两叶是荷叶、竹叶。这个其实就是用来治疗暑天感冒轻症，或者用于帮助中暑后恢复的。如果感冒后症状明显，咳嗽加桔梗、甘草、杏仁、麦冬、知母等止咳化痰的药，也可以用王孟英的清暑益气汤加止咳药。

第二个方是吴门验方栀豉升降饮，这个方主要源自于枳实栀子豉汤。就是说湿热病一类的疾病在病情缓解之后，不能进食过多东西，不可吃大鱼大肉，因为"新虚不胜谷气故也"。需要稀饭半天、素食半天，就是《伤寒论》说的糜粥自养，然后才能吃大鱼大肉。如果刚生病好了就直接吃大鱼大肉，新虚不胜谷气，又会形成阳明热证。这在西医叫复发与再燃，疾病痊愈后再发作叫复发，疾病缓解后再加重叫再燃。湿热病本身就损伤脾胃功能，而疾病刚好转就直接吃大鱼大肉，"新虚不胜谷气故也"，就会再燃。遇到这种情况，就用枳实栀子豉汤，枳实促进消化道的蠕动，栀子防止炎症再次发生，如果大便干，加大黄。

还有湿热证的酒黄疸一条，大家都知道饮酒后用李东垣的葛花解醒汤。实际上，张仲景《金匮要略》的栀子大黄汤治喝酒的问题也很有效。酒喝多之后会出现恶心、呕吐、大便不好解、烦躁。因为导致烦躁，所以很多的家暴是发生在喝酒后。烦躁，就是心烦懊恼、反复颠倒，觉得所有人都对不起自己，这是栀子豉汤证。

栀豉升降饮，方用栀子、豆豉、郁金、神曲、大黄、枳实、竹茹、半夏、生姜。半夏配生姜是生姜半夏汤；加大黄、枳实，有栀子大黄汤的意思。这个处方可以治疗胃气不降导致的神志疾病，常表现为烦躁。也可以加芳香药物如泽泻、青皮、葛根，来替代葛花解醒汤，用来解酒。这其实就是随证加减，由于喝酒生湿热，患者湿气较重，葛花解醒汤中相较这个方多些除湿的药物，加进去就是了。就用栀豉升降饮原方也可以改善饮酒后的不适，这个方也可治疗《金匮要略》的酒黄疸。如果不记得葛花解醒汤的组成，知道它名字，就知道用栀子大黄汤加葛根就能解酒。

再介绍太阴病的湿热，湿困太阴其实就是个气虚的炎症，例如吴门验方人参败毒饮，可以治疗老年性阴道炎、霉菌性阴道炎。第一，它有湿热，表现为带下黄浊；第二，它伴有气虚，免疫功能低下；第三，老年性阴道炎，又有肾虚，内分泌水平不够。所以，人参败毒饮不完全是在太阴经的处方，不仅有免疫功能的低下，还有内分泌的低下，才有感染的炎症。内分泌低下是在少阴，免疫功能低下是在太阴，而炎症是在阳明，有湿有热。人参败毒饮就是按这个思路来组方的。明白这个处方的配伍思想，就无须记忆这个处方的组成，就可以根据自己的思路来配药，不过人参败毒饮的选药会更专一些。比如处方中的菟丝子、补骨脂、蛇床子，菟丝子补充孕激素，用来治流产的；补骨脂补充雌激素；蛇床子补充雄激素。吴门验方的各个选药总是有些值得思考的地方，各个选药都是琢磨过的。这个处方中的各个选药在《中医免疫学》中有过相关论述，它背后有许多道理。如果不清楚处方中的3个补肾药，就用熟地，虽然效果差一点、慢一些，总是慢慢趋向疾病痊愈的。

《湿热论》26条："暑月病初起，但恶寒，面黄，口不渴，神倦，四肢懒，脉沉弱，腹痛下利，湿困太阴之阳，宜仿缩脾饮。甚则大顺散、来复丹等法。"

《湿热论》44条："暑湿内袭，腹痛吐利，胸痞脉缓者，湿浊内阻太阴，宜缩聪饮。"

《湿热论》45条："暑月饮冷过多，寒湿内留，水谷不分，上吐下泻，肢冷脉伏者，宜大顺散。"

以上3条不作详细论述。湿困太阴之阳，就是湿热退后表现为太阴脾阳虚，它的治疗方法很多，很多中医医家对这个问题都有自己的处理办法。不一定非要按照薛生白这几条来处理。如果完全学他，就会把自己学成薛生白二号，这没有意义。比如，缩脾饮用砂仁、乌梅、草果、甘草、干葛、白扁豆，用来治疗有外邪又困阻脾的。再比如，大顺散用甘草、干姜、杏仁、肉桂炮制后给患者服用，也是个温脾阳处方。再比如，《太平惠民和剂局方》的来复丹，这是道家的处方，又叫作正一丹，其中硝石配硫黄是一阴一阳，太阴玄精石（至清之药，道家常用）配五灵脂（屎，浊药）是一清一浊，再加青皮、陈皮来理气。这类似的处方用到的机会很少，一个脾阳虚的治疗方法很多，没有必要非得要用这个方。

《湿热论》46条："腹痛下利，胸痞，烦躁口渴，脉数大按之豁然空者，宜冷香饮子。"（明《奇效良方》冷香饮子）冷香饮子是典型的治寒湿的处方，处方用草果仁配附子，加陈皮，类似方剂中的实脾饮，不需要重复记忆。

《湿热论》22条："湿热证，按法治之，数日后，或吐下一时并至者，中气亏损，升降悖逆。宜生谷芽、莲心、白扁豆、薏苡仁、半夏、甘草、茯苓等味，甚者用理中法。"这条就是说，到了疾病后期，病情缓解，而湿热没有完全退，可以用参苓白术散来固后；如果患者脾阳虚明显的，可以用理中丸治疗。

《湿热论》28条："湿热证，曾并泄下夺，恶候皆平，独神思不清，倦语不思食，溺数，唇齿干，胃气不输，肺气不布，元神大亏。宜人参、麦冬、石斛、木瓜、生甘草、生谷芽、鲜莲子等味。"就是说在湿热病后期伤脾阴的患者用养胃汤、益胃汤来治疗时，更强调了使用生甘草、生谷芽这些药物，其中木瓜能开胃，这是温病的思路。生甘草、生谷芽、生麦芽、糯稻根这几味药是薛生白用得比较好的。一般阴虚的人湿热病退后，在用养胃汤、益胃汤这类方的时候，都会加点生甘草、生谷芽、生麦芽、枇杷叶、芦根、竹茹这些药物。患者虽然阴虚，但是湿热病刚缓解，胃气还未恢复，单纯用麦冬、生地之类的滋腻药就会导致患者更不想吃东西，引发食复，应该配合使用枇杷叶、竹茹、芦根、生谷芽、生麦芽、生甘草、糯稻根这些药。

加味参苓白术散是来自于《温病条辨》的，就是薛生白说的湿热证后期导致湿伤阳用参苓白术散和理中丸，有轻有重；热伤阴的，用养胃汤、益胃汤这类处方。湿热病后期就是一个伤阴伤阳的问题。加味参苓白术散就是在参苓白术散的基础上加炮姜、肉豆蔻，吴鞠通加这两味药是用来增强开胃和治疗便溏的作用，不需要特别去管它，随证加减就可以了。不过，按照薛生白的说法，参苓白术散特别适合于加芦根、谷芽、麦芽这些很轻灵的药物。而在使用理中丸、附子理中丸时是不加枇杷叶、芦根、竹茹、谷芽、麦芽这些药的。因为它们是很刚的方，而参苓白术散是很轻灵的处方。

理中丸、连理汤在这里不讲，都是思路了。

有一个值得学习的，《温病条辨》70条："久病伤阴，口渴舌干，微热微咳，人参乌梅汤主之。""酸甘化阴法"在湿热病的后期是可以考虑用这个处方的。人参乌梅汤方用人参、炒莲子、炙甘草、乌梅、木瓜、山药几味药。我个人在湿热病不太喜欢用人参，我的特点是用太子参。如果觉得太子参比较偏，可以用沙参，也可以把沙参、太子参一起用。处方中的炙甘草，我一般喜欢用生甘草，不过在配伍酸药的时候可以用炙甘草。整个处方还可以加糯稻根、生麦芽、生谷芽，以及薏苡仁、扁豆这些药。如果阴虚明显，可以加一点生地、麦冬、芦根、糯稻根。前文讲过《湿热论》28条："湿热证，曾开泄下夺，恶候皆平，独神思不清，倦语不思食，溺数，唇齿干，胃气不输，肺气不布，元神大亏，宜人参、麦冬、石斛、木瓜、生甘草、生谷芽、莲子等味。"这条有用人参、木瓜、甘草、莲子，麦冬也可以换作生地，而石斛对胃有特殊作用，这里还多了生谷芽。而人参乌梅汤也有用莲子、人参、甘草、木瓜，不外乎多了乌梅、山药，也可以再加上谷芽、麦芽、糯稻根、麦冬、石斛这些药。我喜欢用人参乌梅汤的这个架构是因为这个处方有一个好处，由于湿热病后期用养阴的办法容易碍胃，导致食欲降低，而这种酸甘化阴法是利用酸性的药物来刺激腺体的分泌，从而促进唾液、胃液的分泌，而且这种养阴的办法接受度很好。

而我们自己更侧重于两个方法，第一个方法是吴门验方的七生散，方用生谷芽、生麦芽、生山楂、太子参、山药、鸡内金、生甘草，用来改善湿热病后期脾虚不吃东西，实际上就是参苓白术散的方法。第二个方法是治疗阴虚的滋阴养胃汤，就是前文说的加人参、麦冬、石斛、木瓜、谷芽之类的处方。滋阴养胃汤，一是用养阴的药：沙参、太子参、麦冬、石斛。二是稍佐3克黄连，用小剂量的苦味来健胃、刺激胃酸分泌（是半夏泻心汤的办法）。三是酸甘化阴，用酸味来刺激胃酸分泌（乌梅丸法）。四是和胃，用竹茹、芦根、糯稻根、枳壳，既能够促进黏膜的生长，还能够除湿；最后用小剂量的甘草，甘草有类皮质激素样作用，小剂量的皮质激素也有刺激胃酸分泌的作用。这就把各种方法给统括在一起了。

总而言之，就是说湿热病后期分有两端，一端是气虚，一端是阴虚，因为湿热病有湿重和热重的区别。

对于气虚的人，至少要记得用参苓白术散，而在湿热病后期用参苓白术散这种比较轻灵的处方，要加些很灵动的药，比如：加芦根来清解余热，加生谷芽、生麦芽来促进消化，等等。

而对于阴虚的人，用方比如养胃汤、益胃汤。但是一定要记住，对于湿热病的阴虚用养阴的办法，容易影响消化，还是这个思路，应该加用谷芽、麦芽、芦根以及甘草、乌梅等药，以刺激胃酸分泌、促进消化。

湿热病，一是湿伤气，二是热伤阴，三是导致气阴两伤。举个伤气的例子，《湿热论》38条云："湿热证，湿热伤气，四肢困倦，精神减少，身热气高，心烦溺黄，口渴自汗，脉虚者，东垣用清暑益气汤主治。"这个东垣清暑益气汤我就很常用，一到夏天或者夏秋之交，凡是适合于用补中益气汤的人，就适合用东垣清暑益气汤。就是说，平时用补中益气汤的人，在天气很潮湿的时候就可以改用东垣清暑益气汤。

十四、辨湿热困阻太阴脉证并治（下）

暑：

暑瘟－新感。

（1）**暑热－阳明**：王氏清暑益气汤。

（2）**暑湿－太阴**：东垣清暑益气汤。

伏暑：伏邪－少阳－湿热。

"暑"分为暑瘟（暑热、暑湿）和伏暑。暑热和暑湿都是用清暑益气汤，暑热是用王氏清暑益气汤，暑湿是用东垣清暑益气汤。暑瘟是新感，而伏暑是伏邪。

暑热伤阴，用王氏清暑益气汤（组成：石膏、甘草、粳米、西洋参、淡竹叶、瓜翠、荷梗、黄连、石斛、麦冬）。（《温热经纬》）其中小剂量的黄连能够开胃。前文讲的清络饮（《温病条辨》）是由两皮（西瓜皮、丝瓜皮）、两叶（荷叶、竹叶）和两花（金银花、扁豆花）组成。相较而言，肯定是清络饮的组成比王孟英的清暑益气汤更容易记忆。可以不用去记王氏清暑益气汤，然后如果咳嗽，就在清络饮的基础上加枇杷叶、杏仁、瓜蒌、贝母；对阴虚的，加沙参、麦冬。当然，如果记得王氏清暑益气汤，就用这个方也是可以的。

升阳益胃汤不作论述，它的思想是升阳可以除湿，对于湿热困脾的患者，可以采取升阳除湿的办法。这个方法源自于防己地黄汤。在讲述《伤寒杂病论》的时候，就讲过防己地黄汤用防风来升阳除湿，来拮抗地黄的副作用。

升阳除湿，不仅有外湿，还可以有内湿。

葛花解醒汤（《兰室秘藏》）：治饮酒太过，呕吐痰逆，心神烦乱，胸膈痞满，手足战摇，饮食减少，小便不利。

莲花青皮（去穰，三分），木香（五分），橘皮（去白）、人参（去芦）、猪苓（去黑皮）、白茯苓（以上各一钱五分），神曲（炒黄色）、泽泻、干姜、生姜、白术（以上各二钱），白豆蔻、葛花、砂仁，以上为极细末，秤，和匀。每服三钱匕，白汤调下。但得微汗。酒病去矣。此盖不得已而用之，岂可恃赖日日饮酒，此方气味辛辣，偶因酒病服之，则不损元气，何者？敌酒病也。

治内湿的方比如葛花解酲汤（《兰室秘藏》），方用人参、白术、干姜、茯苓、猪苓、泽泻、白豆蔻、砂仁、神曲、青皮、陈皮、木香、葛花来治酒伤，用于长期饮酒的人平时来服用。如果是临时饮酒导致的急性症状，可以用栀子大黄汤或者吴门验方栀豉升降饮。这里有个简单的记住此方的方法，即用栀豉升降饮加枳实、白术、葛根。再简单点，栀豉升降饮也不用记，就用栀子大黄汤加白术、葛根。而如果是喝了酒难受，出现腹胀满或者呕吐，去白术即可，只用栀子大黄汤也可以。喝酒生湿热，伤人气阴。在平时没喝酒的时候，就加人参、白术来补气，还可以加葛根，这源自葛花解酲汤。

拈痛汤（《兰室秘藏》）：治湿热为病，肩背沉重，肢节疼痛，胸膈不利。

白术（五分），人参（去芦）、苦参（酒炒）、升麻（去芦）、葛根、苍术（各二钱），防风（去芦）、知母（酒洗）、泽泻、归身（各三钱），炙甘草、黄芩（酒洗）、茵陈（酒炒）、羌活（各五分）。

上㕮咀，每服一两，水二大盏煎至一盏，去渣食远服。

内湿还有一方：拈痛汤（《兰室秘藏》），就是当归拈痛汤。拈痛汤治湿热病就3个思路：健脾、除湿、清热。明白这3个配伍思路，就可以自己灵活组方，可以随意去加减。拈痛汤中，健脾有人参、白术、苍术、茯苓等；除湿有苍术、苦参、泽泻等；治湿热病关节肿痛，要清热，单纯清热消肿有知母，若少阳火化，还可以加黄芩，以及茵陈。此外，还多了李东垣独特的思路：升阳可以除湿，升阳还可以散火，就是用升麻、防风、羌活这些药物，这是从《伤寒杂病论》而来的。而由于拈痛汤是用来治疗关节疼痛，就较为具体。关节疼痛，一要解肌，有葛根，还可以加个薏苡仁来增强解肌的作用；二要抗炎，有当归这个强烈的抗炎药。

李东垣的处方，如果不经分析，粗粗一看起来是很乱的。但是分析它的配伍后，是能够看出它的配伍是很好的。

手太阴暑温，或已经发汗，或未发汗，而汗不止，烦渴而喘，身重者，湿也。白虎加苍术汤主之。

——《温病条辨》

这条讲了个很重要的内容："身重者，湿也。"关于一身困重、不可转侧的条文有很多条，在《伤寒论》中就有反复鉴别。比如，大青龙汤的"身乍重"，这个身重就是有湿，但是条文告知"无少阴病"。而"少阴之为病，脉微细，但欲寐也"也困重，所以让你区别少阴病。就是说，有湿可以困重，少阴阳虚的人也可困重。此外，还有柴胡加龙骨牡蛎汤证也可见身重不可转侧，这是少阳病。而这里讲"身重者，湿也"，对于单纯的外感热病，排除以上的其他情况，患者觉得很困重、乏力、不想动，基本上可以判断患者有湿。条文讲"手太阴"，是因为吴鞠通在写《温病条辨》时是往六经上去靠，它的条文都往六经去靠。手太阴是肺，之所以是肺，是因为有"喘"。很多传染病都可以引起咳嗽、气紧、气喘的。

前文讲过"湿在表分"，一表现为疼痛，二表现为沉重。外感病一见身重，在排除少阳病和少阴阳虚的身重后，就是有湿。

太阳中热者，暍是也，其人汗出恶寒【气虚】，身热而渴也，白虎加人参汤主之。

——《金匮要略》

"太阳中热者，暍是也，其人汗出恶寒气虚，身热而渴也，白虎加人参汤主之。"这也是治太阴、阳明合病。白虎加苍术汤是太阴的湿和阳明的热相合，白虎加人参汤是太阴的气虚和阳明的热相合，二者都是太阴阳明同病的。

"伤寒若吐若下后，七八日不解，热结在里，表里俱热，时时恶风、大渴、舌上燥而烦。欲饮水数升者，白虎加人参汤主之。"

——《伤寒论》

这一条很重要，也就是说，但凡三阴的人发生了炎症、感染，基本上可以从人参和附子去考虑，要么用石膏配人参，要么用石膏配附子，这是最常见的两个思路。越婢加术附汤就是用石膏去配附子，而白虎加人参汤就是用石膏去配人参。

在人体严重感染的情况下，中医其实是没有很大优势的。但是中医的抗炎、抗病毒的作用很强，而且，西医对免疫功能低下的感染，用抗生素效果差，中医对于免疫功能低下的感染有办法。

白虎加人参汤，就是用石膏、知母，加甘草、人参、粳米。还可以对白虎加人参汤进行加味，用石膏、知母、人参合亚胺培南。严重的感染不是黄芩、黄连所能解决的，就加上亚胺培南（泰能），或者可以用头孢，比如马斯平（头孢吡肟）。对于气虚患者，亚胺培南有时效果也不好，而这里有人参。中医、西医各有所长，知道中医、西医各自的优点，你的处方效果会更好。

举之迟大按之松，脉状无涯类谷空。

脉虚身热为伤暑，自汗怔忡惊悸多。

发热阴虚须早治，养营益气莫蹉跎。

——《濒湖脉学·虚脉》

《濒湖脉学·虚脉》有一条"脉虚身热为伤暑。"暑伤气，实际上暑热和气虚的炎症二者本质是一样的，就是用石膏去配人参之类的配伍去治疗。这在我们讲的"中医免疫学"课程中就有专门讲过虚人发生感染如何去处理。虚人发生感染的有很多，到一个人生命的最后几乎达到100%，我都不信一个人活到150岁的时候还不虚。如果不是发生意外死亡，那常常就是发生慢性支气管炎、肺气肿等病，最后一个感冒就给病死了，这就是虚人外感。产后出血过多的妇女以及老人、小孩发生的感冒、咳嗽是最难治的。《金匮要略》有个续命汤，就专门治疗这种虚人的外感，比如老年人的慢性支气管炎急性发作。续命汤方中有人参来配石膏，就是白虎加人参汤的意思。续命汤治疗老人、小孩和失血过多的妇女这种虚人外感之后出现的咳嗽。其本质就是白虎加人参汤，只不过当它在治疗具体的某一个病时，做了加减、化裁而已！其实质是不变的。

气阴两伤：

暑月伤元气，气短倦怠，口渴多汗，肺虚而咳者，宜人参、麦冬、五味子等。【生脉散】

——《湿热病篇》

暑邪久热，寝不安，食不甘，神识不清，阴液元气两伤者，三才汤主之。

——《温病条辨》

"暑月热伤元气，气短倦怠，口渴多汗，脉虚而咳者，宜人参、麦冬、五味子等味。"薛生白对此用生脉散，而《温病条辨》用三才饮（人参、天冬、干地黄），这种思路不再赘述。

且吾吴湿之邪害人最广。如面色白者，须要顾其阳气，湿胜则阳微也。如法应清凉，用到十之六七，即不可过凉，盖恐湿热一去，阳亦衰微也；面色苍者，须要顾其津液，清凉到十之六七，往往热减身寒者，不可便云虚寒而投补剂，恐炉烟虽熄，灰中有火也，须细察精详，慎不可漫然而进也。

又有酒客里湿素盛，外邪入里，与之相搏。在阳旺之躯，胃湿恒多；在阴盛之体，脾湿亦不少。然其化热则一，热病救阴犹易，通阳最难。救阴不在补血而在养津与测汗；通阳不在温而在利小便。较之杂证，有不同也。

——《温热论》

其中"面色白者，须要顾其阳气"要去自己体会。"如法应清凉，用到十之六七，即不可过凉，盖恐湿热一去，阳亦衰微也"，就是当湿热病的湿热退后是表现为一个脾虚的人，一个患者长夏用清暑益气汤，而在不是长夏之时，就是个补中益气汤证，就是清暑益气汤证多了个外邪而已。"面色苍者，须要顾其津液，清凉到十之六七，往往热减身寒者，不可便云虚寒而投补剂，恐炉烟虽熄，灰中有火也"，这是说为什么明明一个湿热病患者后期有阴虚的时候，而我们仍要用芦根的道理。在湿热未退之时，还有厚腻苔，还有湿邪，用三鲜饮。而到湿热病后期已经没有湿邪，用人参乌梅汤养阴，之所以还可以加芦根，是由于芦根这个药既养阴生津又利湿。在一派养阴的药中加一点利湿的芦根，反而会防止生湿。"又有酒客里湿素盛，外邪入里，与之相抟"，这叫内外感召。

湿热内滞太阴，郁久而为滞下，其证胸痞腹痛，下坠窘迫，脓血稠黏，里急后重，脉软数者。宜厚朴、黄芩、神曲、广皮、木香、槟榔、柴胡、煨葛根、金银花炭、荆芥炭等味。

——《温病条辨》

此条"脉软数者"，脉软说明气虚，数是因为有湿热。湿热脉可以缓，但是热重时脉可以数。这个处方有一个问题，滞下痢疾一病该从少阳去治，不论是黄芩汤还是芍药汤都是从少阳去治的。而条文明明说是"湿热内滞太阴""脉软数"，太阴脉不足，但是用的是柴胡、黄芩、木香、槟榔、葛根、金银花、荆芥、厚朴、陈皮等药，并没有用太阴的药。这个用药结构有点像芍药汤（芍药、当归、黄连、黄芩、槟榔、木香、甘草、大黄、官桂），也没有太阴的药。枳实导滞丸（《内外伤辨惑论》）是个通因通用的处方，它是含有太阴药的方，它是以枳术丸为基础来加减化裁的。此外，升阳除湿防风汤（《脾胃论》）也是在太阴的基础上来加减化裁的，治疗痢疾等病。"内滞太阴"一条是在小柴胡汤基础上来加减治疗痢疾，这确实也是治疗痢疾的思路。但是为什么条文说到"内滞太阴"，明明表现为脉软，为什么没有太阴的药呢？我们在此就存个疑，不给答案，大家去思考。但是答案一定从临床中来，如果单纯从理论来找缘由，死人都可以被说活。所以有时候中医常常一讨论就有争议，各说各话。我们一定要从临床上去弄明白这句话是在说什么，指的是哪种情况。

新方过敏汤：

· 氯苯那敏4毫克——荆芥、防风；

· 泼尼松2.5毫克——甘草；

· 维生素C 200毫克——芍药；

· 西米替丁400毫克——苍术、黄柏。

甲氰咪胍：由于具有抗雄激素作用，用药剂量较大（每日1.6克以上）时可引起男性乳房发育、性欲减退、阳痿、精子计数减少等，停药后即可消失。此药可抑制皮脂分泌。

太阴病最后讲一个新方过敏方，大家看我们从西医来治疗过敏性疾病的思想，比如说我父亲最喜欢用的这几种药：一是氯苯那敏，这是抗组胺释放的药；二是泼尼松（激素），大人小孩用量不同，未必用2.5毫克，一般是用5毫克；三是维生素C 200毫克；四是西米替丁400毫克。我们去分析一下：第一，氯苯那敏抑制组胺释放，就是能够止痒，中医的疏风药就能够抑制组胺释放，比如荆芥、防风，就能抑制组胺释放、止痒；第二，泼尼松，是一个激素，我们用甘草；第三，维生素C，我们用芍药；第四，西米替丁，能够抑制胃酸分泌，减轻胃的炎症，我们用苍术、黄柏。之所以说西米替丁是一个像苍术、黄柏一样的清热除湿的药，是因为西米替丁有抗雄激素作用，用量大的时候可以引起男性乳房发育、性欲减退、阳痿、精子计数减少等，黄柏就有这个作用；它还能够抑制皮脂分泌，而苍术就有这个作用，和脂代谢有关，这是少阳的问题。苍术和少阳有关系，苍术除湿，它还走肝经，能保肝。

我们就可以把4个西药换成中药：用清热化湿的苍术、黄柏去换西米替丁；用芍药换维生素C；用甘草换泼尼松；用荆芥、防风换氯苯那敏。这样抗过敏也就有效。可见，中医和西医并没有多大区别，二者治疗过敏的思想是相通的，不外乎中医用的是树皮、草根，而西医是用现代化的机器把它给提纯或者合成了而已。

十五、辨湿热陷入少阴脉证并治（上）

湿温病三忌：

（1）汗之则神昏耳聋，甚则目瞑不欲言。

（2）下之则洞泄。

（3）润之则病深不解。

——《温病条辨》

湿温病有三忌：忌汗、忌下、忌润。

外感痊愈之前，忌同房。谨记：湿热病，男怕同房，女怕月经。

《黄帝内经》云："恬淡虚无，真气从之，精神内守，病安从来。"而如果不恬淡虚无，如何？打猎就是杀生；嬉戏是调戏妇女；耽淫就是荒淫无度；嗜酒就是以酒为浆；放逸就是神不守舍，这样就会夺其精气，夺其精气就导致横死。所谓横死就是非命所死，比如外感热病暴死，就是《黄帝内经》讲的"冬不藏精，春必病温。"

传变不常：

有局外之变者，男子适逢淫欲，或向来下元空虚，邪热乘虚陷于下焦，气道不施，以致小便闭塞，小腹胀满，每至夜即发热，以导赤散、五苓、五皮之类，分毫不效，得大承气一服，小便如注而愈者。

或宿有他病，一隅之亏，邪乘宿昔所损而传者，如失血崩带，经水适来适断，心痛疝气，痰火喘急，凡此皆非常变，大抵邪行如水，惟注者受之，传变不常，皆因人而使，盖因疫而发旧病，治法无论某经某病，但治其疫，而旧病自愈。

——《温疫论》

所谓"局外之变"，这个局就像是人的生命，发生变化，而男子适逢淫欲，女子经水适来者。"凡此皆非常变，大抵邪行如水，惟注者受之"。"注者受之"就是自作自受的意思，这是吴又可讲的。可见《黄帝内经》《伤寒论》《温疫论》真是有一些相通的地方。如果不知道它相通的地方，就觉得很迷信。

所谓"耽淫嗜酒"，就是告诉你，在得了急性外感病后就别同房，躺在床上休息；病还没有完全好就别喝酒了，喝了就是《伤寒论》讲的"劳复""新虚不胜谷气"等，而且《伤寒论》讲的是病已经好了都不能喝。这里是说病都还没有好，还发着烧，那是不能同房的。

直犯少阴：

湿热证，十余日后，尺脉数，下利，或咽痛，口渴心烦，下泉不足，热邪直犯少阴之证，宜仿猪肤汤凉润法。

——《湿热病篇》

湿热病传入少阴的第一证，直犯少阴。这条说湿热证的下利、咽痛，用猪肤汤治疗。

少阴病，下利，咽痛，胸满，心烦，猪肤汤主之。

猪肤（一斤）。

上一味，以水一斗，煮取五升，去滓，加白蜜一升，白粉五合，熬香，和令相得，温，分六服。

——《重订伤寒杂病论》

"少阴病，下利，咽痛，胸满，心烦，猪肤汤主之。"猪肤汤就是用猪皮熬汤。

少阴病，得之二三日以上，心中烦，不得卧，黄连阿胶汤主之。

——《重订伤寒杂病论》

《伤寒论》既有用猪皮，又有用驴皮（即阿胶），二者都是在少阴病用的，只不过猪皮更走上焦。由上文可见，《湿热病篇》这条完全是原原本本抄《伤寒论》的。猪肤汤一条相较黄连阿胶汤一条多了下利、咽痛，则用猪皮。黄连阿胶汤证属于温邪直中少阴。在外感热病后期经常出现黄连阿胶汤证。此外，在外感热病的进行期也有用阿胶的，那是白头翁加甘草阿胶汤证。

黄连阿胶汤：

黄连、黄芩、芍药、鸡子黄、阿胶。

苔薄。

白头翁加甘草阿胶汤：

黄连、柏皮、白头翁、秦皮、阿胶、甘草。

苔厚。

白头翁加甘草阿胶汤和黄连阿胶汤有个区别。黄连阿胶汤有一个禁忌证：舌苔厚腻者不能用黄连阿胶汤，用了会不舒服，导致更加不想吃东西，也没有效果。黄连阿胶汤尤其适合于治疗大细胞性贫血，对于舌黏膜脱落了，出现镜面舌的效果最好，至少要是一个薄苔，薄白或者薄黄都可以，舌尖红。而如果是舌苔厚腻的人，服用黄连阿胶汤，反而会出现腹胀、上火等不舒服的症状。所以，对于湿热证，当湿热未去时，是不能用黄连阿胶汤的，而在湿热病可以用阿胶的是白头翁加甘草阿胶汤，用于治疗痢疾（下利），以及其他诸多疾病，比如白带、盆腔炎、尿路感染等。此外，还有猪苓汤中有阿胶，那是夹有水湿的。

厥阴热化证就可以用白头翁汤，摸着脉芤，就加阿胶。白头翁加甘草阿胶汤的特点：①厥阴热化。②芤脉。它可以表现为厚苔，它才是能够用于湿热病的，而黄连阿胶汤是不能用于厚苔的。

加味百合地黄汤：

百合30克（金），生地60克（水），淡竹叶9～30克（火），石膏15～30克（土），牡丹皮6～9克（木）。

主治：温病热入营血。神昏谵语，尿少，舌红少苔。

催醒：3～15天。

————"吴门验方"

湿热传入少阴，吴门验方还有一方：加味百合地黄汤（组成：百合、地黄、淡竹叶、石膏、牡丹皮），治温病热入营血，表现为神昏谵语、尿少、舌红少苔，用加味百合地黄汤可以催醒。我在成都的时候就遇见过，那是一个肝衰竭的患者，腹大如鼓，十分难受。而由于一个借条的问题，家属就提出一定要把他催醒的要求，患者都这样了，还能捯得清楚？刚强众生，父母生养了你，临死前还要折磨他一阵子。结果最后钱没有分清楚，尸骨未寒，兄弟姐妹就在那里打架了。

对于温病热入少阴，如果发热、湿象明显的，加百合滑石散，就是说可以在这个处方中加六一散。

加味百合地黄汤是治不好病的，它就是让患者醒过来。由于疾病没控制，最后患者还是要死的。这是自然规律，但是能够给他争取一些时间。

湿热三忌与生地：

（1）龙胆泻肝汤。

（2）九味羌活汤。

（3）三物黄芩汤。

（4）神犀丹。

湿热三忌中有一条"润之则病深不解"，湿热病是不能够轻易养阴的，但是龙胆泻肝汤、九味羌活汤、三物黄芩汤、神犀丹这些处方，都有生地。再比如，导赤散方中也有生地。

三物黄芩汤：

治妇人在草蓐，自发露得风，四肢苦烦热。头痛者，与小柴胡汤。头不痛，但烦者，此汤主之。【少阳少阴同病，产后失血，故在少阴，外邪发于少阳。水生木，木生火，故地黄滋水，黄芩清木，苦参清心。】

黄芩（一两），苦参（二两），干地黄（四两）。

上三味，以水六升，煮取二升，温服一升，多吐下虫。

——《重订伤寒杂病论》

三物黄芩汤是治湿热病的，也有生地，方中苦参燥湿、黄芩清热，而生地养阴。"润之则病深不解"有一定道理，湿热病是不能轻易养阴的，但是湿热病也不完全是养阴的禁忌证，而是要求你在清热除湿的基础上养阴，因为养阴之后它的热退得会更快、更彻底。

当归六黄汤：

当归、生地黄、熟地黄、黄柏、黄芩、黄连各等分，黄芪加一倍。

【治疗湿热盗汗、自汗。湿伤气而汗，热伤阴也汗。】

——《兰室秘藏》

当归六黄汤也是治湿热病，方有黄芩、黄连、黄柏等药，加生地。

茯苓苦参汤：

苦参30克，炙甘草9克，茯苓30克。

主治：湿热失眠、心悸（心动过速）。

——"吴门验方"

苦参太苦，经常辅以甘草、茯苓、苍术。苦参有个非常强的适应证：脉数、心动过速。虽然湿热病经常是一个缓脉，主要表现为弦、细、缓、滑，但是湿热病也经常可见数脉。并不是所有的湿热病的脉搏次数与他的体温都不成正比的，只是说缓脉在湿热病中比较常见和特殊，是由于有湿，脉象缓。而有热，脉就数，只是这个"数"是在"缓"的基础上的"数"，而摸起来并不数。换言之，湿把人的脉搏由80次/分变到60次/分，而热让它增加10次，最终你摸着只有70次/分。由于这个原因引起的脉不数，而不是说湿热病不会见到数脉。用苦参的一个特定的指征就是"脉数"，它对于脉数的人的失眠、心悸、过敏效果都很好。

学员问：苦参30克是否剂量过大？

吴老师答：苦参的疗效与剂量有关。它的剂量越大，疗效越好，味道越苦。而用30克苦参，是不能长期吃的，因为伤脾胃。实际上，茯苓苦参汤这个方只是取了苦参这个独药，加个甘草是防止它太苦，加个茯苓来防止生湿，由于苦寒容易伤脾胃而生湿。还可以再加苍术，或者根据患者情况加一些药进去。

茯苓苦参汤与三物黄芩汤在本质上是完全相同的。只是三物黄芩汤走了另外一个架构，三物黄芩汤中的苦参剂量小，它就用黄芩来帮助苦参，木旺生火，黄芩来泻木。又用了地黄来帮助黄芩，滋水涵木。水枯则火炽，火炽则水枯，所以用地黄去滋水，这样木就不旺。用黄芩去泻木，木一泻后就不容易生火，如此就使得苦参的用量减小了。而吴门验方的茯苓苦参汤是换了另外一种思路，用大剂量的苦参，茯苓去拮抗它生湿，甘草去拮抗它太苦，还可以加些苍术去拮抗它伤脾胃。这就是另外一个思路，这个思路见效很快，但是用药不持久，而三物黄芩汤相较用得可以更持久些。二者是不同的思路，为了不同的目的而做出相应的配伍，在本质上是相同的。若要追求速效，用30克苦参，配伍甘草、茯苓，茯苓用50克、60克，服一道药下去，他的心慌（快速性心律失常）就可以很快得到缓解，但是容易出现不舒服，并且不能长期服用。而三物黄芩汤可能就无法见效这么快，但是它可以长期服用，并且不容易在服完药后出现不适。二者仅有这些区别。所以，三物黄芩汤靠苦参也可以用于治疗快速性心律失常。

封髓丹：

元·许国祯《御药院方》补虚损门：降心火，益肾水，黄柏三两，缩砂仁一两半，甘草。上药捣罗为细末，水煮面糊稀和丸如桐子大，每服五十丸，用苁蓉半两，切作片子，酒一大盏，浸一宿，次日煎三四沸，滤去滓，送下，空心食前服。

《医学发明》：

天门冬（去心）半两，熟地黄半两，人参（去芦）半两，黄柏三两，缩砂仁一两半，甘草七钱半（炙）。

封髓丹也可以治疗湿热病入少阴，能降心火，益肾水。方用砂仁、黄柏、甘草，加上天冬、生地、人参（即合三才饮）后叫三才封髓丹。三才饮是补虚的，而封髓丹是除湿的，治内伤湿热。三才封髓丹治慢性粒细胞性白血病效果很好。一部分慢性粒细胞白血病可以表现为阳强，即阴茎异常勃起。前面讲过头重如举，多卧少起，而阳强就像失眠一样，它是不卧了，经常勃起。这是慢性粒细胞白血病的一个症状，说明这个病要泻相火，所以用封髓丹来治疗。此外，在三才封髓丹的基础上再合一方——青黄散，效果就会更明显。所以，慢性粒细胞白血病是一个典型的中医讲的湿热病，当然在后期可以出现气虚、阳虚等转归。

下面一证讲湿热病的肾虚痰泛。有些湿热病，化痰你化不掉，只要患者说他痰咸、口咸，就是有肾虚，二者是肾虚痰泛的独证。痰咸、口咸的原理与醛固酮系统相关。如果醛固酮系统促进Na^+排到口腔，就会出现口咸；排到痰液，就会痰咸。肾虚痰泛的厚腻苔是以舌根苔腻为明显，而且这种腻苔和痰多是用芳香化湿等办法所不见效的。可以用金水六君煎（《景岳全书》），也可以用十味温胆汤（《世医得效方》）来治疗。十味温胆汤是在温胆汤基础上加了酸枣仁、远志、人参、五味子、地黄，去了竹茹。这种肾虚痰泛的临床表现有很多形式，比如咳嗽、哮喘、失眠、心悸等，总之就是由痰（有形之痰、无形之痰）引起的那些症状，但是以肾虚为本。而这种湿热，用芳化、淡渗、攻下等办法都是没有效果的。这种患者的舌象尤其是以舌根部腻苔较为明显，应该用金水六君煎、十味温胆汤。当然，舌根部腻苔明显不见得就是肾虚痰泛，下焦湿热也是舌根部腻苔明显，二者要区别开。一个是虚证，一个是实证，所以不能一见到舌根部腻苔就按照肾虚痰泛治疗。如果舌根部单单有一块腻苔，那有可能是肾癌，也可能是慢性肾盂肾炎。再比如宣清导浊汤证就表现为舌根部腻苔，这个处方常用于治疗结直肠癌，也是下焦的问题。它与肾虚痰泛的舌根部腻苔，一个是虚证，一个是实证。就和便秘不都用大黄是一个道理，便秘也有虚证、实证之分。

车前子：

清热、利湿、养肝、固肾。

（1）龙胆泻肝汤。

（2）济生肾气丸。

（3）驻景丸（《圣惠方》）。

在湿热病到少阴时，较为强调车前子的使用，因为车前子有清热、利湿、养肝、固肾等作用。它是较为特殊的一个药物，在驻景丸、五子衍宗丸、济生肾气丸、龙胆泻肝汤等方中都有用到它。车前子是一个攻补两用的药，清热利湿体现了它攻邪的作用，而驻景丸、五子衍宗丸、济生肾气丸都用它来养肝补肾，它扶正作用也是很明显的。

湿中少阴之阳：

湿热证，身冷脉细，汗泄胸痞，口渴舌白，湿中少阴之阳，宜人参、白术、附子、茯苓、益智等味。

——《湿热病篇》

　　湿热病，湿重之人湿热退后就变成脾阳虚、肾阳虚；热重之人湿热退后会表现为阴虚。现在讲湿热退后表现为肾阳虚。"湿热证，身冷脉细，汗泄胸痞，口渴舌白，湿中少阴之阳，宜人参、白术、附子、茯苓、益智等味。"这个方被后人命名为薛氏扶阳逐湿汤，它本来是没有名字的。但是我觉得这个方名起得可能不对。条文中说"等味"，这个"等"字里面是否藏了什么精华，或者可能有50味药，而只讲了5味。文言文的"等味"可以就指前面这些味，也可以表示还有没说完的意思。而具体是哪个意思，我们是不知道的。

　　薛氏扶阳逐湿汤：白术、茯苓、附子、人参、益智仁。

　　附子汤：白术、茯苓、附子、人参、芍药。

　　真武汤：白术、茯苓、附子、芍药、生姜。

　　扶阳逐湿汤用白术、茯苓、附子、人参、益智仁，就是附子汤去芍药加益智仁。而真武汤去生姜加人参，就是附子汤。附子汤去芍药加益智仁，就是扶阳逐湿汤。简言之，白术、茯苓除湿，三阴是递进关系，用人参、附子温肾，加了个益智仁，有温阳除湿的作用。扶阳逐湿汤其实就是在《伤寒论》的附子汤上改了一点，这个处方就发生变化了。附子汤是治疗阳虚夹饮的一身疼痛，所以用了芍药这个止痛药。而扶阳逐湿汤是个健脾开胃的处方，它就把止痛的芍药换成了健脾开胃、温阳除湿的益智仁。不去说的话，很难觉得这几个药就是个处方，现在多看几下就看得顺眼了。

十六、辨湿热陷入少阴脉证并治（下）

吴氏三仁汤：

白豆蔻6克，砂仁6克，益智仁6克，高良姜6克，香附6克，紫苏叶9~30克，陈皮6克，甘草3克。

——"吴门验方"

我们有个验方三仁汤，是由良附丸加砂仁、白豆蔻、益智仁等药，这个方就很温燥。良附丸是用于寒湿、胃中有寒的人，加上砂仁、白豆蔻、益智仁增强处方温的作用。对于一些阳虚型胃炎有比较明显的效果。砂仁、白豆蔻、益智仁有三仁汤的意思。《温病条辨》的三仁汤是用杏仁、白豆蔻、薏苡仁，将治外感的杏仁、薏苡仁换成了治内伤的砂仁、益智仁，再合上个良附丸就成了这个验方。不需要去记，明白这些处方的思路，懂得可以这样去化裁处方处理疾病即可。毕竟，处方是记不完的，记多了容易糊涂。不过，六合汤这个处方是需要记的，其处方组成也是容易记忆的，方用荆芥、防风、金银花、连翘、柴胡、黄芩、淡竹叶、石膏、紫苏叶、杏仁、细辛、太子参。

湿中少阴之阳，用《伤寒论》的茯苓四逆汤就可以治疗。可以随证加点白术、砂仁、白豆蔻、益智仁、补骨脂等药。茯苓四逆汤就是个基本方，薛氏扶阳逐湿汤其实就是用这个处方稍做加减就成了的。

痢久伤阳，脉虚滑脱者，真人养脏汤加甘草、当归、白芍药、诃子、罂粟壳。

——《湿热病篇》

痢久伤阳，可以用真人养脏汤，也可用《伤寒论·少阴病》篇的桃花汤。

痢久伤阴，虚坐努责者，宜用熟地、当归、白芍、甘草、广皮之属。

——《湿热病篇》

久痢小便不通，厌食欲呕，加减理阴煎（熟地、白芍、附子、五味子、炮姜、茯苓）。

——《温病条辨》

理阴煎：熟地、当归、炙甘草、干姜（炒黄色）各3克，或加肉桂3克。

命门火衰加参、附；外感风寒，邪未入深，但见发热身痛，加柴胡；寒凉阴盛而邪气难解，加麻黄；阴盛之体，外感寒邪，恶寒脉细，盛者加附子，或加柴胡以助之；阴虚内热，宜去姜、桂，单用三味，或加人参；脾肾两虚，水泛为痰，或呕或胀，加茯苓，或加白芥子；泄泻不止，少用当归或去之，加山药、扁豆、吴茱萸、补骨脂、肉豆蔻、附子之属；腰腹疼痛，加杜仲、枸杞子；腹胀疼痛，加陈皮、木香、砂仁之属。

——《景岳全书》

《湿热病篇》云："痢久伤阴，虚坐努责者，宜用熟地、当归、白芍、甘草、广皮。"而《温病条辨》云："久痢小便不通，厌食欲呕，加减理阴煎主之。"也就是说"痢久伤阴"可以用张景岳的理阴煎来治疗。理阴煎用熟地、当归、甘草，加炮姜或肉桂。熟地、当归是张景岳精血同源的思路，他的诸多处方都是这么配伍的。稍加3克炮姜或加3克肉桂是他阳中求阴的思路，来运化这些阴药，而且肉桂还能够缓解下焦的痢疾，像芍药汤也用肉桂。

猪苓汤：

少阴病下利六七日，咳而呕、渴，心烦、不得眠，猪苓汤主之。

猪苓（去皮），茯苓、阿胶、泽泻、滑石（各一两）。

上五味，以水四升，先煮四物，取二升，去渣，内阿胶烊尽，温服七合，日三服。

【此少阴热化夹饮证，方中阿胶养少阴心之阴血，猪苓、茯苓、泽泻三泻去水饮，更加滑石利尿，与五苓散一阳虚饮停，一阴虚饮停，一用桂枝配白术，一用阿胶配滑石。此方治少阴热化夹饮之心烦、失眠。其要在黄连阿胶汤少苔，猪苓汤厚苔也。】

脉浮发热，渴欲饮水，小便不利者，猪苓汤主之。【脉浮发热，渴欲饮水，小便不利者，此夹饮，寒化者五苓散，热化者猪苓汤，重订：脉浮、小便不利、微热、消渴者，五苓散主之，猪苓汤证并见咳、呕，与五苓散证相仿。】

阳明病，汗出多而渴，不可与猪苓汤，以汗多胃中燥，猪苓汤复利其小便故也。【阳明病，汗出多而渴，汗多胃中燥，易转腑实，此阴不足，无水湿，不可与猪苓汤。】

——《重订伤寒杂病论》

湿热病到少阴就有一个少阴热化证，而少阴热化夹饮证就是猪苓汤证。猪苓汤可以用来治疗少阴热化夹饮证的尿路感染，它是个芤脉。脉芤是由于促红细胞生成素减少引起的。此外，在化疗后，会生湿，会引起脉芤，脉芤加湿热就可以用猪苓汤治疗。条文讲猪苓汤可以治疗"咳而呕、渴，心烦，不得眠"，化疗会引起恶心，而且化疗药中有激素，会引起烦躁、失眠，这些问题就可以用猪苓汤来治疗。如果在肿瘤科工作过就知道，患者做完化疗引起白细胞减少，是可以出现发烧的。由上可见，猪苓汤在化疗后也可以使用。我们说过化疗后用甘露消毒丹，治疗恶心、呕吐等消化道症状。现在知道化疗后还可以用猪苓汤，患者就表现为一个典型的芤脉，一定要有对血象的影响。

如果只是说猪苓汤可以用来治疗少阴热化夹饮证的尿路感染，那就把大家限制死了，其他的疾病就不会用它了。要明白其病机，你就会使用它了，不能把自己思路给锁死了。

（1）**舌干燥者，不可发汗。**【重订：少阳之为病，口苦咽干目眩也，此属少阳。】

（2）**淋家，不可发汗；发汗必便血。**【淋证初起，多疑似太阳证。西医所谓急性肾盂肾炎或慢性肾盂肾炎发作，多见恶寒发热等感染中毒症状。此太阳类证，何以区别太阳？轻者肾区叩痛也，重者腰痛，知非太阳，不可发汗。】

（3）**淋家之病，小便如粟状，小腹弦急，痛引脐中。**【小腹弦急，痛引脐中，此西医尿路结石。】

（4）**太阳中风，发热恶寒，身重而疼痛，其脉弦细芤迟，小便**

已，淅淅然毛耸，手足逆冷，小有劳，身即热，口开前板齿燥。若发汗，则恶寒甚；若加温针，则发热甚；数下之，则淋甚。【小便已，淅淅然毛耸，此属淋家。】

（5）疮家，虽身疼痛，不可发汗；汗出则痉。（《金匮要略》同）【疮家，虽身疼痛、恶寒发热等感染中毒症状，此太阳类证，不可发汗。】

诸浮数脉，应当发热，而反洒淅然恶寒，若有痛处，当发其痈。【如肠痈初起。】

——《重订伤寒杂病论》

猪苓汤证不能发汗，"发汗则恶寒甚，加温针则发热甚"，一加温针这个病要发作。"数下"伤脾，伤了他的气，"则淋甚"。

表现为猪苓汤证的慢性尿路感染，一忌发汗，之所以忌发汗，是因为它有太阳类证，有的人误认为是感冒了。二忌温针，一加温针，热就起来了。一个老师说他有一个患者，一坐摩托车，他的尿路感染就要发作，这是由于摩托车的垫子会被加热。这就是"若加温针，则发热甚"。还有"若数下之，则淋甚"，是说这种慢性尿路感染在疲劳时容易发作。比如连续加班了3天，他小便就不好解了。仔细琢磨张仲景的这些条文，是很有意思的。

瓜蒌瞿麦丸：

小便不利者，有水气，其人苦渴，瓜蒌瞿麦丸主之。

瓜蒌根（二两），茯苓、薯蓣（各三两），附子（一枚，炮），瞿麦（一两）。

上五味，末之，炼蜜丸梧子大，饮服二丸，日三服，不知，增至七八丸，以小便利，腹中温为知。

——《重订伤寒杂病论》

阳虚之人的尿路感染还可以用瓜蒌瞿麦丸，但是在急性发作期可以有热，有热则加清热的蒲公英、白花蛇舌草等药，加针对下尿路感染的药就可以了。

对于肾盂肾炎注意几点：第一，初起似感冒，而不是感冒。第二，区别膀胱炎。肾盂肾炎是脏病，多虚证；膀胱炎是腑病，多实证，膀胱炎最适合用八正散加柴胡、黄芩，或者用柴妙饮。第三，注意区别急性和慢性。

桂枝芍药知母汤：

桂枝（四两），芍药（三两），甘草（二两），麻黄（二两），生姜（五两），白术（五两），知母（四两），防风（四两），附子（二两，炮）。

上九味，以水七升，煮取二升，温服七合，日三服。

诸肢节疼痛，身体羸，脚肿如脱，头眩短气，温温欲吐，桂枝芍药知母汤主之。【多见类风湿病后期，关节肿痛变形。】

——《重订伤寒杂病论》

还有一种湿热的情况——类风湿关节炎，这类疾病在用完激素以后会由阳虚转变为湿热。因为激素本身是个热药，皮质激素会引起生湿生热，比如水、钠潴留等问题。这时患者实际上是阳虚和湿热并存的，当湿热一退，他还是个阳虚。这个桂枝芍药知母汤证就是阳虚和湿热并存的，我们家用这个处方在治疗肾炎、肾病综合征、水肿这方面的效果明显比治疗类风湿好，消肿的作用比治疗类风湿的作用好得多。

消水圣愈汤：

天雄（一钱制），牡桂（二钱去皮），细辛（一钱），麻黄（一钱五分），甘草（一钱炙），生姜（二钱），大枣（二枚），知母（二钱去皮）。

水二杯半，先煎麻黄，吹去沫。次入诸药，煮八分服，日夜作三服。当汗出，如从行皮中即愈。水盛者，加防己二钱。

治水之方，必两手脉浮而迟，足跗阳脉浮而数。诊法丝毫不错。一服即验，五服全愈。

知母，滋阴化阳，以通小便。且知母治肿，出之《神农本草经》。而《金匮要略》治历节风脚肿如脱与麻黄附子并用，可以此例而明也。仲景桂甘枣麻辛附子汤加知母一味，主治迥然殊。

——《时方妙用》

桂枝芍药知母汤一经化裁，就变成陈修园的消水圣愈汤。只是在治疗肾炎、肾病的水肿，消水圣愈汤的效果还不如桂枝芍药知母汤。消水圣愈汤把桂枝芍药知母汤中的防风去掉了，但是防风可以抑制免疫，换言之，升阳可以除湿；而觉得芍药收敛，也把芍药去掉了，芍药其实是个利尿药，真武汤中有它，也是个免疫抑制剂。加了一个细辛，而细辛含马兜铃酸，对于肾病患者偶尔使用可以，但不能长期服用。此外，他认为生姜配大枣，去了白术加了大枣。但是对于肾病综合征低蛋白血症，如果没有白术，血白蛋白提升不起来。陈修园的消水圣愈汤，被认为是消水第一方，确实治疗肾病综合征的水肿效果也好，但是不如桂枝芍药知母汤。或许就是陈修园在用桂枝芍药知母汤的时候觉得效果很好，就自己琢磨整出一个消水圣愈汤，结果效果反而不如桂枝芍药知母汤。

越婢加术附汤：

风水恶风，一身悉肿，脉浮，不渴，续自汗出，无大热，越婢汤主之。【汗出，无大热，与麻杏石甘汤同，一方治喘，一方治肿。重用麻黄，发表行水。脉浮，鉴别太阳病。恶风加附子，风水加术。】

麻黄（六两），石膏（半斤），生姜（三两），甘草（二两），大枣（十五枚）。

上五味，以水六升，先煮麻黄，去上沫，纳诸药，煮取三升，分温三服。

恶风者，加附子一枚，炮。风水，加术四两。【肾炎、肾病】

——《重订伤寒杂病论》

肾炎、肾病的水肿表现为湿热水肿，先用越婢加术附汤消水。若越婢加术附汤不足，可以用大青龙加术附汤来消水。水退后，再用桂枝芍药知母汤。如果觉得桂枝芍药知母汤补性不足，再加《金匮要略》肾气丸。大青龙加术附汤、越婢加术附汤、桂枝芍药知母汤、《金匮要略》肾气丸这些处方是一连串的系列，治疗肾炎、肾病的水肿。

在肿得很严重的时候，赶快用越婢加术附汤把大部分的水消掉。然后用桂枝芍药知母汤来消剩下的水、下半身的水，这时可让患者吃上《金匮要略》肾气丸，一次6丸，一天2次，这都是有中成药的。一个桂枝芍药知母汤，一个肾气丸；一个汤剂，一个丸剂，一起用。

学员问：肾病引起高血压怎么办？

吴老师答：这不属于这次讲的范畴。肾病综合征本身就伴有高血压，需要去消他的水肿和提高白蛋白的水平。除非是后期的肾功能衰竭，对于肾病综合征的前期，当他的肾功能恢复的时候，他的高血压自己就恢复了，它是肾病综合征的一个症状而已。

30. 湿热证，发痉神昏，独足冷阴缩，下体外受客寒。仍宜从湿热治，只用辛温之品煎汤熏洗。

——《湿热病篇》

"湿热证，发痉神昏，独足冷阴缩，下体外受客寒。仍宜从湿热治，只用辛温之品煎汤熏洗。"阴缩就是缩阴证，有的人说："哎呀，我的阴茎缩了，小了，快没有了。"这在西医认为是一个精神疾病，因为其实在不勃起的时候它就那么长。这个病在中医认为是受了寒邪，用辛温之品来熏洗，在《金匮要略》用的是乌头煎，就用它熏洗即可。《外台秘要》乌头汤条文讲治疗"使人阴缩"。这个阴缩证在青年男性居多，就用辛温之品熏洗，可以用乌头煎，也可以用当归四逆汤。但是，如果说它是精神病，洗了应该没有效果。但是洗后，患者就觉得不缩了，虽然实际上从来没缩过。但是如果说这个是暗示，不用当归四逆汤，而用清热的处方，比如泻心汤，是不见效反而加重的，不用辛温之品它是没效的。而且并没有口服，只是在外部熏洗。西医认为它是一个精神疾病，什么都没有，而中医说法有些不同。

以下，我们对湿热病入少阴总结一下。

第一，不光是忌润等三忌，而且"男怕同房，女怕月经"。适逢淫欲，你就会有局外之变。"惟注者受之"就是告诉人们不要过多淫欲。

第二，讲直犯少阴，下利、咽痛，用猪肤汤，这是从《伤寒论》而来。

第三，黄连阿胶汤。湿热病、温热病的后期都可以见到黄连阿胶汤证。但是黄连阿胶汤证有一个特点：苔薄，对于苔厚者不能用。如果苔厚，且是个芤脉，要用阿胶，那是白头翁加甘草阿胶汤证。它不单用于下利，也可以治疗其他疾病。

第四，传入少阴，出现神昏以后，用加味百合地黄汤可以催醒他。核心的药物是百合和地黄，大多都发烧，淡竹叶、石膏来退热，牡丹皮凉血，再随证加减，湿重可以加滑石。

第五，温病三不忌：一芍药，二柴胡，三生地。三物黄芩汤可以治疗在少阴的湿热病。其实也可以认为三物黄芩汤是在治疗少阳病，因为处方有黄芩。从地黄的角度看，可归在少阴病。这个方体现水、木、火三者的关系。换个角度，可以用大剂量的苦参去配伍甘草、茯苓，以快速收取疗效。

第六，治少阴病的湿热病，还有三才封髓丹一方，封髓丹合三才饮以治疗慢性粒细胞白血病为代表的湿热病。

第七，肾虚痰泛。肾虚痰泛表现为湿热的患者，用一般的清热化湿的方或者芳香化浊的方是不见效的，治疗这种患者是需要去补的。患者可以表现为热象不明显，或者没有热象，也可以有热象。有热无热不重要，有热者用点清热药进去，比如黄连；无热者，不用即可。换言之，肾虚痰泛可以表现为寒痰，也可以表现为湿热、痰热。

第八，湿中少阴之阳。就是说，湿热证退了以后有表现为肾阳虚的，有薛氏扶阳逐湿汤，此方无须去记。就用《伤寒论》的茯苓四逆汤，再加白豆蔻、益智仁等药，而且茯苓四逆汤好记。

第九，痢疾一病，阳虚的用真人养脏汤，此方源自《伤寒论》的桃花汤。而对于痢疾久了伤阴的，用理阴煎。可以去琢磨一下张景岳的理阴煎治疗阴虚的思路。

第十，治疗慢性尿路感染一病，一方是猪苓汤，一方是瓜蒌瞿麦丸。

第十一，桂枝芍药知母汤，治疗肾病水肿的作用优于消水圣愈汤。桂枝芍药知母汤证本身是个寒湿证，但是在急性发作期关节肿胀的时候，或者肾病水肿的时候，尤其是在使用了激素之后，它会变成一个湿热证，湿热和阳虚错杂。当湿热一退，还是个寒证。就用桂枝芍药知母汤来治疗。然后，把大青龙汤、越婢汤、桂枝芍药知母汤和肾气丸治疗肾病串在一起。

最后说了阴缩证，我是治过这个病的，但是它不好解释。因为一般认为它是个精神疾病，但是精神疾病还是无法完全地解释它。

十七、辨湿热传入厥阴脉证并治

湿热证，壮热口渴，舌黄或焦红，发痉，神昏谵语，或笑，邪灼心包，荣血已耗，宜犀角、羚羊角、连翘、生地、元参、钩藤、金银花露、鲜石菖蒲、至宝丹等味。

——《湿热病篇》

厥阴，邪灼心包。"湿热证，壮热口渴，舌黄或焦红，发痉，神昏谵语，或笑，邪灼心包，荣血已耗，宜犀角、羚羊角、连翘、生地、元参、钩藤、金银花露、鲜石菖蒲、至宝丹等味。"这就是个犀角地黄汤，犀角地黄汤用犀角、生地、牡丹皮、芍药，它的加减如下：

第一，方有芍药、牡丹皮，可加茜草止血，凉血散血。

第二，加金银花、连翘以及栀子，透热转气。

第三，加石菖蒲、郁金或竹沥，此为"外热一陷，里络即闭"。

第四，犀角配紫草、桃仁活血。

第五，加羚羊角、钩藤，可配黄芩，非为清热，是针对它动风、抽搐。

第六，加生地、玄参、大青叶以解毒，细菌的内毒素、外毒素血症，中医擅长解毒。

第七，加淡竹叶、通草导热下行，患者舌尖黄，为心火炽盛。

就以上这些加减法，根据具体情况去选用。感染引起的高凝状态，绛舌之后，舌质较为晦暗的，加桃仁。只要有因痰引起的神志问题，就可加石菖蒲、郁金。发热，当热象很明显的时候，加金银花、连翘。持续的高热，为防止其抽搐，就可加羚羊角、钩藤、黄芩。这是第一个方。

石菖蒲郁金汤：

石菖蒲三钱（9克），炒栀子三钱（9克），鲜竹叶三钱（9克），牡丹皮三钱（9克），郁金二钱（6克），连翘二钱（6克），灯心二钱（6克），木通一钱半（4.5克），淡竹沥（冲）五钱（15克），紫金片（冲）五分（1.5克）。

——《温病全书》

痰浊蒙闭心包，仍属气分，所谓气分，指以气分为主，并非与营分无涉。不过主次之分而已。辨证关键，在舌苔黄垢腻和身热不扬。治宜涤痰开窍，用石菖蒲郁金汤加减。石菖蒲配郁金，芳香开窍；竹沥、姜汁豁痰开窍，力嫌单薄，应增入胆星、天竺黄，以增药力。

——程门雪

第二个方是《温病全书》的石菖蒲郁金汤，方用石菖蒲、郁金、连翘、淡竹叶、牡丹皮、灯心、木通、淡竹沥，冲入紫金片。处方组成较为复杂，记住其核心思想就是"外热一陷，里络即闭"，其核心用药就是石菖蒲和郁金。就同上文在犀角地黄汤上加减即可。从理论上说，石菖蒲郁金汤和犀角地黄汤的加减方有区别。因为石菖蒲郁金汤在气分导致患者的神志昏聩，而犀角地黄汤的加减方在营分。在气分，犀角地黄汤加减方不用犀角、紫草，那就是石菖蒲郁金汤的架构。若在营分，加上犀角、紫草。石菖蒲郁金汤在气分痰蒙，有的人发热体温不高，仅38℃、39℃，不用羚角、钩藤即可。若发热至40℃以上，加羚角、钩藤防止其抽搐。

犀角地黄汤（《奇效良方》）：

犀角（如无，升麻代之）、生地黄、牡丹皮、芍药各一钱半。

（1）犀角、紫草、桃仁。

（2）金银花、连翘、栀子。

（3）石菖蒲、郁金、竹沥。

（4）羚羊角、钩藤、黄芩。

（5）生地、元参、大青叶。

（6）牡丹皮、芍药、茜根。

（7）淡竹叶、通草。

到了厥阴病，即营血分，就在以上7组药中加减即可，记过多处方会混乱。这7组药：第一，入营分，用犀角、紫草、桃仁。第二，透热转气，或者在气分，用金银花、连翘、栀子。第三，痰浊蒙蔽，"外热一陷，里络即闭"，用石菖蒲、郁金、竹沥。第四，高热易抽搐，用羚羊角、钩藤、黄芩，若三药作用不足，可用至宝丹代替。第五，由于细菌内毒素、外毒素容易引起休克，为加强解毒作用，加生地、玄参、大青叶。第六，持续的发烧会引起凝血的障碍，轻者加牡丹皮、芍药，重度的就配上犀角、紫草。第七，舌尖很红，加淡竹叶、通草/木通导热下行。

湿温，邪入心包，神昏肢逆，清宫汤去莲心、麦冬，加金银花、赤小豆皮，煎送至宝丹，或紫雪丹亦可。

湿温着于经络，多身痛身热之候，医者误以为伤寒而汗之，遂成是证。仲景谓湿家忌发汗，发汗则病痉。湿热相搏，循经入络，故以清宫汤清包中之热邪，加金银花、赤豆以清湿中之热，而又能直入手厥阴也。至宝丹去秽浊复神明，若无至宝，即以紫雪代之。

犀角（一钱），连翘心（三钱），元参心（二钱），竹叶心（二钱），金银花（二钱），赤小豆皮（三钱）。

——《温病条辨》

清宫汤去莲心、麦冬，加金银花、赤小豆皮，这个方治疗热陷心包、神昏肢厥。此证最适合的处方就是吴门验方加味百合地黄汤，它的作用就是催醒。舌苔厚腻的催不醒，那不是加味百合地黄汤的适应证，比如对于达原饮证的神志昏聩，它是没有效果的。必须是热盛，表现为少苔、舌绛、舌干的神志昏聩，用了加味百合地黄汤才能催醒。

湿热证，壮热烦渴，舌焦红或缩，斑疹、胸痞，自利，神昏痉厥，热邪充斥表里三焦。宜大剂犀角、羚羊角、生地、玄参、金银花露、紫草、方诸水、金汁、鲜石菖蒲等味。

——《湿热病篇》

无须记方，就用前文的7组药物来加减。痰浊蒙蔽，轻度者用石菖蒲、郁金；严重者用金汁（粪清）。

犀地清络饮：

犀角汁（冲）四匙，粉丹皮二钱，青连翘（带心）三钱半，淡竹沥（和匀）二瓢，鲜生地八钱，生赤芍一钱半，原桃仁（去皮）九粒，生姜汁（同冲）二滴。

用鲜茅根一两，灯心五分，煎汤代水，鲜石菖蒲汁二匙冲。

——《重订通俗伤寒论》

犀地清络饮一方用犀角、牡丹皮、连翘、竹沥、生地、赤芍、桃仁、姜汁、茅根、灯心、石菖蒲。此方重用芍药、桃仁，就是针对热病引起的高凝状态。由于有痰，用竹沥、姜汁。无须记方。

神犀丹：

犀角、石菖蒲、黄芩各六两，怀生地、金银花各一斤，金汁、连翘各十两，板蓝根九两，玄参七两，香豆豉八两，天花粉、紫草各四两。

法制为丸，每重三钱，凉开水化服，日服二丸，小儿减半。

——《温热经纬》

温病此类方诸多，又有神犀丹，用犀角、石菖蒲、黄芩、生地、金银花、金汁、连翘、板蓝根、玄参、豆豉、天花粉、紫草。无须记方，就记住上文热入营血7组药来加加减减，不出此7组药。不外乎，治痰浊蒙闭除石菖蒲、郁金、竹沥外还有金汁；增强开窍，还有姜汁，这些也可以再补充到上面7组药里。此外，生地、玄参、大青叶凉血解毒，还有板蓝根，而板蓝根就是大青叶的根。患者热盛伴口渴，可加天花粉，这是《伤寒论》的加减法，不加也无妨。

学员问：老师，犀角和升麻是怎么互代的？

吴老师答：你这问题问住我了。《奇效良方》中说如果没有犀角，用升麻来代替犀角。而我自己治疗温病非常喜欢用升麻，但是我用升麻是用来托邪解毒，很少用来取代犀角。而且我也没有用犀角，而是用水牛角。水牛角的剂量就需要比较大，效果差一点而已。升麻本身也有解毒透疹的作用，但是我很少在犀角地黄汤用升麻代犀角。我有一起合用过升麻、犀角两药。实际上，我基本上是升麻和水牛角一起用。伏邪在营血分热很重的时候，用犀角（实际用水牛角）配升麻，把邪给透、托出来。

湿热证，经水适来，壮热口渴，谵语神昏，胸腹痛，或舌无苔，脉滑数，邪陷营分。宜大剂犀角、紫草、茜根、贯众、连翘、鲜石菖蒲、金银花露等味。

——《湿热病篇》

无须记方。此云"经水适来"，前面讲过湿热病，男怕同房，女怕月经，它容易影响神志。前面讲过连翘有个最特殊的作用——降低血管的通透性和脆性，防止出斑、出血。这是连翘独特的作用，是其他药物无法取代的。

湿热证，数日后，汗出热不除，或痉，忽头痛不止者，营液大亏，厥阳风火上升，宜羚羊角、蔓荆子、钩藤、元参、生地、女贞子等味。

——《湿热病篇》

此条就是治抽筋，主要治疗持续高烧引起惊厥。厥阳风火上扰，用羚羊角、蔓荆子、钩藤、元参、生地、女贞子，记不住就用羚角钩藤汤也可。说到底，用那7组药也可以。

中医讲的热入营血，就是西医讲的感染引起的休克、弥散性血管内凝血（DIC）和高热惊厥等表现。这7组药的思路就是这些问题。

前言辛凉散风，甘淡驱湿，若病仍不解，是渐欲入营也。营分受热，则血液受劫，心神不安，夜甚无寐，或斑点隐隐，即撤去气药。如从风热陷入者，用犀角、淡竹叶之属；如从湿热陷入者，用犀角、花露之品。参入凉血清热方中。若加烦躁、大便不通，金汁亦可加入。老年及平素有寒者，以人中黄代之，急速透斑为要。

若斑出热不解者，胃津亡也，主以甘寒。重则如玉女煎（此句根据《温热经纬》增一"如"字）；轻则梨皮、蔗浆之类。或其人肾水素亏，病虽未及下焦，每多先事彷徨，此必验之于舌，如甘寒之中加入咸寒，务在先安未受邪之地，恐其陷入耳。

——《温热论》

这条不去讲述，从风热陷和从湿热陷中，从湿热陷强调用花露（即金银花露），它认为花露对湿热的疗效比较好。

察 舌

再论其热传营，舌色必绛。绛，深红色也。初传，绛色中兼黄白色，此气分之邪未尽也，泄卫透营，两和可也；纯绛鲜泽者，包络受邪也，宜犀角、鲜生地、连翘、郁金、石菖蒲等清泄之。延之数日，或平素心虚有痰，外热一陷，里络即闭，非石菖蒲、郁金等所能开，须用牛黄丸、至宝丹之类以开其闭，恐其昏厥为痉也。

——《温热论》

"再论其热传营，舌色必绛"。热入营血表现为舌绛。"外热一陷，里络即闭"，轻者加石菖蒲、郁金，稍重可加鲜竹沥、胆南星等药，以及用姜汁辛开。根据轻重不同，加药不同。实在严重的，就用安宫牛黄丸和至宝丹。

湿热证，上下失血或汗血，毒邪深入营分，走窜欲泄。宜大剂犀角、生地、赤芍、牡丹皮、连翘、紫草、茜根、金银花等味。

——《湿热病篇》

无须记之，总之就是上文7组药物反复使用。"上下失血或汗血"，汗血一证未见，不知是否就是有瘀斑，同时在出汗的。我没有看到过汗中冒出血来的。我认为"汗血"就是患者在出疹，同时有很多汗，而并不是汗中冒血。

IgA肾病：

IgA肾病多在上呼吸道感染1～3天后出现易反复发作的肉眼血尿，持续数小时至数天后可转为镜下血尿，可伴有腹痛、腰痛、肌肉痛或低热。

部分患者在体检时发现尿异常，为无症状性蛋白尿和（或）镜下血尿。

少数患者有持续性肉眼血尿和不同程度蛋白尿，可伴有水肿和高血压。

50%的患者血清IgA水平升高，37%～75%患者测到含有IgA的特异性循环免疫复合物。

"上下失血"很多见，比如IgA肾病。IgA肾病在呼吸道感染1～3天后出现血尿，持续数天后可转为镜下血尿，这就是下部出血。而上部出血也很多，在讲述关于病原的问题会讲到钩端螺旋体病肺出血型，血从肺部直接往外咯出来，可以引起大出血，容易引起死亡。

深入营血：

（1）炎症活化凝血：营分。

（2）DIC：血分。

（3）Ⅲ型变态反应：血管炎，血分。

深入营分的汗血，即斑疹，其实就是DIC和凝血活化。凝血活化，引起高凝状态，就表现为舌绛。而到DIC，它就表现为出血、斑疹，也可以是血管炎（Ⅲ型变态反应）。血管炎（Ⅲ型变态反应）没有出现温病的典型症状，比如过敏性紫癜，它并不像温病那样要休克，它紫癜就出来了，这是Ⅲ型变态反应。

钩端螺旋体病：

钩端螺旋体（钩体）通过皮肤黏膜侵入机体，在局部经7～10天潜伏期，然后进入血流大量繁殖，引起早期钩体败血症。

在此期间，由于钩体及其释放的毒性产物的作用，出现发热、恶寒、全身酸痛、头痛、结膜充血、腓肠肌痛。

钩体在血中存在一个月左右，随后钩体侵入肝、脾、肾、肺、心、淋巴结和中枢神经系统等组织器官，引起相关脏器和组织的损害和体征。

1. 流感伤寒型：是早期钩体败血症的症状，临床表现如流感，症状较轻，一般内脏损害也较轻。

2. 黄疸出血型：出血、黄疸及肝肾损害症状。即钩体毒性物质损伤血管内皮细胞，使毛细血管通透性增强，导致全身器官，主要是肝、脾、肾点状出血或瘀斑，出现黄疸。

3. 肺出血型：有出血性肺炎症状，如胸闷、咳嗽、咯血、发绀等，病情凶险，常死于大咯血。

此外尚有脑膜脑炎型、肾功能衰竭型、胃肠炎型等，均表现相应器官损害的症状；部分患者还可能出现恢复期并发症，如眼葡萄膜炎、脑动脉炎、失明、瘫痪等，可能是由于变态反应所致。

再比如上部出血，前面说的钩端螺旋体病。钩端螺旋体的特点就是一个典型的表现为湿热病的传染病。它有一型是肺出血型，出现出血型肺炎，表现为胸闷、咳嗽、咯血、发绀。钩端螺旋体表现为黄疸出血型或肺出血型时，死亡率高。在四川这种病很多，我年轻的时候治过很多。但是《温病条辨》说："暑温寒热，舌白不渴，吐血者，名曰暑瘵，为难治，清络饮加杏仁、薏苡仁、滑石汤主之。"用清络饮加杏仁、薏苡仁、滑石汤这个方，基本上是不可能治愈的。因为清络饮加杏仁、薏苡仁、滑石汤只是一个对症治疗的方，是治不了这个病的。对这种烈性传染病最好的处理，就是在发生大量肺出血之前应用大剂量的抗生素。这是西医的手段，最直接，也最迅速。

湿热证，十余日后，左关弦数，腹时痛时圊血，肛门热痛，血液内燥，热邪传入厥阴之证。宜仿白头翁法。

——《湿热病篇》

白头翁汤对厥阴热化证的很多疾病都有效果，不只是治疗痢疾，包括甲状腺炎。甲状腺长在脖子两边，甲状腺炎是一个厥阴病，对于兼有脉芤的，加甘草、阿胶。

通变白头翁汤：治热痢下重腹疼，及患痢之人，从前曾有鸦片之嗜好者。

生山药（一两），白头翁（四钱），秦皮（三钱），生地榆（三钱），生杭芍（四钱），甘草（二钱），旱三七（三钱，轧细），鸦胆子（六十粒，去皮拣成实者）。

上药共八味，先将三七、鸦胆子，用白蔗糖水送服一半，再将余煎汤服。其相去之时间，宜至点半钟。所余一半，至煎汤药渣时，仍如此服法。

《伤寒论》治厥阴热痢下重者，有白头翁汤。其方，以白头翁为主，而以秦皮、黄连、黄柏佐之。愚用此方，而又为之通变者，因其方中尽却病之药，而无扶正之药，于证之兼虚者不宜。且连、柏并用，恐其苦寒之性妨碍脾胃，过侵下焦也。矧《伤寒论》白头翁汤，原治时气中初得之痢，如此通变之，至痢久而肠中腐烂者，服之亦可旋愈也。

——《医学衷中参西录》

《医学衷中参西录》把白头翁汤化裁了。"治热痢下重腹疼，及患痢之人，从前曾有鸦片之嗜好者。"说明它可能能够戒毒，这我没经验，这是张锡纯的。通变白头翁汤用白头翁、秦皮、地榆、杭芍、甘草、山药、三七和鸦胆子。这个处方比白头翁汤要强，它对部分结直肠癌有效。

酒客久痢，饮食不减，茵陈白芷汤主之。

久痢无他证，而且能饮食如故，知其病之未伤脏真胃土，而在肠中也；痢久不止者，酒客湿热下注，故以风药之辛，佐以苦味入肠，芳香凉淡也。盖辛能胜湿而升脾阳，苦能渗湿清热，芳香悦脾而燥湿，凉能清热，淡能渗湿也，俾湿热去而脾阳升，痢自止矣。

（苦辛淡法）绵茵陈、北秦皮、黄柏、茯苓皮、白芷、藿香，白头翁易茵陈，加白芷，藿香辛，茯苓淡。

——《温病条辨》

还有个加减法就是《温病条辨》的茵陈白芷汤，方用茵陈、秦皮、黄柏、茯苓皮、白芷和藿香，也有很多人用这个处方来治疗白带。对于厥阴病，用它治疗白带是没有问题的，其实用白头翁汤加白芷、藿香就有效。

蚕矢汤：

大豆黄卷、焦山栀、木瓜、生薏苡仁、晚蚕沙、半夏、黄芩（酒炒）、通草、黄连（姜汁炒）、吴茱萸（泡淡）。

治霍乱，吐泻转筋。

——《霍乱论》

厥阴病还有一个方：蚕矢汤，呕吐、下利到后来引起腿抽筋，就入了厥阴。方用木瓜、黄连、吴茱萸、蚕沙，吴茱萸和蚕沙都是厥阴病的药。黄连配吴茱萸，就是左金丸，也是厥阴病的方。加芍药，叫戊己丸。

厥阴三疟，日久不已，劳则发热，或有痞结，气逆欲呕，减味乌梅丸法主之。

久痢伤及厥阴，上犯阳明，气上撞心，饥不欲食，干呕腹痛，乌梅丸主之。

——《温病条辨》

《温病条辨》讲久痢伤及厥阴用乌梅丸。乌梅丸治久利，这很常见。它还对乌梅丸做了加减。这些不做论述。

湿热证，七八日，口不渴，声不出，与饮食亦不却，默默不语，神识昏迷，进辛开凉泄，芳香逐秽，俱不效。此邪入厥阴，主客浑受。宜仿吴又可三甲散，醉地鳖虫、醋炒鳖甲、土炒穿山甲、生僵蚕、柴胡、桃仁泥等味。

——《湿热病篇》

这条讲治疗的疾病，第一，治肠伤寒。第二，治脑积水，病毒性脑炎的后遗症，就是用它来治疗。为什么说这条是在厥阴？条文描述"口不渴，声不出，与饮食亦不却，默默不语，神识昏迷。"

伤寒五六日中风，往来寒热【发热】，胸胁苦满【中毒性肝炎】，嘿嘿【脑病】不欲饮食，心烦【脑病】喜呕，或胸中烦而不呕，或渴，或腹中痛【肠病变】，或胁下痞硬，或心下悸、小便不利或不渴、身有微热，或咳者，小柴胡汤主之。

——《重订伤寒杂病论》

腹中痛是因为伤寒杆菌主要感染肠道。胸胁苦满，肠伤寒可以合并中毒性肝炎。换言之，如果你不研究温病，而只研究伤寒，对于这个疾病你容易开小柴胡汤。肠伤寒极期的典型表现：第一，发烧，表现为往来寒热。第二，胸胁苦满，因为肠伤寒最容易合并中毒性肝炎。第三，嘿嘿不欲饮食、心烦，引起的虚性脑膜炎。第四，腹中痛，引发肠病变。有可能会开出小柴胡汤，如果是典型的肠伤寒患者，用小柴胡汤后准死。而没有死的，那是因为患者的病情就算不吃你的药也不会死。虽然患者的表现基本完全符合小柴胡汤证，但是它有几点和小柴胡汤证不一样：第一，小柴胡汤证的脉弦，但是它一发烧，脉就不弦。而肠伤寒表现为弦缓脉，它脉缓。第二，肠伤寒表现为伤寒舌，舌苔厚腻。小柴胡汤证苔不腻，但是一般你会在小柴胡汤基础上去加减。用甘露消毒丹治疗肠伤寒也死，因为甘露消毒丹是一个调节肠道（消化系统）功能的处方。而对于肠伤寒这个疾病，不是把患者的消化系统功能恢复了，就能让患者存活的。而那种能存活的轻型肠伤寒，他不吃你的药也能活。那种典型的肠伤寒，得把伤寒杆菌给杀灭了，他才能存活。不要认为表现为一个小柴胡汤证的样子，见舌苔一厚，用了甘露消毒丹就能治好肠伤寒，这是我血的教训，是好不了的。因为甘露消毒丹是个调节消化系统功能的处方，它杀菌不行。

伤寒极期：

高热：持续不退（10~14天），多（50%~75%）呈稽留热型，少数呈弛张热型或不规则热型。

消化系统症状：①伤寒舌：舌尖与舌缘的舌质红，苔厚腻。②纳差，腹胀，多便秘，少数以腹泻为主。③右下腹可有轻度压痛：肠道病多在回肠末段与回盲部。

神经系统症状：与疾病的严重程度成正比，是由于伤寒杆菌内毒素作用于中枢神经系统所致。患者精神恍惚，表情淡漠，呆滞，反应迟钝，听力减退，重者可有谵妄、昏迷或出现脑膜刺激征（虚性脑膜炎）。症状多随体温下降而逐渐恢复。

肠伤寒极期的虚性脑膜炎，表现为精神恍惚、表情淡漠、呆滞、反应迟钝、听力减退，就是薛生白的加减三甲散证。

主客交：

凡人向有他病赢，或久疟，或内伤瘀血，或吐血便血咳血，男子遗精白浊、精气枯涸，女人崩漏带下、血枯经闭之类，以致肌肉消烁，邪火独存，故脉近于数也。

此际稍感疫气，医家病家，见其谷食暴绝，更加胸膈痞闷、身疼发热，彻夜不寐，指为原病加重，误以绝谷为脾虚，以身痛为血虚，以不寐为神虚，遂投参、术、归、地、茯神、枣仁之类，愈进愈危。

知者稍以疫法治之，发热减半，不时得睡，谷食稍进，但数脉不去，肢体时疼，胸胁锥痛，过期不愈。

医以杂药频试，补之则邪火愈炽，泻之则损脾坏胃，滋之则胶邪愈固，散之则经络益虚，疏之则精气愈耗，守之则日消近死。

三甲散：

炙鳖甲，炙龟甲，炮穿山甲，蝉蜕，僵蚕，牡蛎，土鳖虫，白芍，当归，甘草。

素有老疟或痹疟者，加牛膝一钱，何首乌一钱；胃弱欲作泻者，宜九蒸九晒。

素有郁痰者，加贝母一钱；有老痰者，加瓜蒌霜五分；善呕者，勿用。

咽干作痒，加花粉、知母各五分；素燥咳者，加杏仁（捣烂）一钱五分。

素有内伤瘀血者，倍虫，如无虫，以干漆（炒烟尽为度，研末）五分，及桃仁（捣烂）一钱代之，服后病减半勿服，当尽调理法。

——《温疫论》

　　加减三甲散来自于吴又可的三甲散，吴又可把三甲散归类在"主客交"。"主"是自己；"客"是外邪。吴又可说："主客交不为坏证，即为痼疾。"比如，肠伤寒的虚性脑膜炎就是坏证。而脑膜炎之后遗留的脑积水，那就是痼疾。它要么是坏证导致死亡，要么就是个痼疾，多年不愈。三甲散原方是鳖甲、龟板、穿山甲、僵蚕、蝉蜕、牡蛎、土鳖虫、白芍、当归、甘草。到了薛生白那里做了加减，变成土鳖虫、鳖甲、穿山甲、僵蚕、柴胡、桃仁。在这几味活血通络药的基础上再加一些利水的药物，对于治疗脑膜炎、脑积水有效。

　　对于积水，我们有个验方五通汤，在治疗脑积水的时候可以加上五通汤活血通络的药。五通汤也归在厥阴病篇，因为炎症后期会形成粘连、梗阻、积液。

三加升麻鳖甲汤：

升麻24克，鳖甲30克，当归15克，甘草6克，牛膝9克，酒大黄3

克，水蛭3克。

主治：盆腔疾病、炎症、囊肿等。

加减：

热：炎症加金银花30克，红藤30克，蒲公英60克，败酱草30克，桔梗3克。

秘：重酒大黄6~30克。

——"吴门验方"

厥阴病还有个三加升麻鳖甲汤，治疗慢性盆腔炎。慢性盆腔炎是个典型的湿热病传入厥阴。炎症活动加上金银花、红藤、蒲公英、败酱草、桔梗。大便秘加大黄、桃仁。

厥阴病还有一方——鳖甲煎丸，它治疗肝硬化。它的处方配伍如下：

- 柴胡、黄芩、射干、芍药，这是针对少阳病。
- 桂枝、干姜、人参，这是针对太阴病。
- 鳖甲、鼠妇、凌霄花、蜣螂、䗪虫、桃仁是活血药。
- 牡丹皮针对"藏于血分"。
- 大黄、赤硝，轻法频下。
- 厚朴、半夏，理气除湿，藿朴夏苓汤就是如此配伍。
- 葶苈子、石韦、瞿麦，渗湿。
- 阿胶养血，肝硬化会导致血三系减少。
- 蜂巢，肝硬化会导致阳痿（属少阴病）。

第一组药是柴胡、黄芩、射干、芍药。肝硬化是个湿热病传入厥阴，柴胡、黄芩、射干和芍药是针对少阳，因为肝硬化经常转出少阳合并慢性肝炎。之所以用射干是由于射干利咽喉，所以用射干从咽喉去截断疾病的传变，同时射干能保肝，甘露消毒丹用射干就是这个原因。射干之所以能够截咽喉就是由于它入少阳经。若不记得，射干、芍药不用亦可。

第二组药，"见肝之病，知肝传脾"，用桂枝、干姜、人参。恐干姜太温，可以不用。不会用桂枝，可换白术。那就白术、茯苓、人参，再加上当归，就有了逍遥散的架构。可以把桂枝、干姜、人参换成白术、茯苓、当归，因为有的人怕干姜太热，也不会用桂枝。虽然变化后和鳖甲煎丸原方不同，但是能让你开拓思路。

第三组药，邪气反复发作，它是伏于血分，发于气分。肝硬化是个伏邪，用牡丹皮、芍药，芍药在第一组药就有。

第四组药，肝硬化需要活血通络，用凌霄花、土鳖虫、桃仁、鳖甲等药，凌霄花是专门走肝经的，鳖甲活血软坚。鼠妇、蜣螂等可用可不用。

此外，肝硬化有一些特殊的改变，一是木来克土，肝硬化患者常有纳差、腹胀，除了扶正之外，可以用半夏、厚朴来理气。对于湿热病的腹胀，用理气的方法很正常，藿朴夏苓汤就是如此。如果半夏、厚朴理气作用不足，可加大腹皮藿香也可加之。二是肝硬化容易形成水湿，容易引起水肿、腹水，加瞿麦、石韦。利水湿药选瞿麦、石韦，是因为肝硬化导致雌激素灭活障碍，在女性容易造成子宫内膜增生，而恰恰瞿麦能够专门拮抗雌激素，以及其引起的子宫内膜增生。石韦利水的同时能够扶正，是个升高白细胞的专药，而肝硬化会引起血三系降低，三系减少，可使白细胞减少，还能导致贫血，可以加阿胶。雌激素灭活障碍导致男性阳痿、乳房发育，加蜂房，蜂房就是个升高雄激素拮抗雌激素的药。以上这些药合起来就是鳖甲煎丸。把这些想明白，才能够在临证中随意化裁，而只是单纯背下来的东西是无法去随证加减的，一加减就容易出错。

厥阴病还有椒梅汤和连梅汤两方，二者都非常少见。《温病条辨》把厥阴病的乌梅丸化生成了两个变化，一方连梅汤、一方椒梅汤，一寒一温，都是厥阴病后期出现的改变。这两个处方在《吴述重订伤寒杂病论》中有过论述，在此不重复赘述。所谓厥阴就是两阴交尽，那段时间是激素水平最低的时候。

湿热入厥阴病总结如下：

第一，热入营血。热入营血就是前文讲的7组药。根据患者的具体情况，在这7组药里面化裁即可。其他的处方就记住一个，如果要将患者催醒，只要是少苔的，用加味百合地黄汤。

第二，肺出血型。多种急性传染病可以出现肺出血型，比如"钩体"。这种肺出血型在《温病条辨》有典型的记载，它用清络饮加杏仁、薏苡仁、滑石汤治疗。虽然它的症状描述得非常像，但肯定无效，连制方的吴鞠通都解释说："勉为其难，拟了一方，难治。"有这个情况，而写书又要写，自己都知道无效。

第三，白头翁汤可以治疗多种厥阴热化证。

第四，蚕矢汤，这也是入厥阴的，治疗抽筋。

第五，最主要讲了一个邪入厥阴的三甲散，这就是一个典型的肠伤寒引起的虚性脑膜炎。典型的肠伤寒在一周以后就可能出现虚性脑膜炎。而在这一周之内，你很可能把它当成一个感冒来治。一周以后，这个人出现神志昏聩了。在《伤寒论·太阳病》篇就说是7天，这是温病的特点。温病在7天之后恰恰是它出现变证的时候，如伤寒极期。

第六，厥阴病的三加升麻鳖甲汤，详细见课程"吴门验方"。

第七，将鳖甲煎丸进行了分析，在明白一个处方的结构之后才能够进行加减，要知道处方中每一个药之所以选它的原因。否则，可能误将石韦换成茯苓，如此对于白细胞减少就无效了。可能误将阿胶换当归来养血，如此对于红细胞减少就无效了。可能误将蜂房换僵蚕，如此拮抗雌激素的作用就没有了。每一个药都有很强的选择性。腹胀可以选厚朴、半夏，但是对于肝硬化若要减轻其腹压，单用厚朴、半夏是不够的，需要加大腹皮和防己。如果腹水是由于低蛋白血症引起的，气升水布，加白术、黄芪。如果患者门静脉压力过高，火降血下，加牛膝。对于肝硬化，用常规的中医方法效果也是不好的。而我们处理肝硬化还可以，好多肝硬化患者的肝功能基本都能恢复到ChildA期，还可以维持好多年。这就需要你掌握病变的一些核心规律。比如，肝硬化可以门静脉压力很高，舌下静脉曲张明显，就可加防己和牛膝来火降血下。而门静脉压力过高，引起血不下，除了防己、牛膝，还可以加厚朴、大腹皮、大黄。虚的用厚朴、大腹皮；实的用大黄。此虚、实指的是有无便秘。对于门静脉压力过高，单用防己、牛膝可能不见效。就因为患者腹胀很厉害，需要加大腹皮、厚朴。对便秘者，加大黄，再不行的加芒硝。让腹压下降，门静脉压力才能下降。严重的低蛋白血症导致腹水，气不升则水不布，加白术、黄芪，往上走，可使其腹水减轻。湿热入于厥阴的肝硬化是一个代表的疾病，它有它的一些思路，要学会这些思路才是关键。

十八、湿热病中西汇通（上）

津与血：

体液：约占体重的60%。

细胞内液：约占体重的40%。

细胞外液：组织间液（包括淋巴液和脑脊液），约占体重的16%；血浆，约占体重的5%。

血液：5升，血浆约占血液的55%。

我们在认识湿热病的时候要把两个问题弄清楚：第一，津液代谢的过程。第二，湿热病的本质。

先说津液代谢，人体是以体液为主。人体的水分就是体液，体液占体重约60%，在细胞内的叫细胞内液，约占体重的40%；在细胞外的叫细胞外液，约占体重的20%。细胞外液包含了血浆和组织间液，平均一个人的血液是5升，这5升血液里面含水55%，约2.5升是水分（即血浆）。

组织间液和血浆构成了细胞外液，二者之间是可以相互转化的。如果血浆少了，组织间液就转化为血浆。而组织间液少了，血浆也会转化为组织间液，二者是处于一个相对平衡的状态。血管就像一个供水的输入器，如果土地（细胞间液）干涸，它就多喷点水，地不干就少喷点水。如果血管中的水分不足，反而会从地中抽水。

血与液的关系。血是体液代谢的一个核心环节。就如前面说的，当组织间液少了，血液中的水分就跑到组织中去。而当组织间液过多，组织间液的水分就跑到血浆去。而组织间液跑到血浆去，就会导致血液中的水增多。血液中的水多了，就会通过尿液排出体外，而且从大便中吸收的水分就会减少。此外，水的排出还有两条途径——呼吸和出汗，二者和体温有关系。整个水液代谢的一个基本过程是这样的，饮水后，通过消化道吸收水分进入血液。而机体的水分排出，一是通过呼吸和出汗，出汗有隐性出汗和显性出汗；二是通过尿；三是通过大便。这些就是湿热病在处理体液问题时的关键环节。举个例子，在处理湿热病的时候，可以通过健脾的方法让水的吸收减少，还可以通过发汗、利尿的方式促进水分的排出，以及通过通大便来促进水分的排出，这叫轻法频下。此外，水液在体内运行，它需要通过少阳三焦，因此可以通过疏泄肝胆的方法来影响水分的代谢。"上焦得通，津液得下，胃气因和，身濈然汗出而解"。水分就受这些问题的影响。

水液代谢：

麻黄：发汗原理：抑制汗液钠重吸收；利尿原理：扩张入球小动脉，抑制肾小管钠重吸收。

白术：抑制肾小管钠重吸收，合成白蛋白。

熟地：升高皮质激素，促进肾小管钠重吸收。

干姜：抑制腺体分泌：痰、唾、便、带。

第一，关于影响水液代谢的药物，就比如麻黄，用麻黄发汗的机制是麻黄能够抑制汗腺钠的重吸收。人体的汗腺在不停地分泌汗液的同时，又在不停地重吸收汗液，只有那些没被重吸收的汗液才被排出来。比如分泌了五滴汗，又重吸收了四滴，剩下的那一滴汗就排出来，那才是最终的汗。汗液重吸收的过程和小便重吸收的机制是完全相同的。这些黏膜组织都会分泌Na^+，包括唾液中也含有Na^+。Na^+的重吸收受醛固酮影响，当醛固酮低时，Na^+就增多了，就会觉得口咸，称之肾虚痰泛，用金水六君煎来治疗。支气管黏膜也会分泌Na^+，支气管、肺泡分泌痰液和汗腺分泌汗液的机制相同，也是通过醛固酮控制Na^+的重吸收，当Na^+排出增多时，他的痰是咸的，这叫肾虚痰泛，用金水六君煎治疗。汗是咸的，就是由于含Na^+的原因。而麻黄发汗，由于它抑制汗腺Na^+的重吸收，就使得汗液的重吸收减少，最终的汗就增多了。它同时抑制了肾小管Na^+的重吸收，尿就多了。所以用完麻黄，汗没增多，他尿就增多；尿没增多，他汗就增多。尿和汗都没有增多，要么是这个人不适合发表，要么是麻黄的剂量不够。而当麻黄的剂量足够，对于适合发表的患者，要么他的汗增多，要么他的尿增多。比如用麻黄来减肥，常常有很多人吃了就表现为尿多。还有关于麻黄扩张入球小动脉等的问题，详见课程"中医生理学"。

第二，白术。白术不仅能够抑制Na$^+$的重吸收，更重要的是它能够促进白蛋白的合成。合成白蛋白能够提高血浆的胶体渗透压，从而促进水分转移到血管中去。血管中的水分增加，使得发表法和利尿法可发表和利尿的水都增加了，因为尿和汗都由血管中的水分而来。这就是麻黄加术汤、越婢加术汤的意义所在。用越婢汤来发表，但是肾病综合征的患者容易出现低蛋白血症，而蛋白一低，血浆就到了组织间液。血浆减少，到肾脏的水就少了。再利尿和发汗，血浆水分就更少了。而用白术之后，血浆的胶体渗透压升高，使得血管中的水分增多，这就使得在发表的时候汗出得也多了，利尿的时候尿利得也多了。就像西医所说，肾病综合征患者在水肿的时候，如果蛋白低了，用速尿是利不出尿来的。先输完白蛋白，再来一支速尿，尿就出来了。中医就是用越婢加术汤。中西医的机制是相通的。

第三，熟地。熟地能够促进Na$^+$的重吸收，它是通过升高皮质激素（皮质醇和皮质酮）达到的。皮质醇就是平素一般人所指的激素，比如泼尼松。皮质酮就是醛固酮，当醛固酮水平升高，它就保钠保水，就是促进肾小管对Na$^+$的重吸收。所以用了熟地会生湿。在治疗肾脏病的时候，就要用熟地。因为对于免疫病要用激素，但是用熟地又生湿，《金匮要略》肾气丸就配伍茯苓、泽泻来利湿。

第四，干姜。干姜对水液代谢的影响主要是通过抑制腺体分泌，它可以使痰、唾液、大便、小便、白带的水分都减少，从而来治疗痰液清稀、白色泡沫痰、带下如水、小便清长、大便稀溏以及过敏性鼻炎的鼻涕如水、清稀量多等。

此外，有一点要弄明白，"伤寒，脉弦细，头痛发热者，属少阳。"少阳病是个弦脉容易理解，但是少阳病表现为脉细，湿病脉细，因为肾素-血管紧张素-醛固酮系统活化了，它起两个作用：一是使得水分增多，就是出现湿病。二是血管紧张素活化导致血管张力增强，使得脉搏变细，这就是湿病产生细脉的机制。如果没有明白，会觉得湿病水多了，血管中的水增多，应该使得血管更鼓、更粗，怎么会更细了呢？就是因为保水的醛固酮前面的血管紧张素活化了，这导致血管张力增加，从而使得血管变细。

湿热：

湿：细胞内水肿、细胞外水肿（中医多属于饮与水范畴）。

热：炎症。

从湿热的机制来讲，它的主要核心是两个病机——湿和热。

第一，湿。它包括了细胞内水肿和细胞外水肿。细胞外水肿，包含了中医讲的痰、饮、水，比如胸腔积液，在中医称悬饮。在此，我们没有把"痰""饮""水""湿"作严格的区分。细胞内水肿，它属于中医湿的范畴。细胞外水肿，它既可以属于中医湿的范畴，更多属于中医讲的饮病、水病的范畴，比如说双下肢水肿明显，用麻黄加术汤治疗，我们把它归为"水"，所谓水肿。如果水分从机体排出去了，比如到了肺泡中，我们叫作"痰"。

第二，热。它主要就是我们讲的炎症。

炎症：

炎症（inflammation）：具有血管系统的活体组织对损伤因子所发生的防御反应为炎症，血管反应是炎症过程的中心环节。

炎症是损伤和抗损伤的统一过程：在炎症过程中，一方面损伤因子直接或间接造成组织和细胞的破坏，另一方面通过炎症充血和渗出反应，以稀释、杀伤和包围损伤因子。同时通过实质和间质细胞的再生使受损的组织得以修复和愈合。

湿热病最核心的一个环节就是炎症，具有血管系统的活体组织对损伤因子所发生的防御反应称为炎症。由这句话可以得知：

第一，发生炎症的组织一定要有血管存在。甲沟炎不是指甲发炎，而是指甲周围的甲沟部位发炎。指甲是不会发炎的，因为它没有血管。头发也不会发炎，因为它没有血管。所以，发炎一定要有血管。没有血管，它是不会发炎的。

第二，炎症是损伤和抗损伤的统一。首先，要有损伤因子才会发炎。损伤因子直接损伤组织，同时炎症本身也会损伤组织。比如，伤口感染细菌，细菌可以导致细胞死亡，损伤组织。而炎症反应引起化脓，又会加重组织的损伤。但是加重它损伤的过程又同时是抗损伤的过程，因为只有把细菌消灭了，感染才能够彻底痊愈。就像打仗一样，打完后就是一片废墟，但是如果不打的话，又是养虎为患，它们各种恶事做尽。所以，炎症就是一场战争，它是为了抵御外敌的入侵（抗损伤），但是它本身也会导致损伤，所谓杀敌一万，自损八千。所以，炎症是损伤和抗损伤的过程。如果炎症水平低了，感染会迁延不愈。如果炎症水平太高，容易导致多器官功能衰竭，引起死亡。死于炎症的常见两种人：一种是老年人，他的感染长期迁延不愈，最后死亡。还有一种是青壮年，炎症反应过剧，几天之内就可以死亡。

炎症分类：

1.根据持续时间不同分急性和慢性。

2.从炎症的主要组织变化可分类如下：

（1）变质性炎症——温热病热重的人。

（2）渗出性炎症——湿热病湿重的人（浆液性炎、纤维素性炎、化脓性炎、出血性炎、坏死性炎、卡他性炎）。

（3）增生性炎症——增生、瘢痕组织。

（4）特异性炎症（结核、梅毒、麻风、淋巴肉芽肿等）。

我们都知道炎症分为急性和慢性。但是炎症从组织学变化可以分为四大类，我们主要说其中两大类，一类是变质性炎症，一类是渗出性炎症。变质性炎症就是导致大量细胞坏死的炎症，这种是热重的人，或者是温热病。而湿热病主要是指渗出性炎症。这个炎症渗出很严重，它渗出的这些水液就是中医讲的湿。当然，渗出性炎症不是100%都是湿热病，比如有的渗出的是血，这属于热入营血。渗出性炎症包括浆液性炎症、纤维素性炎症、化脓性炎症、出血性炎症和卡他性炎症。卡他性炎症就比如感冒，鼻涕不停地流。总之，渗出性炎症主要表现为湿热病，或说是湿重的人。还有其他个别的特殊类型，我们不管它。

而变质性炎症，主要是温热，或者是湿热病表现为热很重的，它以导致组织坏死为主。还有个增生性炎症，就是炎症晚期，以增生和瘢痕为愈合，这是慢性炎症后期的阶段。特异性炎症在此不做论述。

急性炎症：

以发红、肿胀、疼痛等为主要症候，即以血管系统的反应为主所构成的炎症。增强血管透性物质主要有：

（1）组织胺、5-羟色胺等胺类物质可导致炎症刺激后所出现的即时反应。

（2）以舒缓激肽为代表的多肽类。其共同的特征是可使血管透性亢进、平滑肌收缩、血管扩张、促进白细胞游走。

（3）血纤维溶解酶、激肽释放酶、球蛋白透性因子等蛋白酶，本身并不能成为血管透性的作用物质，但可使激肽原变为激肽而发挥作用。

炎症主要的表现是红、肿、热、痛。而导致红、肿、热、痛的是一些生物活性物质，就是西医讲的小分子的物质，它能够导致血管扩张，通透性增加，白细胞游走出来，大量的血浆从血管里面渗出来，表现为红、肿、热、痛。

致炎因子：

（1）生物性因子：细菌、病毒、立克次体、支原体、真菌、螺旋体和寄生虫等为炎症最常见的原因。由生物体病原体引起的炎症又称感染（infection）。细菌产生的外毒素和内毒素可以直接损伤组织；病毒在被感染的细胞内复制导致细胞坏死；某些具有抗原性的病原体感染后通过诱发的免疫反应而损伤组织，如寄生虫感染和结合。

（2）物理性因子：高温、低温、放射性物质及紫外线等和机械损伤。

（3）化学性因子：外源性化学物质如强酸、强碱及松节油、芥子气等。内源性毒性物质如坏死组织的分解产物及在某些病理条件下堆积于体内的代谢产物如尿素等。

（4）异物。

（5）变态反应。

所谓致炎因子，就是导致炎症的因子。而湿热病主要讲的是生物性因子，也就是感染，包括细菌、病毒、立克次体、支原体、真菌、螺旋体和寄生虫导致的感染。但是，感染未必就是湿热病，因为感染仅仅是引起炎症。而炎症既可以是湿热病，也可以不是湿热病。比如支原体感染，它引起的感染往往是寒湿居多。五苓散治疗的膀胱咳，很多就是由于支原体感染。我们只是说炎症引起的因素，不见得是湿热病。

感染之后，细菌产生的毒素（内/外毒素）可以直接损伤组织，病毒也可以导致细胞坏死。同时，免疫应答也可以损伤组织，所以炎症是损伤与抗损伤的统一。

致炎因子首先是生物因子，其次是物理因子，比如大热天的时候，你在外面站上一天，你也会发生炎症。这是因为太热了，所以引起中暑。化学因子很多，比如强酸、强碱等。还有一种炎症是变态反应，我们讲过"中医免疫学"，过敏反应本质上是个炎症，比如湿疹也是一个炎症，只不过这个炎症是由于过敏所引起的，其本质就是炎症。异物引起的炎症很少见，主要就是生物因子、物理因子、化学因子。

病理变化：

变质： 炎症局部组织所发生的变性和坏死称为变质（alteration）。

实质细胞发生的变质常表现为细胞水肿、脂肪变性、细胞凝固性坏死及液化性坏死等。

间质细胞发生的变质常表现为黏液样变性、结缔组织玻璃样变性及纤维样坏死等。

渗出（湿）： 炎症局部组织血管内的液体和细胞成分通过血管壁进入组织间质、体腔、黏膜表面和体表的过程称为渗出（exudation）。所渗出的液体和细胞总称为渗出物或渗出液（exudate）。炎症时渗出物内含有较高的蛋白质和较多的细胞成分以及它们的崩解产物，这些渗出的成分在炎症反应中具有重要的防御作用，对消除病原因子和有害物质起着积极作用。

炎症的病理变化分为3个阶段：第一个阶段是变质，就是导致组织细胞的变性和坏死，这被称作变质。变性、坏死之后，它发生的病理变化就是渗出。所谓渗出就是血管中的液体和细胞跑到组织中去的过程，起稀释损伤因子、拮抗损伤因子的作用。这个过程就是生湿的过程，大量的渗出就构成了中医讲的湿。

渗出详细过程：

以血管反应为中心的渗出病变是炎症最具特征性的变化。表现为血流动力学改变（炎性充血）、血管通透性增加（炎性渗出）、液体渗出和细胞渗出（炎性浸润）。

（1）血流动力学改变：细动脉短暂收缩→血管扩张和血流加速（炎症充血）→血流速度减慢（白细胞游离出血管，红细胞漏出形成静脉充血）。

（2）血管通透性增加：是导致炎症局部液体和蛋白质渗出的主要原因。

（3）液体渗出：炎症时由于血管的通透性升高至血管内富含蛋白质的液体通过血管壁达到血管外，这个过程称为液体渗出。渗出富含蛋白质的液体为渗出液，渗出液积存于组织间质内称为炎性水肿；若积存于体腔则称为炎性积液。

渗出性炎症，说明湿热病或湿重。

血性渗出，说明热入营血。

渗出液清稀：①白细胞出来少，血虚。②不黄，白细胞功能低下，气虚。

（4）细胞渗出：炎症过程中不仅有液体渗出液，还有细胞渗出，白细胞渗出是炎症反应最重要的特征。炎症时渗出的白细胞称为炎细胞。炎细胞在趋化物质的作用下进入组织间隙的现象称为炎细胞浸润，是炎症反应的重要形态特征。

渗出分3个阶段：第一，炎性充血；第二，炎性渗出；第三，炎性浸润，浸润就是泡在水里面，大量的细胞、体液出来了，就是这3个过程。急性炎症，血管扩张很明显，高动力循环，全身表现为大热、大渴、大汗、脉洪大，局部表现为红、肿、热、痛，红得很明显。慢性炎症，高动力循环多不明显，局部的血液运行就比较迟缓，局部颜色就发暗，说明这个炎症有寒、虚在里面，这就是我们讲的白虎加参汤证。看炎症局部的皮温、皮色就可以知道需不需要加人参。但是，加了人参以后，有时候还会出问题。因为如果你不知道外科疾病处理的一系列方法，而在单纯加人参之后，局部容易化脓，因为人参会促进炎症反应。不过，有时候不化脓，疾病无法痊愈，那就得让它化脓。而已经将化脓而无法化脓，加人参使之化脓，可加引流即可。所以，炎症能消则消，不能消就让它化脓。

增生－入厥阴络脉：

在致炎因子、组织崩解产物或某些理化因子的刺激下，炎症局部细胞的再生和增殖称为增生（proliferation）。增生的细胞包括实质细胞和间质细胞。炎症增生是一种重要的防御反应，具有限制炎症的扩散和弥漫，使受损组织得以再生修复的作用。

炎症初期，增生的巨噬细胞具有吞噬病原体和清除组织崩解产物的作用；炎症后期，增生的成纤维细胞和血管内皮细胞共同构成肉芽组织，有助于炎症局限化和最后形成瘢痕组织而修复。

在变质、渗出之后就是增生。炎症要么彻底痊愈，要么形成瘢痕，也可以形成息肉。慢性肾盂肾炎之所以不好治，就是由于它形成大量的瘢痕。瘢痕组织没有血管，药物无法到达患处。再比如慢性盆腔炎的冰冻骨盆，解剖看起来就像蜘蛛网似的，那就是纤维组织、瘢痕，它没有血管，用抗生素治疗的效果不好。就在细菌大量繁殖的时候用点药能够缓解，而病情缓解之后，细菌又潜伏在那里。这就是中医讲的，到了疾病的终期，入了厥阴络脉，所以炎症后期是需要活血的，否则炎症无法痊愈。炎症后期，一是要扶正，扶正是为了促进炎症反应。二是要活血，活血就是由于炎症后期增生形成瘢痕的缘故，而这些瘢痕组织不活血，炎症是无法痊愈的。比如，我们治疗慢性盆腔炎有用升麻鳖甲汤来加减，就可以用桃仁、穿山甲等活血的药物。

局部表现：红、肿、热、痛、功能障碍。

（1）红：是由于炎症病灶内充血所致，炎症初期由于动脉性充血，局部氧合血红蛋白增多，故呈鲜红色。随着炎症的发展（慢性炎症），血流缓慢、瘀血和停滞，局部组织含还原血红蛋白增多，故呈暗红色，表现虚、寒，需要扶正。

（2）肿：主要是由于渗出物，特别是炎性水肿所致。慢性炎症时，组织和细胞的增生也可引起局部肿胀。

（3）热：热是由于动脉性充血及代谢增强所致，白细胞产生的白细胞介素1（IL-1）、肿瘤坏死因子（TNF）及前列腺素E（PGE）等均可引起发热。

（4）痛：引起炎症局部疼痛的因素与多种因素有关。局部炎症病灶内钾离子、氢离子的积聚，尤其是炎症介质诸如前列腺素、5-羟色胺、缓激肽等的刺激是引起疼痛的主要原因。炎症病灶内渗出物造成组织肿胀，张力增高，压迫神经末梢可引起疼痛，故疏松组织发炎时疼痛相对较轻，而牙髓和骨膜的炎症往往引起剧痛。此外，发炎的器官肿大，使富含感觉神经末梢的被膜张力增加，神经末梢受牵拉而引起疼痛。

（5）功能障碍：如炎症灶内实质细胞变性、坏死、代谢功能异常，炎性渗出物造成的机械性阻塞、压迫等，都可能引起发炎器官的功能障碍，疼痛也可影响肢体的活动功能。

炎症有以下表现：红、肿、热、痛、功能障碍。如果红得不足，这是有虚，外科方面有诸多相关论述。创面苍白就说明气虚、虚寒，要么用阳和汤，要么加人参，像流气饮一类处方。颜色苍白一是看血供，还可以看白细胞的功能，如果它渗出液很清稀，说明渗出的白细胞很少；如果渗出液不黄，说明白细胞的吞噬功能减退，也是虚的问题。《中医外科学》说的，脓液清稀需要去补。脓液清稀，就是渗出的白细胞数量少，以及白细胞有功能障碍——不能吞噬细菌，所以创面总是白色。如果它吞噬了细菌，就会变成黄色。就是中医说的，脓液清稀是虚证，需要补气血。为什么不仅要补气，还要补血呢？白细胞吞噬细菌而不变黄色，是由于白细胞的功能低下，这是气虚。而如果本身白细胞数量少，渗出的量少，这个人血虚。所以，气血都需要补。就算弄不清气虚、血虚，气血二者是相因的，就用八珍汤加减即可，流气饮方中就既有补气又有补血的药物。只要根据二者轻重情况稍微调整用量即可。

全身反应：

（1）发热与出汗：如果炎症病变十分严重，体温反而不升高，说明机体反应性差，抵抗力低下。热型与炎症类型有关。

（2）白细胞增多：支气管哮喘和寄生虫感染时，血中嗜酸性粒细胞计数增高。

（3）单核吞噬细胞系统细胞增生：为机体防御反应的一种表现，常表现为局部淋巴结、肝、脾肿大。

（4）实质器官的病变：呼吸与脉搏的改变脉洪大。

全身反应包括：

第一，发热与出汗。如果炎症病变严重，而体温不升高，说明这个人机体反应性差、抵抗力低下。就比如《重订伤寒杂病论》"541.少阴病，得之二三日，麻黄附子甘草汤，微发汗。以二三日无证，故微发汗也。"就是讲感冒后，患者不发烧的，这是由于他机体反应性低下、免疫功能差。

第二，白细胞增多。有一种哮喘叫作变异性哮喘，它的表现就是咳嗽，刺激性咳嗽。感冒之后就咳，没有痰，经常都被当成咳嗽来治疗，但是它是个哮喘，当作咳嗽治疗效果是不好的。没有经验的，去查个血常规，嗜酸性粒细胞计数增加的，这种咳嗽的患者可能是个哮喘，当作哮喘去治疗。吴门验方有个痉咳汤，它就是用四逆散加全蝎、蜈蚣等药，还可以加僵蚕、蝉蜕、木香等解痉的药，如果没有发烧，蝉蜕可以不用。这个处方对这种变异性哮喘效果很好，它不是咳嗽，而是哮喘，就表现为感冒之后比较剧烈的刺激性干咳，没什么痰，不停地咳。感冒以后这样的患者很多，感冒可以诱发哮喘，由于感冒使得气道反应性增加，会诱发哮喘，但是容易误作支气管炎、咳嗽来治疗。这种哮喘可能就是感冒以后，一个月咳嗽都没有治好，而一两剂痉咳汤就可以让这种咳嗽的症状立刻缓解。如果吃上两剂药没效果，就要考虑可能有其他的问题存在。比如，肺癌的阻塞性肺炎也是刺激性咳嗽，用痉咳汤的效果就不好。只是由于患者没有查CT，尚未确诊为肺癌，不过肺癌是不会引起嗜酸性粒细胞升高的。总之，总是有办法去区别疾病的。

第三，单核吞噬细胞系统增生，就是局部淋巴结肿大。牙齿痛，会引起颈部淋巴结肿大。脚上生疮，会引起腹股沟淋巴结肿大等。

第四，实质器官的病变。这指的不是局部的，不是指发生炎症的器官发生的功能障碍。比如，炎症的应答可以损害肾功能，可以引起肝损伤，而不是说在肾脏、肝脏上有炎症的。全身的炎症应答都可以损伤机体的实质器官。

第五，呼吸与脉搏改变。阳明四大症：大热、大渴、大汗、脉洪大，脉搏次数增加、有力。

全身炎症反应发生的发热、汗出、呼吸、脉搏的改变，在中医讲，"大热、大渴、大汗、脉洪大"，那就是阳明病的白虎汤证。当然，未必就是用白虎汤，因为它有很多种变化，但是基本的方向就是白虎汤证。

十九、湿热病中西汇通（下）

间歇热，骤升骤降，有无热期；常见于疟疾，急性肾盂肾炎。
少阳病。

间歇热还是一个少阳病。疟疾是个少阳病，急性肾盂肾炎也是个少阳病。我们用柴妙饮来治疗急性肾盂肾炎，效果远远好于八正散，就是因为我们考虑到了少阳湿热下注，而八正散仅仅考虑的是湿热下注，湿热是从少阳下注来的。所以柴妙饮的配伍比八正散要完全。如果记不住柴妙饮，只记得住八正散，那么柴胡黄芩加八正散也有效。用八正散配上24克/25克柴胡，9克黄芩，一样也有效。急性肾盂肾炎表现为间歇热，它是个少阳病，用了抗生素就没有间歇热了，它还是少阳病。

回归热，39℃以上，骤升骤降，高低热交替进行，常见于霍奇金病，是少阳病。

波状热，39℃以上，缓升缓降，有无热期，常见于布鲁菌病，是少阳病。

发热、多汗、关节痛、睾丸肿痛。发热多为低热和不规则热，5%～20%波状热。多汗亦为本病突出的症状之一，常于夜间或凌晨热退时大汗淋漓，肝脾肿大常见。

少阳病（寒热往来，微热，日晡潮热）。

波状热常常伴有肝脾肿大，所以它是个少阳病，回归热也是少阳病。霍奇金病也是从少阳去治，只不过霍奇金病是从少阳经和少阴经去治，而波状热是从少阳经和厥阴经去治。所以这个回归热也是一个少阳病。

我们说有3种规律的热型，一个间歇热，是个少阳病；一个回归热，是个少阳病；一个波状热，还是个少阳病。《伤寒论》里讲的少阳病的发热除了寒热往来还有微热和日晡潮热，小柴胡汤可以治疗低热和下午发热。下午发热是阳明病，少阳病也有，可以再去读"少阳病篇"，把那个《重订伤寒杂病论》拿来再读读。少阳病有3种热型，第一个叫作寒热往来。第二个叫作微热。第三个叫作日晡潮热。少阳病很多时候是没有寒热往来的，寒热往来那是最典型的。

稽留热，39℃以上，24小时波动不超过1℃，常见于大叶性肺炎，伤寒极期。

是阳明病。

稽留热体温39℃以上，24小时波动不超过1℃。稽留热常见于大叶性肺炎和伤寒极期。治疗大叶性肺炎的代表方是麻杏石甘汤。《伤寒论》中一个代表方麻杏石甘汤，用它加味来治疗大叶性肺炎。这个方儿科最常用了，儿科最常见大叶性肺炎。麻杏石甘汤治疗的是阳明病，就是我们讲的大热、大渴、大汗、脉洪大，呈现为稽留热，表现为体温波动小，持续地发热，几个小时或者一两天都可以，而且热退下来后，体温是可以恢复到正常的。这是我们讲的阳明病的热，叫作稽留热。

弛张热，39℃以上，24小时波动超过2℃，常见于败血症、风湿热、化脓性炎症。

就是身热不扬。

弛张热，体温在39℃以上，24小时波动超过2℃，常见于败血症、风湿热、化脓性炎症。我们今天讲的湿热病，它就可以明显表现为弛张热。湿热病的一个典型热型就是弛张热。什么是弛张热？我给大家举个例子就知道了，比如说这个患者的发热，37℃—40℃—38℃—41℃—37℃，这就表现为弛张热。体温在一天之内波动大，表现为高热—中热—高热—中热。如果波动不大就叫稽留热，那就是阳明病。湿热病体温波动大，因为身热不扬，就是湿困住了它。阳明病的稽留热一般是不会持续的。如果阳明病的稽留热持续不退，那这个病就很严重了，是要死人的。但是弛张热是可以持续的。它可以连续好几天都发热，一会儿温度很高，热到40℃了；一会儿温度又到37.5℃了。这是湿热病的一个典型的热象。为什么它的温度可以变到37.5℃，因为湿困住了它的热，中医叫作身热不扬。

我给大家讲了5种热型，不规则热不算，前面3种热型的发热都很有节律，呈现为寒热往来，都是少阳病的热。还有一种热，体温波动小，升上去以后持续地发热，就是我们讲的大热、大渴、大汗、脉洪大的阳明病。还有一种热在热上去之后温度波动起伏很大，湿一困体温就低一点，热一出来体温又升高，这就是我们讲的湿热病的身热不扬。

身热不扬：

热为湿遏，发热在里，热势不扬。

（1）长期低热，缠绵不退。

（2）高低起伏，晨轻暮重。

【病者一身尽疼，发热，日晡所剧者，名风湿。此病伤于汗出当风，或久伤取冷所致也。可与麻黄杏仁薏苡甘草汤。】

（3）医生初扪病者体温不觉热甚，久则感到热盛灼手的表现。

区别：患者自觉发热，按其肌肤却不甚热的一种症状。【瘀血灯笼热】

湿热病的身热不扬有3种说法，实际上有4种说法。第一种，长期低热缠绵不退。它可以表现为37℃—38℃—37℃，低热很久，这是湿热病的一个热型。

第二种，高低起伏，晨轻暮重。下午阳明当令的时候他就发热，体温高。日晡阳明当令，参考六经为病欲解时，阳明当令的时候他就发热高，不在阳明当令的时候，它的热就轻。这个是湿热病的表现，因为他体温波动大。

"病者一身尽疼，发热，日晡所剧者，名风湿……可与麻黄杏仁薏苡甘草汤"，就是湿把他的热给困住了，一到了阳明当令的时候他热起来，体温高起来，就是中医讲的身热不扬。

第三种，是说医生初扪病者体表不觉得很热，久了感觉灼手。温热病你一摸上去就感觉到怎么这么烫，而湿热病刚开始摸上去感觉有点发烫，再一会儿感觉很烫，它就和温热病感觉不一样。

第四种，是说这是患者自觉发热，摸其肌肤却不甚热的一种症状。这种热是我们讲的灯笼热，属于瘀血引起的发热，不是湿热病。

就是患者自己觉得发热但是摸其肌肤不热，体温不高，脉搏不快，他并没有发热，那个叫作王清任讲的灯笼热，我们活血化瘀课里面讲过这种热，这个不属于湿热病。湿热病的热就是前面那3种表现。长期低热、缠绵不退的要注意区别，不见得就是湿热病，小柴胡汤证也有这种表现，只是说湿热病可以见到这种热型，不是说只要见到长期低热缠绵不退的就是湿热病。但是高低起伏，晨轻暮重，这个是湿热病比较有特征的一个表现。它和阳明病的区别是：阳明病的热也是暮重，阳明病的体温一旦升上去后，它持续在这个水平上，而这个湿热病体温波动大。

伤寒与温病：

汗出、热退、脉静、身凉。

伤寒与温病的鉴别，其特征叫作汗出、热退、脉静、身凉。伤寒发完表，汗出以后，它表现为热退，就是体温恢复正常。伤寒，你发完汗以后体温一定是正常的。汗出过以后，如果体温还不正常，就说明发表没有发透，那叫作"汗出不彻"，过几天就要"因转阳明"。发表没发透有两个表现：第一个表现是体温可能没有恢复正常；第二个表现最典型——怕冷。"有一分恶寒，就有一分表证"。如果汗出透了，体温就正常。患者不怕冷。所以汗出必须要热退，如果汗出热不退，这个不是伤寒。我们讲了，湿热病的特点就是不停地出汗，但是他还发热，热不以汗解。然后脉静。伤寒发完表之后，脉搏的次数要恢复正常。如果发完表，汗出热退而脉不静，仍然不是伤寒。哪怕出了汗以后，热退了，体温在正常的时候，脉跳的还快，这是个温病。如果是伤寒，他的体温恢复正常后，脉搏跳的也是正常的。最后是身凉。这是区别伤寒与温病的最基本的几个症状，在《温病学》里叫汗出、热退、脉静、身凉。

解热法：

三阳外感：

协同增效　解热镇痛　皮质激素
太阳-麻黄　桂枝　甘草　麻黄汤　　恶寒发热-黏膜病毒，IFN
少阳-黄芩　柴胡　甘草　小柴胡汤　　寒热往来-细菌毒血症，LPS

阳明-知母　石膏　甘草　白虎汤　　　但热不寒-持续炎症，IL-2

三阴内热：

太阴-黄芪　甘草　黄芪建中汤/补中益气汤　甘温除热

少阴-附子　细辛　麻附辛汤/大黄附子汤　太少两感（细辛解热镇痛）

厥阴-黄连/川椒　乌梅　乌梅丸（连梅汤/椒梅汤）　消渴

我们讲过解热法，三阳有解热法，三阴有解热法，三阴的解热法我们不讲，这是内伤发热。我们说三阳的解热法，太阳病的发热，它当然可以是太阳病本身，也有可能是温病的太阳类证。太阳类证的发热根本不是太阳病，你不要用麻黄，这是第一。第二个，除了温病的类证，温病讲的发热它就是两条经，少阳经和阳明经。我们前面讲了3种热型，后面讲了两种热型属于阳明经。我们讲的持续发热的稽留热，还有身热不扬的弛张热。湿热病也归在阳明经，因为热就在阳明，湿就在太阴。它就是夹湿和不夹湿的问题。所以温病的外感发热主要是在阳明。当然温病也可以见到太阳类证的发热，那个不是太阳病。三阴的热我们不讲，因为它是内伤。

（一）急性传染病

潜伏期：没有症状。

前驱期：【太阳本证/太阳类证】疾病传染过程中的一个阶段，患者开始感觉一般性的不适，如恶寒、发热、头痛、乏力、纳差、身痛等。

极期：【阳明-厥阴】。

缓解期：复发与再燃【劳复】。

急性传染病的潜伏期没有症状，它的前驱期表现为太阳类证。这是疾病传染过程中的一个阶段，患者开始出现一过性的不适，如恶寒、发热、头痛、乏力、纳差、身痛等。它和太阳病有很多鉴别方法，这些急性传染病不是鼻腔的病毒细菌感染，没有卡他症状。它和太阳病最大的区别是它不鼻塞、不流鼻涕、不咳嗽，因为鼻腔没有微生物感染。如果一个人表现为恶寒、发热、身痛、头痛、纳差，但是不鼻塞、不流清鼻涕、不咳嗽，你首先要想到的第一个问题它会不会不是感冒。第二个它表现为极期，极期就是从阳明传到厥阴的整个疾病的过程，从阳明到少阴，少阴入营入血，到了厥阴动风动血休克死亡。它就是从阳明传到少阴，再传到厥阴，最后到死亡的过程，但不见得就死了，也可能中途病就好了。然后是缓解期，缓解期可以复发，可以再燃，就是这个病再次发作。《伤寒论》中专门有一章讲劳复。所以我们主要是区别这个前驱期。

急性传染性疾病里面比如无黄疸型肝炎，它和感冒的区别在症状上主要有3点，它的特点是显著的厌油、明显的乏力，伴有口苦。除了这3点，它没有鼻塞、流清涕、咳嗽等，没有卡他症状。厌油，因为肝脏负责脂肪代谢，他看见油就恶心不想吃饭；乏力，肝为罢极之本，合成白蛋白，所以无黄疸型肝炎患者常说累得慌，不想动；他还口苦，口苦是个少阳病。要是你实在鉴别不了，看他舌边肿胀，说明肝脏变大了。舌也不会看，叩肝区会痛，所以很多无黄疸型肝炎被当成感冒治了。这是我们讲的急性传染病。

（二）慢性感染性疾病的急性发作

诱因：

（1）免疫抑制：病原微生物大量增殖。

（2）免疫增强：耐受打破。

慢性感染性疾病的急性发作，也常常被误诊，是因为我们鉴别不了。明明是一个慢性肾盂肾炎急性发作，还把它当成一个急性肾盂肾炎。你们有没有遇见过这种情况，有患者告诉你我尿路感染了，你以为他是急性的，实际上他以前发生过好多次了。这个可以鉴别，比如《伤寒论》讲脉弦、细、芤、迟。弦，这个肾盂肾炎，脉弦，是湿热下注。柴妙饮比八正散效果要好，或者在八正散的基础上加柴胡、黄芩。芤脉的意义就是个慢性感染。因为慢性肾盂肾炎导致促红细胞生成素分泌减少，而促红细胞生成素是在肾脏分泌的，它就表现为芤脉。

医　案

患者昨天身体不适，头痛欲裂，头顶皮肤指甲触碰皆痛，先颈背刮痧，略缓解，口服藿香正气滴丸入睡，夜11点左右开始反复全身汗出，饮盐水，出汗后头皮触痛感略好转。凌晨3点前仍反复全身汗出，略怕冷，头痛欲裂，恶心呕吐。服小柴胡汤后头痛若失，睡至6点，现两颞部太阳穴处有胀痛不适，动则易汗出，脉浮缓。

细思病史，3天前赶火车汗出淋雨，第二天夜间1点出现右下腹痛，大便一次，近两天一直右下腹隐痛，外科考虑阑尾炎，昨天白天静滴头孢硫咪，用中药小建中汤合附子薏苡败酱草合方。

我们来看这个医案，这个是我们学员自己的医案。"昨天身体不适，头痛欲裂""太阳之为病，脉浮，头项强痛而恶寒"，痛就跑去项背刮痧，"刮完痧略缓解，口服藿香正气滴丸入睡……现两颞部太阳穴处有胀疼不适，动则易汗出，脉浮缓。"他"感冒"这么严重，但没有卡他症状。

"细思病史，3天前赶火车汗出淋雨，第二天夜间1时出现右下腹痛，大便一次，近两天一直右下腹隐痛，外科考虑阑尾炎。"这是慢性阑尾炎急性发作，转移性右下腹痛。急性阑尾炎刚刚开始的时候腹胀不舒服，脉浮，头项强痛而恶寒，一身痛，关节痛，痛了几个小时，不对，下面按压痛，赶紧去医院，是个急性阑尾炎。可是在出现麦氏点压痛之前很多人不知道是阑尾炎。

这个是急性阑尾炎还是慢性阑尾炎，以前有没有阑尾炎发作病史，有没有典型的阳虚症状，有没有腹部刺激征，有没有化脓，有没有结石卡住？如果他有阳虚的情况，就容易感冒中暑。附子薏苡败酱散证的人在不发作的时候就是阳虚体质。他发作的时候才有热，才用败酱草。没有急性发作的时候他就是典型的阳虚的人，所以你要问他平时是不是阳虚。急性阑尾炎不用附子薏苡败酱散，慢性阑尾炎才用。因为他有阳虚的底子，他这个是慢性阑尾炎的急性发作。他疲劳又汗出淋雨，导致免疫系统的功能降低，细菌大量繁殖，所以炎症急性发作，这是西医的解释。中医解释就是内外感召，温病的一个特点就是内外感召。患者就是一个慢性阑尾炎的急性发作。

二十、常见湿热病病原微生物（上）

常见病原微生物

（1）疱疹病毒。

（2）链球菌。

（3）伤寒杆菌、钩状体等。

下面讲述几个常见的病原微生物，通过它们去看看湿热病的发病规律，这比逐一证型去了解会深刻得多。

疱疹病毒

（1）球形，二十面立体对称衣壳，基因组为线性双股DNA。核衣壳周围有一层厚薄不等的非对称性披膜。最外层是包膜，有糖蛋白刺突。有包膜的成熟病毒直径180～200纳米，DNA核心直径为30～40纳米。

（2）除EB病毒外均能在二倍体细胞核内复制，产生明显的CPE，核内出现嗜酸性包涵体。病毒可通过细胞间桥直接扩散。感染细胞可与邻近未感染的细胞融合成多核细胞。EB病毒和疱疹病毒6型的培养则需人或灵长类动物淋巴细胞。

（3）在某些刺激因素作用下又可转为增殖性感染。潜伏和复发感染是疱疹病毒的突出特点，这一生物学行为可导致某些疱疹病毒的基因组整合于宿主的染色体而构成潜在的癌基因。

首先讲疱疹病毒。疱疹病毒是个球形的二十面立体的对称衣壳，就是一个蛋白质里面包着它的DNA。除EB病毒外的疱疹病毒都能在人类的二倍体细胞内复制，在细胞核内产生嗜酸性包涵体，然后通过细胞与细胞之间的细胞间桥相互传播。疱疹病毒的一个特点是容易潜伏，潜伏以后又会转化为增殖期的感染。某些时候，某些疱疹病毒的基因还可以整合到人的基因里面，形成癌基因，换言之，可以整合的疱疹病毒能致癌。潜伏、增殖感染、整合，这是疱疹病毒的3个特征。

α疱疹病毒（单纯性疱疹病毒、水痘–带状疱疹病毒）：溶细胞性感染的病毒，多潜伏在感觉神经节内。

β疱疹病毒（巨细胞病毒、人疱疹病毒6型和7型）：在淋巴细胞内潜伏感染，也可潜伏于分泌腺、肾脏或其他组织。

γ疱疹病毒（EB病毒、人疱疹病毒8型）：主要感染B淋巴细胞并长期潜伏，大多不引起溶细胞性病变。

疱疹病毒分为3类：

一类是α疱疹病毒，包括单纯性疱疹病毒和水痘–带状疱疹病毒。它的特点是感染以后能够直接破坏细胞，常常潜伏在感觉神经节里。它沿着感觉神经节活动，引起整个神经支配的区域发生疾病。

一类是β疱疹病毒，包括巨细胞病毒和人疱疹病毒6型、7型。这种疱疹病毒主要在淋巴细胞内潜伏感染，也可以潜伏在分泌腺（如唾液腺）、肾脏和其他组织。

一类是γ疱疹病毒，包括EB病毒和人疱疹病毒8型。它主要感染B淋巴细胞并长期潜伏。

这3类疱疹病毒就可以引起很多的疾病。

单纯疱疹病毒

血清型：HSV-1和HSV-2。

1.流行病学：人是唯一的宿主，通过直接接触和性接触传播。病毒可经口腔、呼吸道、生殖道黏膜和破损皮肤侵入，孕妇生殖道疱疹可在分娩时传染给新生儿。

2.感染类型：

（1）急性感染：引起感染部位的疱疹。

（2）潜伏感染与复活感染：HSV-1潜伏于三叉神经节、颈上神经节和迷走神经节，偶可潜伏在S2～S3背侧感觉神经根；HSV-2则潜伏感染于骶神经节，当受到刺激时，病毒可被激活并沿神经纤维轴索至末梢，从而进入神经支配的皮肤和黏膜重新增殖，再度引起病理改变，导致局部疱疹的复发。

单纯疱疹病毒（HSV）分为HSV-1和HSV-2型。主要是通过直接接触和性接触传播，还有一个是母婴之间的传播，母亲的生殖道的疱疹在分娩时传播给孩子。感染类型有两种：一是急性期传染，引起感染部位的疱疹；二是潜伏和复活。HSV常常潜伏在感觉神经节，而一旦受到刺激后，它可以复活，导致局部疱疹的病变。一般就是受到寒冷的刺激，所以很多人在夏天吹了空调以后发生疱疹。还有的人在寒冷刺激以后会在耳后发生疱疹病毒的活化，发生面神经麻痹（面瘫）。

3.临床症状：初次感染虽多无临床症状，但常转变为潜伏感染。

（1）口咽部疱疹：多HSV-1感染，常发生于儿童，仅少数感染者出现临床症状，表现为发热、咽痛、口腔黏膜疱疹和溃疡等。复活感染常发生于口唇皮肤与黏膜交界处，初有疼痛、热灼感，继后局部出现水疱并破溃形成溃疡，一周左右病愈。

（2）生殖器疱疹：多HSV-2感染。急性感染时临床症状较重，感染部位出现斑疹或丘疹，进而形成水疱、脓疱和溃疡，可伴有发热和淋巴结肿大等临床表现，病程约3周。生殖器疱疹易反复，但症状较轻，甚至无临床表现。此类疾病可通过性接触传播。

（3）宫颈癌：HSV-2与HPV-16。

（4）疱疹性角膜结膜炎：两型HSV均可引起，以HSV-1为多见。急性和复活性感染发生在眼部，表现为树枝状角膜炎或角膜溃疡。重者炎症波及结膜基层，导致角膜混浊影响视力。新生儿可在患有HSV-2感染的孕妇分娩时获得感染。

（5）皮肤感染与疱疹性甲沟炎：HSV-1皮肤感染发生于皮肤破损者，如湿疹、热伤或外伤，引起疱疹性湿疹、疱疹性甲沟炎等。疱疹性甲沟炎系手指皮肤破损后，HSV感染手指或指甲部位，出现疼痛性疱疹并形成脓疱，常被误诊为细菌感染。

（6）免疫功能缺陷HSV-1感染：病变可扩散至呼吸道、消化道、肠黏膜等，症状更为严重。HSV-1感染引起的散发性致死性脑炎，病程进展快，病死率高。如晚期癌症。

单纯疱疹病毒感染后有的是没有症状的，有的是有症状的，它常见的症状有：

第一，口咽部疱疹，这个很多见，常发生于儿童。初发感染主要在口腔、咽喉，表现为发热、咽喉痛、口腔黏膜疱疹和溃疡。复发感染之后也可以在口唇皮肤与黏膜交界处形成单纯性疱疹，就在口唇周围。这种情况很多见，一上火他的嘴巴就溃疡了，口唇周围长出水疱。如果它初发在小孩，就是一个少阳病，表现为口腔溃疡、咽喉疼痛，医生一般就当成一个温病，用小柴胡汤加点金银花、连翘治疗。病毒在人体潜伏下来后，当疲劳或者上火（比如吃顿火锅）就长水疱，主要就位于口唇周围。

之所以要讲述病原的问题，是由于同一族病毒引起的所有疾病都是一个治疗方法。不论是什么表现，如何转归，只要抓住它不变的核心病机，所有的病用一个方法治疗都有效。

第二，生殖器疱疹。疱疹病毒HSV-2可以引起生殖器疱疹，它的特点是在生殖器形成水疱、脓疱、溃疡。男性容易见到，长在阴茎上；女性就在阴道等部位形成生殖器疱疹。它是一个很常见的性传播疾病。

第三，单纯疱疹病毒还可以引起宫颈癌。宫颈癌主要是由于HSV-2和HPV的高危型以HPV-16为代表引起的。所以，治疗子宫颈癌和治疗其他疾病的处方很相似。有很多种肿瘤不容易治疗，疗效也不好。也有好多种肿瘤比较好治，一用药就有效，比如有的宫颈癌就容易治疗，我们用中药都治愈过很多例。宫颈癌就是一个典型的由疱疹病毒感染引起的癌症，它对中药很敏感，因为找到了针对疾病的最核心的东西。疱疹病毒的衣壳包着DNA，衣壳上有包膜，包膜的蛋白能刺激宫颈上皮细胞的活化、转化、增生、癌变。我们就专门针对这个蛋白去打击它，就可以治疗宫颈癌。其实针对这个蛋白去打击它，对于疱疹病毒引起的其他疾病也同样有效。然后，再去看治疗宫颈癌的处方，就会看得很明白了。

第四，疱疹性角膜结膜炎，HSV-1和HSV-2都可以引起。就是在角膜、结膜上形成溃疡，它可以致盲。"肝开窍于目"，对于眼部的热，可以用侯氏黑散。但是单用侯氏黑散对这个病效果不好，加上100克薏苡仁、30克淡竹叶即可。对于这个病，用菊花、石斛、地黄等明目的药物是没用的，它们只是针对症状而已。苍术治疗维生素A缺乏引起的夜盲症，对此也没有用；驻景丸等方剂都无法治疗这个疾病。而针对疱疹病毒，这个病就能治疗。否则按照传统中医来辨证论治，是不可行的。

第五，皮肤感染HSV的可以引起疱疹性湿疹和疱疹性甲沟炎，不论是哪种病，只要确定是HSV感染，用薏苡竹叶汤就有效，就是由于薏苡竹叶汤最主要的就是薏苡仁和淡竹叶两味药，再根据具体情况和发病部位加减即可，发生在什么部位就加针对那个部位的药物。甲沟炎一般是由于细菌感染引起的，疱疹病毒也可以引起。而湿疹一般是由于过敏，疱疹病毒也可以引起。对于疱疹病毒引起的这种湿疹，抗过敏治疗是解决不了根本问题的。总之，核心就两个药物——薏苡仁和淡竹叶，在针对那个部位的处方中加进这两个药就能解决问题。

第六，免疫功能缺陷性的HSV-1感染，较为严重，很少见。所谓免疫功能缺陷，就比如艾滋病，或晚期癌症这种免疫功能严重低下的患者。如果晚期癌症的患者出现大面积的疱疹，称为"丧钟"，这说明他的免疫系统严重缺陷，这个人的生存期一般不长。较为晚期的癌症患者一般以3个月来判断他的寿命。有的患者时间长一点，有的患者时间短一点，也有最后又活过来的。但是，总的来讲，患者免疫功能严重抑制，他发生疱疹的预后不好，是患者很负面的一个预后指征。

水痘－带状疱疹病毒 VZV（Varicella-Zoster Virus）

儿童初次感染引起水痘，而潜伏体内的病毒受到某些刺激后复发则导致带状疱疹，多见于成年人和老年人。好发于冬春季节，呼吸道也可接触传播，可潜伏于脊髓后根神经节。

1.原发感染：儿童多见，水痘的出疹突发，红色皮疹或斑疹首先表现在躯干，然后离心性播散到头部和肢体，继续发展为串水疱、脓疱，最后结痂，偶并发间质性肺炎和感染后脑炎。免疫功能缺陷易发展成为严重VZV感染。成人水痘症状较重且常伴发肺炎。

2.**继发感染**：免疫功能低下者潜伏的病毒易被激活，带状疱疹多见。刺激如外伤、发热、受冷、机械压迫、X线照射时。

还有一种疱疹病毒是水痘-带状疱疹病毒。单纯性疱疹和带状疱疹的区别是单纯性疱疹在口唇周围，而带状疱疹像一个带子，它的皮损面积比较大。之所以叫"水痘-带状疱疹病毒"，因为它初次感染是引起水痘，多见于小孩，而在成人时复发就是带状疱疹。这种病毒好发于冬春季节，它不仅可以通过接触传播，还可以通过呼吸道传播。所以，得了水痘的小孩是不能上学的，就因为它通过呼吸道就可以传播，传染性很强，甚至可以引起一个班里的同学都长水痘。

水痘退了以后，病毒可以潜伏在脊髓的后神经节。所谓"可以潜伏"，是说很多水痘是自然痊愈的，虽然并没有经过很标准的一个抗病毒的治疗，但是出完后就痊愈了。学习了湿热病之后，要知道同样是两个水痘患者，你治好的和另一个医生治好的是不一样的，你治好的患者不会再患带状疱疹，而另一个医生治好的患者会得带状疱疹。因为单纯去处理它的症状是不行的，病毒会潜伏在脊髓神经根，最后是要得带状疱疹的，在成人以后一有免疫功能低下就发作了。得癌症的时候更容易发作，艾滋病更不用说，正常人由于疲劳等原因都会发作。

原发感染就是水痘，后来继发感染就发生带状疱疹。一般的水痘没有关系，但是有些严重的水痘会伴发肺炎、脑炎，多见于儿童，成年人也有。但是，成年人如果出水痘就危险了，在以前成年人出水痘是要九死一生的。虽然现在科学发达了，但仍要记住，如果一个成年人发生水痘来找你看病，这是容易死人的。因为成年人正邪相争很激烈，越是壮年出水痘越危险。相反，成年人出现带状疱疹不用怕，不会有危险。

EB 病毒（Epstein-Barrvirus，EBV）

1.**传染性单核细胞增多症**：是一种急性淋巴组织增生性疾病，多系青春期初次感染EBV后发病。典型症状为发热、咽炎和颈部淋巴结肿大。随着疾病的发展，病毒可播散至其他淋巴结；可导致肝、脾肿大，肝功能异常。

2.非洲Burkitt淋巴瘤和EBV相关性淋巴瘤：非洲Burkitt淋巴瘤多见于5~12岁儿童，在中非新几内亚和美洲温热带地区呈地方性流行。好发部位为颜面、腭部。

3.鼻咽癌：我国南方及东南亚是鼻咽癌高发区，多发生于40岁以上中老年人。

4.胃炎/胃癌。

还有一个疱疹病毒是EB病毒。EB病毒也是疱疹病毒，只不过不同的疱疹病毒侵蚀的组织细胞不一样。它可以引起多种疾病。

一是传染性单核细胞增多症。传染性单核细胞增多症多见于青壮年，就是在少阳的阶段。它的典型表现有发热、咽炎、颈部淋巴结肿大和一身疼痛，还可以导致肝脾肿大。发热，于下午加重，伴一身疼痛，用麻杏薏甘汤；EB病毒可以导致颈部淋巴结肿大，用肥儿散；EB病毒可以引起肝脾肿大，可以传少阳经，肥儿散证就是入少阳之络了。肥儿散方中用了蜈蚣，带状疱疹也可以用蜈蚣，这有助于缓解其疼痛，二者是一个思路。

二是引起Burkitt淋巴瘤和EBV相关性淋巴瘤，简言之，就是它可以引起淋巴瘤。之所以引起淋巴瘤，是由于它感染淋巴组织。而且，就像前文说的一些疱疹病毒的DNA可以整合到人体的DNA中，引起肿瘤。

三是引起鼻咽癌，广东就是鼻咽癌的高发区。

四是引起胃炎和胃癌。它所引起的这种胃炎，要用达原饮加柴胡、薏苡仁、淡竹叶；或不加柴胡而加藿香、佩兰，为缓解消化道症状为主。二者是同一个道理，不过是针对不同角度去加减，就如吴鞠通将半夏泻心汤去了人参、大枣、甘草等，加生姜、杏仁就叫一个方；去了人参、大枣、甘草等，加生姜、枳实又叫一个方。变化个杏仁、生姜、枳实，就取不同的方名，实在是不必。不过变化后的两个处方侧重是有所不同的。比如，加藿香、佩兰的方更侧重于改善消化系统功能，而加了柴胡的方更多地考虑到伏邪病的特征，两张方子可以交替着使用。达原饮加薏苡仁、淡竹叶那是基础的，如果患者腹胀、纳差，先加些石菖蒲、郁金、藿香、佩兰处理。待其胃口改善，可换加柴胡。达原饮加薏苡仁、淡竹叶不能动，其他药根据情况变化即可。

如果一个淋巴瘤，或鼻咽癌，或胃癌，表现为与EB病毒感染有关，那就是用大剂量的薏苡仁、淡竹叶去治疗，包括这样的宫颈癌也是使用这个治法。

对于绝大多数的肿瘤，用健脾补气的方法是难以收到明显效果的，最多是使得患者的食欲、精神状态改善。比如使用六君子汤之后，患者会觉得体力、精力有所改善。有两种肿瘤用健脾补气是有些效果的，一是肌肉瘤，二是胃癌。这两种肿瘤用了健脾补气药后能够起到控制肿瘤的效果。不过，如果一个胃癌查到EB病毒是阳性，用六君子汤就不合适了。最起码要考虑参苓白术散，再加薏苡仁、淡竹叶，还有柴胡、黄芩，所谓"见肝之病，知肝传脾，当先实脾"。胃癌和伏邪有关，要从少阳去治疗。吴门验方中有个专门治疗胃癌的处方——滋生流气饮，但是对于这种EB病毒感染相关的就不可以了。不过，可以加上大剂量的薏苡仁进去，就会又有些效果了。

EB 病毒感染

1.增殖性感染：EBV在受感染的B细胞内，其基因组在少部分宿主细胞内得以复制和完全表达，随着子代病毒的形成和释放，宿主细胞溶解死亡。

2.非增殖性感染：

潜伏感染：在EBV感染的B细胞中，病毒的基因组不能完全表达而于感染早期即处潜伏状态，不能表达病毒的结构蛋白和其他晚期蛋白。

恶性转化：系指少数EBV感染的B细胞在不断分裂增殖的过程中，因受某些因素的影响，而发生染色体异常改变，转变为肿瘤细胞。

EB病毒感染表现为增殖性感染和非增殖性感染。增殖性感染，就是EB病毒有释放，释放之后再进入细胞复制，反复如此，破坏宿主细胞。而非增殖性感染有两种：一是指在感染以后不发生转录和复制，而在那里"睡觉"，就是潜伏感染。二是指EB病毒感染之后，它的DNA和人体的染色体发生作用，可以切割、整合到人染色体上，使得人染色体发生异常改变。此外，病毒衣壳的蛋白能够刺激细胞的生长、增殖、转化，最后变成癌症。而EB病毒感染可以变成胃癌、鼻咽癌和淋巴瘤。所以，肥儿散证的儿童是容易得肿瘤的。很多小孩本来身体好好的，经过一个感冒以后就出现消瘦、纳差、多汗等体质变弱的表现，实际上很多就是EB病毒感染，开始就像一个感冒，表现为下午发热明显、一身疼痛。医生可能用荆防败毒散，数日后热退，就觉得已经病愈了，但是患者的颈部淋巴结增大了。颈部淋巴结增大是肉眼所看不见的，需要用手去做触诊。肥儿散治的就是这种类型的。

EB 病毒检查

病毒的分离培养：采用唾液、咽漱液、外周血细胞和肿瘤组织等作为标本，接种人新鲜的B细胞或脐带血淋巴细胞。

病毒抗原及核酸检测：免疫荧光、核酸杂交、PCR或RT-PCR。

血清学诊断：①特异性抗体的检测：用免疫荧光法或免疫酶法检测病毒VCA-IGA抗体或EA-IGA抗体，滴度≥1∶5～1∶10或滴度持续上升者，对鼻咽癌有辅助诊断意义。②非特异性抗体的检测：即应用嗜异凝集试验检测患者血清中的嗜异性抗体，以作为传染性单核细胞增多症的辅助诊断。

检查包括：一是病毒的分离培养，二是查病毒的抗原及核酸，三是查病毒的抗体，这涉及西医的问题。很少通过查EB病毒的VCA-IgA抗体或EA-IgA抗体来诊断鼻咽癌，而主要是看这个鼻咽癌的患者有没有EB病毒的感染，这个是特异性抗体的检测。还有一个非特异性抗体，我们叫嗜异性抗体。只要知道可以查EB病毒的抗体就可以了。

确定EB病毒有没有发生复制，做个病毒抗原及核酸检测就可以。

病毒培养是很少有人做的，病毒抗原及核酸检测相对做得多些。

人巨细胞病毒 CMV（Cytomegalovirus）

1.所致疾病：巨细胞包涵体病。

2.流行特征：初次感染多在2岁以下，大多呈隐性或潜伏感染，但在一定条件下侵袭多个器官和系统产生严重疾病。

3.感染类型：

（1）先天性感染：初次感染的母体可通过胎盘传染胎儿，患儿可发生黄疸、肝脾肿大、血小板减少性紫癜、溶血性贫血、脉络膜视网膜炎和肝炎等，少数严重者造成早产、流产、死产或生后死亡。存活儿童常智力低下、神经肌肉运动障碍、耳聋和脉络视网膜炎等。

（2）围生期感染：分娩时胎儿可经产道感染，多数症状轻微或无临床症状，偶有轻微呼吸障碍或肝功能损伤。CMV可通过哺乳传播婴儿。

（3）新生儿后感染：儿童和成人的CMV感染多是无症状的，在成人可引起单核细胞增生样综合征；在免疫功能缺陷患者，潜伏的病毒可以复活并导致非常严重的感染。

4.细胞转化与可能的致癌作用：CMV和其他疱疹病毒一样，能使细胞转化，具有潜在的致癌作用。

还有一个疱疹病毒是人巨细胞病毒，它能引起巨细胞包涵体病，此病多见2岁以下的婴儿。多数感染后没有症状，部分感染后有出现症状。感染类型：一是先天性感染，在胎儿还没有生下来时，母体就通过胎盘传染给胎儿。生下来之后患儿可以发生黄疸、肝脾肿大、血小板减少性紫癜、溶血性贫血、脉络膜视网膜炎和肝炎等。这些病其实都需要用大剂量的薏苡仁、淡竹叶来治疗。当然，如果有黄疸，要加退黄的药，就比如用甘露消毒丹加薏苡仁、淡竹叶，对症去加减即可。这个病一般难以见得，因为此病多见于婴儿，是新生儿的疾病。普通的诊所若不是干儿科的是很难碰到的。二是围生期感染，就是顺产的时候，母亲可以通过产道（阴道）传染给胎儿。三是新生儿出生后感染，就是胎儿刚刚生下来在医院中，或者生下来一个月左右，他就可以感染这个疾病。这病毒也可能致癌。

感染人巨细胞病毒有很多种表现：第一个就是肝脏疾病，发生巨细胞性肝炎，出现黄疸、肝脾肿大等。第二个是血小板减少性紫癜，引起出血。第三个是脉络膜视网膜炎，十分常见。儿童感染得更早、更严重，会引起死亡。儿童感染容易引起智力低下、神经肌肉运动障碍、耳聋和脉络视网膜炎。所谓耳聋、脉络视网膜炎，就是个少阳病，"少阳之为病，口苦咽干，目眩也""少阳病，两耳无所闻"，包括肝脏疾病都是少阳病。少阳夹湿证的一个代表方就是甘露消毒丹，但是单用甘露消毒丹是不行的，需加大剂量的薏苡仁和淡竹叶，当然，儿童用的剂量要比成人小。

人疱疹病毒6型、7型

1.生物学特性：HHV-6A和HHV-6B。HHV-6A致病性尚不清楚，HHV-6B引起儿童疱疹。

2.HHV-6原发感染后多无症状，少数可引起幼儿丘疹或婴儿玫瑰疹。常急性发病，先有高热（39℃数天）和上呼吸道感染症状，退热后颈部和躯干出现淡红色斑丘疹。此外，感染可导致中枢神经系统症状，包括癫痫、脑膜炎和大脑炎等。

HHV-6感染也是引起器官移植受者发热的原因之一，在脊髓移植等免疫功能低下的患者，体内潜伏的HHV-6常可被激活而发展为持续的急性感染。淋巴增殖性疾病、自身免疫病和免疫缺陷患者均是HHV-6的易感宿主。

还有其他疱疹病毒，其中比如人疱疹病毒6型、7型。人疱疹病毒6型有HHV-6A和HHV-6B两种，主要是HHV-6A。在临床中，关于具体是哪型的疱疹病毒是不需要特别在意的，只要知道哪些疾病是疱疹病毒感染引起的就可以了。

HHV-6可以引起幼儿丘疹或婴儿玫瑰疹，HHV-7也可以引起它。表现为急性发病，先有高热和上呼吸道感染的症状，退热后颈部和躯干出现淡红色斑丘疹。个别感染可导致中枢神经系统症状，包括癫痛、脑膜炎和大脑炎等。大部分是不会出现中枢神经系统症状的。这个疾病大部分儿童都得过，它的另一个名字叫"幼儿急疹"。小儿发热数日后热退出疹，就是这个病。只是一般很少会遇到疱疹病毒感染影响中枢神经系统，导致患者抽搐，发为脑炎，脑炎老百姓称之为热成傻子了。实际上不是发热热傻了，而是病毒感染到中枢神经系统了。而大部分的幼儿急疹是不会引起中枢神经系统的问题的。

还有一病很常见，就是由HHV-6感染引起器官移植受者的发热。但是一般见不到，因为器官移植的人不会来看中医。不过有器官移植的人容易感染这个病毒。此外，自身免疫性疾病、淋巴增殖性疾病和免疫缺陷病患者均是HHV-6的易感宿主。免疫缺陷病如艾滋病、自身免疫性疾病有很多，淋巴增殖性疾病是个较为生僻的西医词汇，比如恶性淋巴瘤这类疾病，它们就容易合并HHV-6的感染。

人疱疹病毒6型一般是感染婴儿，正常情况下成人不感染。如果感染的成人可能就是一个器官移植的人，之所以器官移植的人容易感染，是由于他使用了免疫抑制剂。此外，艾滋病、淋巴系统肿瘤和自身免疫性疾病的患者，这些人的免疫系统都有问题。

人疱疹病毒6型的相关检查，可以去做细胞培养，也可以去检测核酸。而脑膜炎很难诊断，需要做脑脊液的检查。

人疱疹病毒 8 型

人疱疹病毒8型（Human Herpesvirus-8，HHV-8）主要存在于艾滋病卡波济肉瘤组织和艾滋病患者淋巴瘤组织中。HHV-8与卡波济肉瘤的发生、血管淋巴细胞增生性疾病及一些增生性皮肤疾病的发病有关。HHV-8可通过性交传播，在发达国家发现于同性恋男性，而在发展中国家男性、女性均有发现。由于病毒可在B淋巴细胞中复制，故能通过输入污染的血细胞传播。尽管HHV-8感染B细胞，但患者并无免疫功能障碍。

其他疱疹病毒中还有疱疹病毒8型，有两种人容易感染：一个是艾滋病患者，一个是同性恋者。疱疹病毒8型会引起卡波济肉瘤、血管淋巴细胞增生性疾病，还有一些皮肤损害。这个少见，不多赘述。

通过上文对于疱疹病毒的讲解，可以得出治疗疱疹病毒的核心就是使用大剂量的薏苡仁和淡竹叶。但是，单纯用这个方法，有的可以，有的不可以。比如，如果疱疹病毒引起肝损害，有湿热，需加用甘露消毒丹；若病位在眼睛，用黄芩、菊花，可以将侯氏黑散的架构调整一下；疱疹病毒还可引起宫颈癌，这属于带下证，带脉的问题可用白术，比如用四君子汤重用白术，亦可用甘姜苓术汤加大剂量的薏苡仁和淡竹叶；如果疱疹病毒引起胃的功能严重障碍，舌苔很厚，明显纳差，加一点草果、木香、槟榔行气。总之，还要有一些对症的药物，最后开出的处方，患者用了才会比较舒服，是不能一成不变的。

此外，带状疱疹又较为特殊，关于带状疱疹，我们讲了孙一奎的一个处方——用瓜蒌、红花、甘草，再加上薏苡仁、淡竹叶，还可加用肥儿散方的蜈蚣。若是长在胁肋部（身体侧面），还可以加柴胡、黄芩从少阳去治。若是靠近腰部，说明此病可能和肾有关系，可以加点桑寄生上去。说明还是需要较为全面的中医知识，虽然只用薏苡仁和淡竹叶两个药也有效，但是不如根据情况变化后的组方效果来得好。

带状疱疹出现后遗神经痛，最关键不在于治疗后遗症，而是在带状疱疹发作时有没有治好。对于带状疱疹的后遗神经痛也可以治疗，但是有一部分不能完全缓解。带状疱疹的神经痛就像脑出血的后遗症一样，它的关键是在于"早期治疗"——就是在发生带状疱疹时，有没有给予抗病毒治疗。

我们治疗带状疱疹有时候还会加两种药物，对于带状疱疹长在胁肋部，或者其他部位、体质较为壮实的患者，加30克大青叶、6克甘草来抗病毒，是不能以缓解症状为核心去治疗的。之所以前文说在治带状疱疹的方中加蜈蚣，一则由于蜈蚣有抗病毒的作用，二则还可以防止带状疱疹的后遗神经痛。这个神经痛不是等带状疱疹好了以后再治疗，而是在发生带状疱疹的时候治疗，越晚治疗效果越差。虽然当后遗神经痛发生后也有一些办法，能够用一些药物缓解其疼痛，但是它不能够好得很彻底。疾病就是如此的，尤其是这种病毒感染引起的疾病，越晚治疗效果越差。就像后期发生鼻咽癌了，治疗也有效，但是相较单纯的一个EB病毒感染引起鼻腔类似感冒的症状，肯定还是后者更好治，谁都知道感冒比鼻咽癌好治。

总结一下各种疱疹病毒所引起的疾病：

第一，单纯疱疹病毒。可以引起口咽部疱疹，尤其是口周的疱疹；可以引起男女生殖器的疱疹，这是个性病；可以引起角膜的疱疹，叫疱疹性角膜炎，这个病较为常见；可以引起疱疹性湿疹和疱疹性甲沟炎；还可以引起宫颈癌。

第二，水痘-带状疱疹病毒。可以引起水痘、带状疱疹。

第三，EB病毒。可以引起传染性单核细胞增多症、淋巴瘤、鼻咽癌、胃炎、胃癌。

第四，人巨细胞病毒。引起巨细胞病毒病，主要发生在新生儿。

第五，其他疱疹病毒。不仅能引起婴幼儿急疹，还会引起严重免疫缺陷患者的各种疾病，包括同性恋者的艾滋病、卡波济肉瘤、血管淋巴细胞增生性疾病等。

治疗这些病的核心，就告诉大家两个药——薏苡仁和淡竹叶。薏苡仁的用量要大，100克左右，甚至可以用到200克。淡竹叶我们起手是开30克。当然，还要根据年龄调整。薏苡仁是一种粮食，是可以当饭吃的。对于一个2岁左右的患儿，用个50克、60克都没关系，只是脾虚的人吃了不舒服。所以用于一般的内科病就把薏苡仁炒一下，治疗外感病时薏苡仁就别炒了，再加一点白豆蔻（薏苡竹叶散）。薏苡仁量大时，有的患者吃了会出现便溏、胃不舒服。而且，外感病和内伤病的薏苡仁用法还不同。内伤病用参苓白术散还把薏苡仁炒用，用的是熟的，而此处用的是生的。

所以，告诉大家用薏苡仁、淡竹叶两个药，并不是让大家生搬硬套。否则有的病会被治坏，比如EB病毒引起的胃炎，舌苔非常厚腻，胃肠运动功能极差，毫无食欲，如果用90克薏苡仁、30克淡竹叶，那会使得患者更加纳差，所以要加上达原饮，配合在一起使用。

二十一、常见湿热病病原微生物（下）

链球菌

· 圆形或卵圆形的革兰阳性细菌。

· 在液体培养基中生长时为成对或成链状排列。

· 分为甲型（α型）溶血性链球菌、乙型（β型）溶血性链球菌、丙型（γ型）溶血性链球菌3类。甲型链球菌致病力弱，为上呼吸道的正常寄生菌；丙型链球菌为口腔、鼻咽部及肠道的正常菌群，通常为非致病菌；乙型溶血性链球菌为链球菌感染中的主要致病菌。

链球菌是革兰阳性细菌，成对或是链状生长，分甲型（α型）、乙型（β型）和丙型（γ型）。甲型和丙型与人体共生，而乙型是致病的。人体是众生共生，皮肤、口腔、肛门、阴道等都有细菌，共用这个躯壳。

甲型和丙型溶血性链球菌正常情况下是共生不致病，如果免疫功能低下如拔牙或手术创伤的时候，就可以致病。

· 乙型溶血性链球菌可根据其细胞壁中特异性抗原（多糖体）的不同，分为A～HK～T共18个族。

· 对人类有致病力者90%为A族，A族链球菌又称化脓性链球菌，B、C、D、G族也偶致病。

· D族和O族链球菌和唾液型链球菌、轻型链球菌和粪链球菌（肠链球菌）等是亚急性细菌性心内膜炎的致病因子。

· 需氧链球菌、厌氧链球菌、兼性氧链球菌。厌氧链球菌常居于口腔、肠道及阴道中。

乙型溶血性链球菌分多个族：A～H，K～T，主要是A族。乙型A族链球菌又叫作化脓性链球菌。D族和O族的链球菌和唾液型链球菌、轻型链球菌和粪球菌常常导致亚急性细菌性心内膜炎。粪球菌属于肠球菌，又叫肠链球菌或粪链球菌。免疫功能低下导致感冒、腹泻，细菌可以从肠道到血液到心脏，出现喘、出汗，导致细菌性心内膜炎，可用葛根芩连汤。若出现心慌心悸，心律失常，即亚急性细菌性心内膜炎，是粪链球菌引起的，常常在肠的下段（结肠）。链球菌分为需氧链球菌、厌氧链球菌、兼性厌氧链球菌。厌氧链球菌常寄居于口腔、肠道及阴道中，平时不致病，特殊情况下可以致病。

·链激酶：又名溶纤维蛋白酶，可溶解血块及阻止血浆凝固。

·透明质酸酶：又名扩散因子，可溶解组织间的透明质酸。

·脱氧核糖核酸酶：能分解细胞中脱氧核糖核酸，使脓液黏稠度下降；这些酶的作用均有利于细菌在组织中扩散，因而增加了细菌对人体的侵袭作用。

链球菌感染和酶很有关系。一个叫链激酶，溶解纤维蛋白。一个叫透明质酸酶，向组织中扩散。一个叫脱氧核糖核酸酶。这几种酶可以让细菌在组织中扩散、侵袭。链球菌感染最大的特点是可以形成转移性的感染和转移性的脓肿，甚至可以导致其他器官致病。酶可以进入血液及免疫系统。

A 族乙型溶血性链球菌

·扁桃体炎、急性咽炎或喉炎：婴幼儿及年老体弱者可并发支气管炎、肺炎。

·猩红热：若侵入咽部的链球菌能产生红疹毒素，或原不产生红疹毒素的A族乙型溶血性链球菌经产生红疹毒素的A族链球菌的噬菌体作用后，变为能产生红疹毒素者，便可引起猩红热。其病原体通过飞沫传播，病原菌侵入咽部致局部炎症，发病急骤，红疹毒素进入血流，引起猩红热的一系列表现。

·变态反应：红疹毒素引起，故病后2~4周可出现心、肾损害。

·丹毒：俗称流火，是由A族乙型链球菌引起的皮肤及皮下组织的一种急性炎症，常表现为境界清楚的局限性红肿热痛，好发于颜面及下肢，可有头痛、发热等全身症状。

·发病常有活动期足癣、鼻口腔内感染病灶及皮肤外伤史，皮损出现前常有恶寒、发热、头痛、恶心等全身症状，婴儿有时可发生惊厥，潜伏期一般为2～5天。

第一个特征，链球菌致病以A族乙型溶血性链球菌为主。扁桃体炎、急性咽炎、急性喉炎都有咽部症状，"少阳之为病，口苦、咽干、目眩也"。某些病毒引起的上呼吸道感染，可以导致咽部症状，例如带状疱疹病毒。成人普通的上呼吸道感染聚集在鼻腔黏膜里，如果扁桃体炎、咽炎、喉炎继发细菌感染，就会出现嗓子痛。主要是链球菌感染，就是少阳火化，由单纯的病毒感染继发细菌感染。继发细菌感染后出现：第一，婴幼儿和年老体弱的人可以引起支气管炎、肺炎。第二，在细菌感染的基础上再继发其他细菌感染引起支气管炎、肺炎。少阳火化传到阳明就是麻杏石甘汤证，可以是链球菌，也可以是其他细菌，因为链球菌感染更容易导致其他细菌感染。链球菌感染咳黄色脓痰、腥痰、草绿色痰。"治温之要贵在咽喉截断。"在成年人，如果病毒引起他上呼吸道感染，不继发咽部链球菌感染，就不容易发生支气管炎和肺炎。如果继发咽部链球菌感染，就容易继发其他细菌感染，或者本身链球菌继续发展。

第二个特征，可以引起猩红热，进入咽部的链球菌可以产生毒素，引起皮疹。

第三个特征，还可以引起心肾功能的损伤，甚至心肾功能的不全或者衰竭。

第四个特征，丹毒，是由A族乙型链球菌引起的皮肤和皮下组织的急性炎症。常常表现为境界清楚的局限性的红、肿、热、痛，好发于下肢，可以有发热。丹毒发病前常常有恶寒发热、头痛、恶心、呕吐等太阳类证。传染病发病前一般会出现太阳类证，发展快的几小时或一天，慢的两三天，体现医生真正的水平就在这几小时之内，但是往往很多人会被误诊为感冒。

B 族乙型溶血性链球菌

· 为人类泌尿生殖道及鼻咽部的寄生菌，主要引起肾盂肾炎、肺炎、子宫内膜炎。

·此菌已成为产褥热、新生儿感染的主要病原菌。若产妇带菌，分娩过程中羊膜破裂后，胎儿可被污染的羊水经呼吸道感染，亦可在经过产道时被感染。

·新生儿还可因吸入医护人员及产妇呼吸道带菌者的飞沫而被传染。

B族乙型溶血性链球菌主要寄生在泌尿生殖道和鼻咽部，主要引起肾盂肾炎、肺炎和子宫内膜炎。正常情况下，B族乙型溶血性链球菌不致病，如果感染A族溶血性链球菌，B族溶血性链球菌就可以引起肺炎、肾盂肾炎、子宫内膜炎，甚至引起产褥热。新生儿B族乙型溶血性链球菌感染分早发型（败血症型）和迟发型（脑膜炎型）。早发型可以引起败血症，产后数小时至5天内急剧发病，患儿出现呼吸困难、呼吸停顿、昏睡、惊厥、休克等，病死率高，其发病在少阳厥阴，导致败血症，出现寒战高热。迟发型可以引起脑膜炎，产后7~10天发病，患儿表现发热、昏睡、昏迷等，脑脊液中细胞增多、蛋白质增多、含糖量减少，可检出病原菌及抗原，病死率较早发型低，但可发生神经系统后遗症。

甲型溶血性链球菌

·牙周炎、牙龈脓肿、扁桃体炎。

·心内膜炎：当行拔牙术、扁桃体摘除等手术时，细菌可从伤口侵入血流，正常情况下，细菌将被血内具有防御功能的细胞迅速杀灭，若部分菌未被消灭，该患者心脏内膜又有缺陷（如先天性心脏病）或损伤（如风心病）时病原菌可在受损部位立足并繁殖而引起心内膜炎。

甲型溶血性链球菌一般是不致病的，它致病时主要引起：①牙周炎，牙周脓肿，扁桃体炎。②心内膜炎。主要见于拔牙、扁桃体摘除等口腔手术后，细菌从伤口侵入，引起心内膜炎。甲型溶血性链球菌引起心内膜炎的患者大部分本身有先心病或者是风心病。

D 族乙型链球菌

D族乙型链球菌也可引起心内膜炎。

此菌为人类肠道正常菌群，多从肠道或泌尿系统侵入血液。

患者出现长期发热、畏寒、进行性贫血，因部分细菌及血内物质（纤维蛋白）沉积在心瓣膜上形成大小不等的赘生物，赘生物可脱落，在血液中形成栓子，导致栓塞，尤其以脑、脾、肾栓塞为常见，产生瘫痪、脾肿大，尿中出现红细胞。

若栓塞现象发生于皮下或黏膜，则可见皮肤黏膜瘀点奥斯勒氏小结。

D族乙型链球菌一般是不致病的，若从肠道或泌尿系统侵入血液进入心脏，会引起心内膜炎，可以在心脏形成赘生物，赘生物可脱落，在血液中形成栓子，患者出现发热畏寒，甚至可以导致多脏器栓塞。

变态反应性疾病：A族乙型链球菌感染后，由于变态反应形成的疾病有风湿热、急性肾小球肾炎。

这是由于链球菌或其部分具有抗原性，能刺激人体免疫系统产生免疫反应物质（包括抗体及致敏淋巴细胞），抗原与相应的免疫物质可发生特异性结合或反应，这样可清除抗原而防止细菌的侵袭，若这一反应超过了正常人的生理水平，即它引起人体组织或器官的损害，由此产生的疾病称为变态反应性疾病。

链球菌引起的变态反应属免疫系统疾病。A族乙型链球菌感染后，由于变态反应形成的疾病有风湿热和急性肾小球肾炎。急性肾小球肾炎是由于链球菌有抗原性能够直接产生抗体，这个抗原抗体的结合物到了肾脏引起急性肾小球肾炎。所有的链球菌感染，都表现为与少阳病有关系。治疗链球菌特异性的药物是金银花（30～60克）、连翘，金银花和连翘有协同作用，其核心是金银花而不是连翘。金银花不仅对链球菌有效，对痢疾杆菌也有效，所以我们在治疗痢疾的时候经常加金银花。治疗感冒的六合汤的组方及配伍思想：荆芥、防风抗病毒感染，少阳化热用柴胡、黄芩，继发链球菌感染用金银花、连翘，发热用淡竹叶、石膏。若机体免疫功能不足，链球菌感染就容易发生并发症，加太子参。但气有余便是火，且此病容易发热，用点淡竹叶、石膏，这就是六合汤配伍的思想。治疗猩红热用四妙勇安汤，因为和少阳相关，合上柴胡、黄芩。猩红热、丹毒和血管损伤有关，加了一味强烈抗炎的当归，配上甘草增强抗炎作用。玄参能够凉血、清肝、保护血管。金银花是治疗链球菌特异性的药物，但急性肾小球肾炎是链球菌的免疫应答引起的变态反应免疫病，不是病原微生物链球菌直接引起的，所以治疗时不选用针对链球菌感染的金银花。

B族乙型溶血性链球菌可以引起肾盂肾炎、产褥热。治疗产褥热的三物黄芩汤，从少阳治。B族链球菌引起的肾盂肾炎用柴妙饮，也是从少阳治。因为B族链球菌本身不致病，病原性不强，其感染时不需要大剂量金银花。真正致病且病原性强的是A族乙型溶血性链球菌，可引起扁桃体炎、急性咽炎、喉炎、猩红热、变态反应、丹毒。变态反应还可以引起肾小球肾炎。有肾小球肾炎病史的小孩没有感冒但出现嗓子痛，那就得警惕肾小球肾炎可能要复发了。伏邪转出少阳，发热，过一两天就水肿，从少阳咽喉去治。西医可以选择手术切除扁桃体。链球菌潜伏在扁桃体，一旦活跃，就会发生变态反应，导致肾小球肾炎复发。如果链球菌不活跃了，嗓子也不痛了，扁桃体也不肿了，疾病就好了。如果肿还没消，过一阶段细菌又活跃了，那就从咽喉去截断，其专药是金银花，病位在少阳。链球菌感染的复发与缓解有一定的规律性，可以表现为不同的形式，可以表现为丹毒、猩红热、扁桃体炎、咽炎、喉炎、心内膜炎、肾小球肾炎。

肠伤寒

典型的肠伤寒自然病程为时约4周，可分为4期：

1.初期（第一周）：

· 发热，常伴有全身不适、乏力、食欲减退、咽痛与咳嗽等【太阳类证/少阳】。

· 病情逐渐加重，体温阶梯性上升，于5～7天内达39～40℃。

· 发热前可有畏寒而少寒战，退热时出汗不显著【发热不扬，热不得越】。

大家需要掌握温病自身的规律，肠伤寒分典型、不典型两种。不典型的肠伤寒疾病轻，可以不治而愈。如胃肠型感冒，恰恰用了藿朴夏苓汤，病愈，而病愈和藿朴夏苓汤关系不大。典型的肠伤寒会导致死亡，需要医生诊治用药。典型的肠伤寒病程约4周。第一周是初期，初期表现为发热、全身不适、食欲减退、咳嗽，是太阳类证的特点。初期的发热，体温呈阶梯性上升，持续1周，5~7天体温可达39~40℃，与太阳病不一样。太阳病7日来复，7天病愈，或至少症状减轻，开始进入后面的恢复期。发热前可以有畏寒而少寒战，退热时出汗不显著。出汗不显著表现为但头汗出，齐颈而还。退热时浑身汗出不多。湿热病发热的特点：发热不扬，热不得越。退热时头面汗出，身上汗出不多，与其体温不成比例。值得注意的是肠伤寒初期有类似感冒的症状，容易误诊为感冒。

2.极期（第二至第三周）：

（1）高热：持续不退（10~14天），多（50%~70%）呈稽留热型，少数呈弛张热型或不规则热型。

（2）消化系统症状：①伤寒舌：舌尖与舌缘的舌质红，苔厚腻。②纳差，腹胀，多便秘，少数以腹泻为主。③右下腹可有轻度压痛：肠道病多在回肠末段与回盲部。

（3）神经系统症状：与疾病的严重程度成正比，是由于伤寒杆菌内毒素作用中枢神经系统所致。患者精神恍惚，表情淡漠，呆滞，反应迟钝，听力减退，重者可有谵语、昏迷或出现脑膜刺激征（虚性脑膜炎）。症状多随体温下降至逐渐恢复。

7天以后进入第二期，持续10~14天。第二期表现为：

第一，高热，出现稽留热或者弛张热，稽留热是典型的阳明病发热；弛张热是典型湿热病的发热，体温每天波动很大。可以表现为热重的阳明病发热，也可以表现为湿重的发热，每天体温波动很大。如果用了激素退热，就会出现不规则热。第二，出现消化系统症状。①伤寒舌。舌尖与舌缘红，苔厚腻，厚苔盖住了舌质的红色。肠伤寒属于中医伏暑范畴，是典型的伏邪发病。②出现湿热病消化系统症状：纳差，腹胀，便秘或者腹泻。③右下腹尤其是回盲部（麦氏点）轻度压痛，容易被误诊为阑尾炎行手术治疗而导致死亡。然后到了极期，极期的特点：发热持续两周，出现虚性脑膜炎，伤寒杆菌的内毒素作用于中枢神经系统，出现精神恍惚，表情淡漠，呆滞，反应迟钝，听力减退。重者可以出现谵语，说胡话。

（4）**循环系统症状：常有相对缓脉（20%~73%）或有时出现重脉是本病的临床特征之一，但并发中毒性心肌炎时，相对缓脉不明显。【**重搏：脉波在其下降期中有一重复上升的脉波，但较第一个波为低，不能触及。在某些病理情况下，此波增高而可以触及称为重搏脉，即一个周期可触及两个脉搏搏动。】

·湿病脉缓

（5）**脾肿大：病程第6天开始，少数肝肿大，重者出现黄疸，肝功能明显异常者提示中毒性肝炎。**

循环系统表现为相对缓脉，缓脉是湿热病的脉象，然后出现肝脾肿大少阳病的特征，属于少阳夹湿证的伏邪，而不是新感。

（6）**皮疹（病程7~13天）：**

玫瑰疹：部分患者（20%~40%）的皮肤出现淡红色小斑丘疹，直径为2~4毫米，压之退色，为数在12个以下，分批出现，主要分布于胸、腹，也可见于背部及四肢，多在2~4天内消失。

白㾦：水晶形汗疹也不少见，多发生于出汗较多者。

第二周出现皮疹，就是极期。进入极期的第一周出现的淡红色的小丘疹即玫瑰疹。之前被误诊、误治的肠伤寒病例主要原因有：①患者的伤寒舌不典型。②没有出现玫瑰疹。值得注意的是淡红色的小丘疹不仅会出现在皮肤上，也可以出现在舌头上，即芒刺。③没有出现水晶形汗疹。这几个因素导致误诊。水晶形汗疹表现为皮肤上白色晶莹剔透的水泡，由于出汗太多所致。暑天或夏秋之际，患者持续发热及出汗，很少下床活动也不洗澡，所以就容易形成水晶形汗疹，即白㾦。

其他类型

1.轻型：毒血症轻，病程短，1～2周内痊愈。多见于发病前曾接受肠伤寒疫苗注射或发病初期已经应用过有效抗菌药物治疗者，儿童亦不少见。易漏诊或误诊。

2.暴发型：起病急，毒血症严重，出现畏寒、高热、腹痛、中毒性脑病、心肌炎、肝炎、肠麻痹、休克等表现。常有显著皮疹，也可并发DIC【动血】。

3.迁延型：免疫功能低下，发热持续不退，可达45～60天。伴有慢性血吸虫病的肠伤寒患者常属此型。

4.小儿肠伤寒：年龄越小，症状越不典型。

学龄期儿童：与常人相似，多属轻型。缓脉【小儿脉数】及玫瑰疹少见，白细胞计数常不减少。

婴幼儿肠伤寒：常不典型，病程亦重。玫瑰疹少见，白细胞计数常增多，并发支气管炎或肺炎颇为常见。

5.老年肠伤寒：体温多不高，症状多不典型，虚弱现象明显；易并发支气管肺炎与心功能不全，常有持续的肠功能紊乱和记忆力减退，病程迁延，恢复不易，病死率较高。

肠伤寒轻型1～2周便自愈。暴发型，起病急，毒血症严重，容易死亡。之前被误诊、误治的肠伤寒病例虽然没有典型的伤寒舌，没有典型的肠伤寒皮疹和白痱（即水晶形汗疹），但患者病程的进展非常迅速。整个病程才一个多星期，属于暴发型。还有就是迁延型。迁延型的肠伤寒反反复复，多见于血吸虫、血吸虫肝硬化等有痼疾的人。值得警惕的是：某些特殊类型的肠伤寒病死率高，比如老年人的肠伤寒。

复发与再然

复发：症状消失后1～2周，临床表现与初次发作相似，血培养阳性转为复发，复发的症状较轻病程短。

与胆囊或网状内皮系统中潜伏的病菌大量繁殖，再度侵入血循环有关；疗程不足，机体抵抗力低下时易见，偶可复发2~3次。

再燃：病程中体温与逐渐下降的过程中又重升高，5~7天后方正常【缠绵】，血培养常阳性，机制与初发相似。

肠伤寒容易再次发作。伤寒杆菌可以潜伏于胆囊，胆囊炎发作后排出伤寒杆菌，侵入血液，导致肠伤寒再次发作。伤寒杆菌潜伏在胆囊属少阳，可以出现白痦、伤寒舌，表现为典型的蒿芩清胆汤证。之前被误诊误治的肠伤寒病例第一证用的是甘露消毒丹，两剂不见效，考虑为伏邪发病予治疗伏暑的蒿芩清胆汤。由于此案肠伤寒表现不典型，没有出现白痦，故没有在蒿芩清胆汤的基础上合上治疗白痦的专方薏苡竹叶汤。蒿芩清胆汤的大青叶有抗菌作用，加入大剂量的薏苡仁、淡竹叶协同治疗肠伤寒。随后出现神智淡漠（虚性脑膜炎）的薛生白三甲散证，但是患者觉得中医治疗不效转西医治疗，被误诊为阑尾炎行手术，术后死亡。大家必须认识并掌握肠伤寒其自身发生、发展的必然规律。

二十二、常用药物的种属分类

禾本科植物药性：清热，利尿，抗病毒。

薏苡仁：薏苡仁素，可抗肿瘤/抗病毒。

芦根：含有薏苡仁素，可生津（天门冬酰胺），止呕。

白茅根：止血。

淡竹叶/竹叶：竹叶石膏汤/竹叶柳蒡汤。

其他：杂粮（谷/麦）。

禾本科主要的4味药：薏苡仁、淡竹叶、芦根、白茅根。其他还有：谷芽、麦芽、糯稻根。

禾本科植物的特点：第一，薏苡仁和芦根都含薏苡仁素，可以抗病毒，可以出表。其中最常用的配伍：薏苡仁配淡竹叶，芦根配茅根。第二，禾本科的植物都能长苔。如枇杷养胃饮、五叶芦根汤，其核心是薏苡仁配淡竹叶，芦根配茅根，再加能长苔的谷芽、麦芽。所以参苓白术散用薏苡仁有其必然的道理。禾即庄稼，用来长苔，治疗舌苔上有裂纹等情况。芦根既能利尿，还能养阴。三鲜饮里含芦根、糯稻根、生地。芦根含薏苡仁素，具有薏苡仁的抗病毒、除湿利尿的作用，又含天门冬酰胺（天冬里面养阴的一个主要成分），所以具有天冬的养阴作用，还能止呕。芦根在温病中经常有些特殊的使用，剂量不能太小，30克以上，但是芦根就像银翘散一样不能久煎。

姜科植物药性：理气、温中、燥湿。

生姜、干姜、高良姜：温中燥湿。

莪术、郁金、姜黄：理气活血开窍。

砂仁、白豆蔻、草豆蔻、草果、益智仁：燥湿开胃。

姜科类药的功能是理气、温中、燥湿。主要成分是挥发油。解表用生姜，温中用干姜，既温中又理气用高良姜。姜黄具有理气、活血、开窍、开胃的作用。石菖蒲、郁金开窍。《温病条辨》云："湿热有膜原滞阻中道，不饥不食，机窍不灵，三香汤主之。"莪术、郁金，姜黄具有理气、活血、开窍、开胃的作用。姜黄可以开胃。印度人在饭里加咖喱有开窍作用，和四川人吃辣椒一样。

姜科还有砂仁、白豆蔻、肉豆蔻、草果、益智仁，这些都是燥湿开胃的药，起作用的是它们的挥发油。生姜走表，干姜温中，高良姜理气，能够走肝经，郁金加上吴茱萸，能够理气活血，还能够开窍，石菖蒲、郁金开窍。砂仁偏重内伤，走肾；白豆蔻偏重于外感，走表。如果要纯走表，白豆蔻还可以用壳；如果要纯走里，砂仁还可以去壳只用仁。湿热病传入少阴容易伤阳，达原饮里用草果、薛生白的扶阳除湿汤里用益智仁都能够温肾。

南星科植物药性：化痰、抗肿瘤。

半夏、南星、白附子、蛇六谷、石菖蒲。

南星科药的特点：化痰，抗肿瘤。肿瘤和痰有关系。姜科的作用是燥湿，南星科的作用是化痰。常用的有半夏、南星、白附子、蛇六谷、石菖蒲，温病里面最常用的是石菖蒲、半夏，治疗外感之痰。南星、白附子、蛇六谷肿瘤科常用，治疗内伤之痰。为提高药物的成分和作用，将含有相同成分的药物配伍发生协同作用，如薏苡仁配淡竹叶，芍药配牡丹皮，半夏配南星。复方三生饮中生半夏配生南星，导痰汤、涤痰汤中制半夏配制南星。

菊科植物药性：疏肝、清肝、暖肝。

旋覆花、木香：疏肝。

菊花、蒲公英：清肝。

青蒿、茵陈、苍术、白术：燥湿。

（苍术、白术：维生素A/白蛋白）。

菊科药的特点是疏肝、清肝、暖肝，走肝经。木香既走胃肠又走肝经，能够利胆。木金丸里木香配郁金，两味药都走肝经。苍术走肝经，含维生素A能够治疗夜盲症，能养肝。白术也走肝经，全身器官唯一合成白蛋白的就是肝脏。所以菊科的药都有一个特点：走肝经。

芸香科植物药性：理气、疏肝、暖肝。

理气：挥发油。

陈皮、青皮、枳实、香橼、佛手：疏肝。

吴茱萸、花椒：暖肝。

芸香科药含有挥发油，其特点是理气。青皮、陈皮味道都是香的、冲的。香橼、佛手、吴茱萸、花椒都走肝经，都含挥发油。青皮、陈皮合用的方，如化肝煎、清暑益气汤、来复丹（硝石、硫黄、太阴玄金石、五灵脂、青皮、陈皮）。

伞形科植物药性：活血、行气、疏风胜湿。

当归、川芎：血。

前胡、柴胡：气。

藁本、独活、羌活、白芷、防风：风、湿。

伞形科药的特点就不一样了，伞形科的当归、川芎活血；前胡、柴胡理气；藁本、独活、羌活、白芷、防风疏风胜湿。伞形科很多药物能走表，可以治疗风湿类疾病。这9味药合在一起，可以叫九味羌活丸，也可以叫九味藁本丸。中医的思路就是这么简单，临床中也可以用30克川芎，配上其他药治疗一般风湿痛都有效，还标本兼治。所以中医的方剂关键是要明白它背后的机制。

总之，治疗湿热病的药，大体上离不开这些药物范畴。比如说，你可以在这里每一组都选一个药，禾本科的薏苡仁、淡竹叶选一个，姜科的生姜选一个，郁金可以选，可以不选，南星科的半夏选一个，菊科的苍术选一个，或者茵陈也可以，然后，陈皮选一个，伞形科的选一个柴胡，也可以选一个羌活，那就是一个方。薏苡仁、淡竹叶各选一个，生姜、白豆蔻选一个，然后再来一个半夏，这就是半夏泻心汤的架构。加一个苍术除湿，加茵陈走少阳，不走少阳，单用苍术就可以，加一个陈皮，半夏配陈皮，风可胜湿，还可以加藁本，这就是治疗温病的方。这里就少了一组清热的药，因为这里主要给大家讲如何去除湿，化痰，整点清热的药进去，就是治疗湿热病的方。明白了其规律后，回家自己造方去，就是那些药物的排列组合。张锡纯创了个二根汤，好多人喜欢用，他就是把禾本科的两个药配在一起。我还可以配一个薏苡竹叶汤，去掉薏苡竹叶散的白豆蔻，就用薏苡仁配淡竹叶也可以，不过白豆蔻吃了胃会舒服一点，伞形科的药物特点偏凉，毕竟是一个除湿的药方。

二十三、四时加减用药法

何为四时加减用药法？

湿热病是个时病，时病的特点是内外感召。内外感召既可以反映到人的一生，也可以反映到一天，还可以反映到一个月。比如，六经可以按照一天十二时辰排列，而这十二时辰背后的机制就是皮质激素水平的变化。皮质激素水平最低的是厥阴经；皮质激素突然快速下降的是少阴经，心肾要相交了，心肾相交以后，激素水平降到最低的是厥阴经，厥阴经到天亮之前鸡叫的时候就要转出少阳经，那是鸡鸣散证，也是厥阴经的药物。少阳就是激素分泌的第一个高峰，少阳经之后，激素分泌快速下降，转到太阳经，到正午是睡午觉的时候（子午觉）；然后激素分泌上升，进入日晡，是阳明经；随后激素分泌下降，进入太阴经、少阴经。

从皮质激素昼夜节律示意图（彩图5）和六经欲解示意图（彩图6）可知，三阴是从晚上9点到早上7点，三阴的时间是重叠的。从晚上9点开始就进入太阴经，太阴有一个激素分泌的小小波峰。换言之，从21点到23点是属于晚上兴奋的时间。然后到了23点，激素分泌快速下降，就到了睡子觉的时候；下降到激素分泌持续保持最低水平的时候就进入厥阴经；随后激素分泌水平开始上升，出来达到第一个高峰就是少阳经（3—9点），早上8点是激素分泌的第一个高峰，所以让患者早上8点吃药。补肾药要早晚吃，补阳的药要在早上8点前吃，因为激素分泌高峰在早上8点；随后降下来，到了中午12点最低，要睡午觉，然后阳气起来，激素水平又上升，这就到了太阳经；而后到了日晡下午3点，随后激素水平开始下降，直到晚上9点。这就是一天中激素水平变化的过程，这个过程和六经的很多基本规律相对应，包括疾病在一天这些时段之内发生改变的原因，都体现在图中。

补中益气汤四时用药加减法：

·长夏湿土，客邪大旺，加苍术、白术、泽泻，上下分消其湿热之气。

· 湿热大胜，主食不消，故食减不知谷味，则加神曲以消之，加五味子、麦冬，助人参泻火，益肺气助秋损也，在三伏中为圣药。

· 夏月加青皮、陈皮、益智、黄柏，泄阴火之上逆，或以消痞丸、滋肾丸，各七八十丸则愈。夏月少加黄芩、黄连。

· 脉洪大兼见热证，少加黄芩、黄连、生地黄、甘草。

· 脉缓显沉困，怠惰无力者，湿胜也，加苍术、泽泻、人参、白茯苓、五味子。

· 脉缓有痰而痞，加半夏、黄连。【半夏泻心汤】

——《内外伤辨惑论》

除了一天十二时辰的问题，还有一年四季，比如补中益气汤四时用药加减法："长夏湿土，客邪大旺，加苍术、白术、泽泻"，这是湿热病；"湿热大胜，主食不消，故食减不知谷味"，加神曲、五味子、麦冬，这就是东垣清暑益气汤；夏月加青皮、陈皮、黄柏，这仍是东垣清暑益气汤。换言之，湿热重的人用补中益气汤不舒服，就改用东垣清暑益气汤。无须特别去记补中益气汤四时用药加减法，它是随着季节自然变化的。

再有一条"脉缓显沉困，怠惰无力者，湿盛也。"前文已讲过湿的症状是沉重，湿的脉象是弦缓滑细。

长夏湿热困胃尤甚用清暑益气汤论：

《素问·刺志论》云："气虚身热，得之伤暑，热伤气故也。"《素问·痿论》云："有所远行劳倦，逢大热而渴，渴则阳气内伐，内伐则热舍于肾；肾者，水脏也。今水不能胜火，则骨枯而髓虚，足不任身，发为骨痿。"

时当长夏，湿热大胜，蒸蒸而炽，人感之多四肢困倦，精神短少，懒于动作，胸满气促，肢节沉疼；或气高而喘，身热而烦，心下膨痞，小便黄而数，大便溏而频，或痢出黄如糜，或如泔色；或渴或不渴，不思饮食，自汗体重；或汗少者，血先病而气不病也。其脉中得洪缓，若湿气相搏，必加之以迟，迟、病虽互换少瘥，其天暑湿令则一也。宜以清燥之剂治之。

《黄帝内经》曰：阳气者，卫外而为固也，炅则气泄。今暑邪干卫，故身热自汗，以黄芪甘温补之为君；人参、橘皮、当归、甘草，甘微温，补中益气为臣；苍术、白术、泽泻，渗利而除湿，升麻、葛根，甘苦平，善解肌热，又以风胜湿也。湿胜则食不消而作痞满，故炒曲甘辛，青皮辛温，消食快气；肾恶燥，急食辛以润之，故以黄柏苦辛寒，借甘味泻热补水虚者滋其化源；以人参、五味子、麦门冬，酸甘微寒，救天暑之伤于庚金为佐。名曰清暑益气汤。

——《脾胃论》

李东垣关于"长夏湿热困胃尤甚用清暑益气汤"做了如上述的长篇大论。这个方解说得很复杂，甚至涉及天干地支的问题，这是很多人所不清楚的。而我对它的理解就很简单，其实就是一个补中益气汤证，到了夏天湿热重，热胜伤阴的加麦冬、五味子；湿重的，苍术、泽泻、黄柏等味都可以用；若湿在少阳，茵陈、黄芩亦可；湿热困脾，影响消化，可加神曲，也可加青皮、陈皮，也可加麦芽、山楂、枳实等亦可，根据情况调整而已。假如记不得东垣清暑益气汤，就用补中益气汤加清热燥湿的药物，若热盛伤阴，则加麦冬、五味子。但是，清暑益气汤不见得有阴虚才用麦冬、五味子，就是说补中益气汤证到了夏季就可以用它。

张仲景也是如此用药的，如白虎加人参汤有言："此方立夏后、立秋前，乃可服；立秋后不可服。"之所以立秋后不可服，是由于天气凉了的缘故。还有"正月、二月、三月尚凛冷，亦不可服"，总之就是说要在立夏后、立秋前服用。因为方中有石膏、知母，对于气虚之人此方太凉。但是也不是一定不可服的，调调剂量即可，就按照补中益气汤四时用药加减法去做加减。补中益气汤加减法有一条——"脉洪者，加石膏"，这就是白虎加人参汤的意思，不外乎是补中益气汤补多清少，而白虎加人参汤是清多补少，处方是很灵活的，不能死板。

防己黄芪汤和补中益气汤的关系可自行琢磨，无须赘述。

升降宁心汤：

党参30克，丹参30克，苦参6～30克，苍术9克，白术9克，青皮6克，陈皮6克，黄连6克，黄芪30克，麦冬6克，五味子3克，升麻6克，降香3克，葛根30克，泽泻9克，郁金9克，石菖蒲6克，炙甘草6克。

·清暑益气汤、葛根芩连汤、三香汤。

·三参（党参、丹参、苦参）、二术（苍术、白术）、二皮（青皮、陈皮）、二黄（黄连、黄芪）、生脉（麦冬、五味子）、升降气机（升麻、降香）、升清泌浊（葛根、泽泻）、开窍（石菖蒲、郁金，石菖蒲可用桔梗代）、苔有纹，加生地15克。

——"吴门验方"

吴门验方有一个治疗心脏病的升降宁心汤，它其实就是清暑益气汤，不外乎在清暑益气汤基础上加了一些更加针对心脏的药物。就记住清暑益气汤，在其基础上根据这些思想去加加减减即可。加开窍的石菖蒲、郁金，是针对"外热一陷，里络即闭"。在党参基础上加了丹参、苦参，还加了降香、葛根，二者能活血，能够扩张冠状动脉。

升陷汤：

治胸中大气下陷，气短不足以息。或努力呼吸，有似乎喘。或气息将停，危在顷刻。其兼证，或寒热往来，或咽干作渴，或满闷怔忡，或神昏健忘，种种病状，诚难悉数。其脉象沉迟微弱，关前尤甚。其剧者，或六脉不全，或参伍不调。

生箭（六钱），知母（三钱），柴胡（一钱五分），桔梗（一钱五分），升麻（一钱）。

气分虚极下陷者，酌加人参数钱，或再加山茱萸（去净核）数钱，以收敛气分之耗散，使升者不至复陷更佳。

——《医学衷中参西录》

五谷入于胃也，其糟粕津液宗气，分为三隧。故宗气积于胸中，出于喉咙，以贯心脉，而行呼吸焉。

——《灵枢》

中气下陷可以导致心悸，就像张锡纯说可以引起满闷、怔忡。就是说中气下陷可以引起冠心病，出现心慌、胸闷。中气下陷再加湿热，湿热可以出现痰火扰心，扰其心神。张锡纯就用升陷汤这类处方去治疗，与清暑益气汤的思想是相同的，不过是他单纯考虑到中气下陷的问题。中气下陷的人有个特点，如果他中午不午睡，下午两三点的时候就容易心慌。如果天气又热，那就是一个清暑益气汤证。如果天气不热，在平时或冬天，那就可用补中益气汤，也就是张锡纯的升陷汤。

重明木郁则达之之理：

凡用药，若不本四时，以顺为逆。四时者，是春升、夏浮、秋降、冬沉，乃天地之升浮化降沉，化者，脾土中造化也，是为四时之宜也。但宜补之以辛甘温热之剂，及味之薄者，诸风药是也，此助春夏之升浮者也，此便是泻秋收冬藏之药也，在人之身，乃肝心也；但言泻之以酸苦寒凉之剂，并淡味渗泄之药，此助秋冬之降沉者也，在人之身，是肺肾也。用药者，宜用此法度，慎毋忽焉！

——《内外伤辨惑论》

《内外伤辨惑论·重明木郁则达之之理》云："凡用药，若不本四时，以顺为逆。四时者，是春升、夏浮、秋降、冬沉，乃天地之升浮化降沉，化者，脾土中造化也，是为四时之宜也。"就是黄元御一气周流图，土运四象，四边就是升降浮沉。"但宜补之以辛甘温热之剂，及味之薄者，诸风药是也，此助春夏之升浮者也，此便是泻秋收冬藏之药也，在人之身，乃肝心也；但言泻之以酸苦寒凉之剂，并淡味渗湿之药，此助秋冬之降沉者也，在人之身，是肺肾也。"就是土运四象，就是说用药要注意春升、夏浮、秋降、冬藏，春天用点升发的药，如升麻、柴胡、羌活、防风；夏天就表现热很重，要用一些清热的药；秋天燥邪为重，要用一些收敛的药；冬天要藏，比如太乙洗髓膏这类似的处方就是藏的。总之，用药要注意到四季的特点。比如关于夏浮，就有于夏之后、立秋前用白虎加人参汤一条，这是一个基本的特点。

· 四气五味：凡药之用，当取其性味。

· 补泻在味，随时换气。

——《黄帝内经》

补泻在味，随时换气。"随时换气"有一点需要注意，因为湿热是一个时病，时病就和季节有关系。比如，一个中气下陷的人，他去了南方，天气又潮湿又热，用清暑益气汤；到了北方，平时天气不热又不湿，就用补中益气汤，这就是"随时换气"。

五味：

· 辛、甘、淡、酸、苦、咸：升降出入，升降浮沉，以复三焦气化。

· 轻清成象（味薄者藿香、防风之类）皆上升之药，入上焦而法天；重浊成形（味厚者大黄、代赭石之类），皆下降之药，入下焦而法地。

· 风升生，热浮长，乃辛甘发散之剂，补中阳治下陷不足；苦降收，咸沉藏，乃咸苦寒淡之剂，泻火除湿而治浊阴上泛。

——《中医脾胃病学》

李东垣对五味的论述很复杂，辛、甘、淡、酸、苦、咸，何者为升，何者为浮，何者为出，何者为入，李东垣就是按法象药理这个方法来配药的。

法象药理多认为是始自于金元，而李东垣是法象药理集大成者。法象药理所论述的问题是"气化"，人身小宇宙和外界大宇宙的类比，以及用药的规律，也就是内外感召，四时加减用药法。

四气：

· 寒热温凉之异：春温、夏热、秋凉、冬寒；

· 升降浮沉之别：春升、夏浮、秋降、冬沉；

· 春升：升麻、柴胡、葛根、黄芪之属宜之；

· 夏浮：防风、羌活，甚者附子、干姜；

· 秋降：沙参、麦冬、五味子；

· 冬藏：党参、山药、芡实、莲子。

其用药规律的具体药物如上，法象药理实际上不是始自于金元，《金匮要略》就有四时加减柴胡饮子，其实还是来自于《伤寒杂病论》。

总而言之，就是说一个时病的治疗，要根据季节随时换气。

二十四、阳明湿热五加减正气散

五加减正气散：

一加减正气散：升降中焦–脘连腹胀，大便不爽——神曲、麦芽、绵茵陈、大腹皮。

二加减正气散：湿中经络–身痛舌白，脉象模糊——防己、通草、薏苡仁。

三加减正气散：久则酿热–舌黄脘闷——杏仁、滑石。

四加减正气散：气分湿阻–右脉见缓——草果、山楂肉、神曲。

五加减正气散：寒湿困脾——大腹皮、谷芽、苍术。

——《温病条辨》

对于湿热在阳明，吴鞠通有个五加减正气散。五加减正气散源自于《太平惠民和剂局方》的藿香正气散，《温病条辨》由之衍化出五加减正气散。

一加减正气散，功在升降中焦。中焦阻滞而出现脘连腹胀、大便不爽，加神曲、麦芽、茵陈、大腹皮。对于中焦阻滞，理应就加个神曲、大腹皮，为什么还加了麦芽、茵陈呢？

学员问：疏肝吗？

吴老师答：对，就告诉大家一个道理，湿热单纯在脾胃的不多，即便湿热在脾胃，用三仁汤，在三仁汤的基础上加上茵陈、郁金，效果都比单用三仁汤要好。

二加减正气散，针对湿中经络。所谓湿中经络，指的是"一身疼痛"。"脉象模糊"指的是一个细脉。用防己、薏苡仁走经络，这是治疗痹证的特殊用药；通草通络，这是个痹证，通则不痛，这是第二个加减。

三加减正气散，主治久酿成热，表现为舌黄脘闷。一加减正气散证的脘连腹胀就是脘闷，所以三加减正气散的辨证核心是舌黄。湿热病见舌苔一黄，必有热化，加杏仁、滑石、通草。

四加减正气散，主治气分湿阻，右脉见缓。就是说，湿热病若见缓脉，必用草果、槟榔、厚朴，其中核心是草果。关于右脉见缓，《吴述诊法研究·脉学》的八字诀——"气升水布，火降血下"。气升水布是右手脉，所谓气分湿阻，右手脉主气。火降血下是左手脉。所以，气分湿阻，右脉见缓。所谓脉搏缓（指次数）应该两只手都缓，但是缓还是一种感觉，而不完全是次数。

五加减正气散，主治寒湿困脾，脘闷便泄，加苍术、大腹皮、谷芽，完全是个辛温的药，针对寒湿。

复述一遍，第一，一加减正气散是治消化道症状比较重的，就加了理气消食的药——如神曲、麦芽、大腹皮。需要学会一点，虽然正气散湿在脾胃，不妨加一点茵陈、麦芽。不光是正气散，就算是三仁汤等类似的各种处方，加一点茵陈、郁金以及麦芽这类似的药，这是保险的，效果会比原方要强。在前文讲过的一些湿在脾胃（太阴阳明）的处方，就有茵陈这类在少阳、厥阴的药，高手用药就是这么复杂的，能够使得效果增强。第二，湿热病可以表现为关节疼痛，它的思路是用防己、薏苡仁、通草，通草可有可无，而防己和薏苡仁是核心。第三，如果患者舌苔变黄了，加杏仁、滑石、通草或者甘草。第四，如果脉缓，这是用草果、槟榔、厚朴的重要指征。教科书说的使用草果、槟榔、厚朴的指征是苔白厚如积粉，但是吴又可说它还可以治薄白苔。吴又可的达原饮原方讲了3种情况，其中达原饮还可以治疗舌苔不厚的轻证，它使用的指征是缓脉。还有一种情况是寒湿，此不属于湿热病，寒湿病的处理方法很多，可以不用记五加减正气散。主要是学习前面4个加减正气散的启示。

三焦湿郁，升降失司，脘连腹胀，大便不爽，一加减正气散主之。

再按此条与上第五十六条同为三焦受邪，彼以分消开窍为急务，此以升降中焦为定法，各因见证之不同也。

藿香梗（二钱），浓朴（二钱），杏仁（二钱），茯苓皮（二钱），广皮陈（一钱），神曲（一钱五分），麦芽（一钱五分），绵茵陈（二钱），大腹皮（一钱），水五杯，煮二杯，再服。

〔方论〕正气散本苦辛温兼甘法，今加减之，乃苦辛微寒法也。去原方之紫苏、白芷，无须发表也。去甘桔，此证以中焦为扼要，不必提上焦也。只以藿香化浊，浓朴、广皮、茯苓、大腹皮泻湿满，加杏仁利肺与大肠之气，神曲、麦芽升降脾胃之气，茵陈宣湿郁而动生发之气，藿香但用梗，取其走中不走外也。茯苓但用皮，以诸皮皆凉，泻湿热独胜也。

——《温病条辨》

一加减正气散，"三焦湿郁，升降失司，脘连腹胀，大便不爽，一加减正气散主之""彼以分消开窍为急务，此以升降中焦为定法，各因见证之不同也"。要注意的就是，这个方在厚朴、大腹皮理气的基础上，又用了麦芽和茵陈，但是吴鞠通并没有深刻地把使用麦芽和茵陈的原因说清楚。

另外，《温病条辨》的有些解释（不是指这条）需要去揣摩一下，因为《温病条辨》一书中很多的处方都源自《伤寒杂病论》和《临证指南医案》的处方，它直接把《伤寒杂病论》和《临证指南医案》揉在一起，编成了《温病条辨》一书。书中对《临证指南医案》处方的解释就需要去琢磨琢磨，因为《临证指南医案》是叶天士的书，而不是吴鞠通的。《温病条辨》对一加减正气散长长的方论，其实就是消化道症状较重，加理气药，以及茵陈、麦芽。

171. 小结胸病，正在心下，按之则痛，脉浮滑者，小陷汤主之。

黄连（一两） 半夏（洗，半升） 瓜蒌实（大者一枚）。

上三味，以水六升，先煮瓜蒌，取三升，去滓，纳诸药，煮取二升，去滓，分温三服。

【贲门正在心下，此条按之则痛，可见于西医贲门炎，此属胃食管反流病，多外感后加重。《温病条辨》加枳实，以胃实而肠虚，肠实而胃虚，枳实通肠则胃虚，不使反流。小陷胸证，多大便黏稠难以水冲，恶臭。服小陷胸汤，甚者大便下如涕痰，至大便实，黏液去，恶臭尽，病始愈。】

——【重订伤寒杂病论】

一加减正气散的"脘连腹胀"，要去区别小陷胸汤证——胃食管反流病引起的贲门炎。如果是以贲门炎为主的脘腹胀满，用一加减正气散虽然能改善患者的腹胀，但是效果不好，可以合上小陷胸汤。其实不用合方，吴门验方宣清降浊汤一类效果更佳。

湿郁三焦，脘闷，便溏，身痛，舌白，脉象模糊，二加减正气散主之。

上条中焦病重，故以升降中焦为要。此条脘闷便溏，中焦证也，身痛舌白，脉象模糊，则经络证矣，故加防己急走经络中湿郁；以便溏不比大便不爽，故加通草、薏苡仁，利小便所以实大便也；大豆黄卷从湿热蒸变而成，能化蕴酿之湿热，而蒸变脾胃之气也。

（苦辛淡法）藿香梗（三钱），广皮（二钱），浓朴（二钱），茯苓皮（三钱），木防己（三钱），大豆黄卷（二钱），川通草（一钱五分），薏苡仁（三钱），水八杯，煮三杯，三次服。

——《温病条辨》

"湿郁三焦，脘闷，便溏，身痛，舌白，脉象模糊，二加减正气散主之。"它的特征是身痛、脉细。用药核心是防己、薏苡仁。原方解说"利小便所以实大便"而用通草、薏苡仁，不用能利小便实大便的茯苓、泽泻、淡竹叶、猪苓，因为用防己、薏苡仁就是专门为了治疗风湿在表的痛证的（身痛），后世衍化出来的方都是这么用的，但是吴鞠通没有这么解释。所以，大家在读方解的时候，不一定按照原书说的去理解。

《温病条辨》宣痹汤也是以防己、薏苡仁为主，此处它解释以"若泛用治湿之药，而不知循经入络，则罔效矣。故以防己急走经络之湿……薏苡仁淡渗而主挛痹"，薏苡仁能够解痉，缓解肌肉、骨关节的肌腱的牵拉，薏苡仁和防己走经络，这里的解释就比二加减正气散的解释更好。

秽湿着里，舌黄脘闷，气机不宣，久则酿热，三加减正气散主之。

前两法，一以升降为主，一以急宣经隧为主；此则以舌黄之故，预知其内已伏热，久必化热，而身亦热矣，故加杏仁利肺气，气化则湿热俱化，滑石辛淡而凉，清湿中之热，合藿香所以宣气机之不宣也。

（苦辛寒法）藿香（连梗叶，三钱），茯苓皮（三钱），浓朴（二钱），广皮（一钱五分），杏仁（三钱），滑石（五钱），水五杯，煮二杯，再服。

———《温病条辨》

暑温伏暑，三焦均受，舌灰白，胸痞闷，潮热呕恶，烦渴自利，汗出溺短者，杏仁滑石汤主之。（苦辛寒法）

杏仁（三钱），滑石（三钱），通草（一钱），黄芩（二钱），黄连（一钱），郁金（二钱），橘红（一钱五分），半夏（三钱），浓朴（二钱）。

黄芩、郁金：抗炎，抑制免疫应答。

黄连、半夏：注意剂量配伍（半夏泻心汤，温病与伤寒）。

———《温病条辨》

三加减正气散，"秽湿着里，舌黄脘闷，气机不宣，久则酿热，三加减正气散主之。"它的核心是舌黄，加了杏仁、滑石。三加减正气散与杏仁滑石汤不易区别，杏仁滑石汤是在三加减正气散的基础上加了黄芩、郁金。

杏仁滑石汤用杏仁、滑石、通草、黄芩、黄连、郁金、陈皮、半夏、厚朴。若换陈皮用藿香，就是个三加减正气散。三加减正气散的效果其实是不如杏仁滑石汤的。若觉得杏仁滑石汤偏凉，可在其基础上再加上偏温的藿香、茯苓监制一下。若记不得杏仁滑石汤，要知道三加减正气散还可以少阳火化，加黄芩、郁金亦可。若仍旧怕服用黄连、黄芩会有点碍脾胃，可加3克生姜。生姜、半夏、黄芩、黄连，半夏泻心汤的架构就出来了。

关于慢性肝脏疾病的传变规律示意图（彩图7）于其他课中多次讲过。一个实证，如何由麻黄连翘赤小豆汤证到茵陈蒿汤证，到大柴胡汤证，到大黄䗪虫丸证，这是一个热重于湿的人的基本转归。湿重于热者的转归是从柴胡桂枝汤证到茵陈五苓散证，到柴胡桂姜汤证，到鳖甲煎丸证。最后都是个肝硬化或者肝癌，大黄䗪虫丸证和鳖甲煎丸证都是到肝硬化了。

　　湿热病是有其固定转归的。热重于湿者，在太阳就是个黄疸型肝炎，然后茵陈蒿汤证（实则阳明），然后就是个大柴胡汤证，大面积肝坏死出现大黄䗪虫丸证。虚则太阴，发作是个无黄疸型肝炎（柴胡桂枝汤证），然后患者出现黄疸（茵陈五苓散证），黄疸一退表现为柴胡桂姜汤证，反复发作最后就是个鳖甲煎丸证。

　　这个湿热病的转归，实则阳明，从急性肝炎—暴发性肝衰竭—慢性肝炎—肝硬化；虚则太阴，急性无黄疸型肝炎—黄疸—慢性肝炎—肝硬化，其规律如此，但是不一定非要用这8个处方，若用，也未必要用原方，可以进行加减。比如，实则阳明用茵陈蒿汤，但是如果大便都已经排空了，可用栀子柏皮汤；如果患者消化道症状重、纳差，用栀子柏皮汤容易加重纳差的情况，可以用甘露消毒丹。这个疾病的基本规律就是如此，具体处方可以根据患者的具体情况来加减变化。

　　秽湿着里，邪阻气分，舌白滑，脉右缓，四加减正气散主之。

　　以右脉见缓之故，知气分之湿阻，故加草果、山楂肉、神曲，急运坤阳。使足太阴之地气不上蒸手太阴之天气也。

　　（苦辛温法）藿香梗（三钱），浓朴（二钱），茯苓（三钱），广皮（一钱五分），草果（一钱），山楂肉（炒，五钱），神曲（二钱），水五杯，煮二杯，渣再煮一杯，三次服。

　　　　　　　　　　　　　　　　　　　　　　　　——《温病条辨》

　　四加减正气散特点是脉右缓，气分湿阻加槟榔、厚朴，山楂、神曲可加可不加，其特点是缓脉。

　　秽湿着里，脘闷便泄，五加减正气散主之。

　　秽湿而致脘闷，故用正气散之香开；便泄而知脾胃俱伤，故加大腹皮运脾气，谷芽升胃气也。以上二条，应入前寒湿类中，以同为加减正气散法，欲观者知化裁古方之妙，故列于此。

　　（苦辛温法）藿香梗（二钱），广皮（一钱五分），茯苓块（三钱），浓朴（二钱），大腹皮（一钱五分），谷芽（一钱），苍术（二钱），水五杯，煮二杯，日再服。

　　　　　　　　　　　　　　　　　　　　　　　　——《温病条辨》

五加减正气散是治疗寒湿。

之所以讲述五个加减正气散，并不是要让大家完全记住这些药，而是要让大家记住湿热病加减的思路。

关于温病治疗，有些很重要的特点：第一，温病的方很细，加个药、减个药就给方子取个名；第二，很有思路，处方虽然很细，但它的用药很有规律。所以，关键是要把规律找出来。

太湖的课程对几个方用得较好，一个是阳和汤，专门讲了一门课："专科研究·阳和法"。还有一个是东垣清暑益气汤，也是我较喜欢使用的，李东垣的处方难以再做新的加减，因为他把各种加减都讲了，已经很完整了。

二十五、甘露消毒丹加减二十四法（上）

甘露消毒丹：

飞滑石十五两，绵茵陈十一两，淡黄芩十两，石菖蒲六两，川贝母、木通各五两，藿香、射干、连翘、薄荷、白豆蔻各四两。

各药晒燥，生研细末（见火则药性变热），每服三钱，开水调服，日二次。或以神曲糊丸，如弹子大，开水化服，亦可。

——《温热经纬》

我们用得很有规律的处方还有一个是甘露消毒丹。对于甘露消毒丹，我们总结出来有24种基本的加减法。

甘露消毒丹的核心结构是茵陈、黄芩、藿香、白豆蔻。不论如何加减，不能没有这4味药。其中，茵陈、黄芩，在少阳；藿香、白豆蔻，针对木来克土。对于木来克土的问题不可没有藿香、白豆蔻，却不用其他针对木来克土的药（如半夏、陈皮），因为藿香、白豆蔻能解表，对于外感、内伤引起的湿都适用，而半夏、陈皮对于外感引起的湿疗效不好。若治疗外感引起的湿而用半夏、陈皮，需在其基础上合上藿香、白豆蔻这类药。所以甘露消毒丹的核心就是茵陈、黄芩、藿香、白豆蔻这4味药。剩下还有7味药：石菖蒲、贝母、滑石、木通、连翘、薄荷、射干，可用可不用。此间有几点稍做解释：第一，此方之所以用连翘而不用金银花，是因为连翘能保肝，还能止呕，用连翘是学麻黄连翘赤小豆汤的。第二，此方之所以用射干，是由于它走少阳，是学鳖甲煎丸的，这些用药都是有出处的。第三，此方之所以用贝母（川贝母或浙贝母），是因为贝母能够疏肝解郁，用贝母是学的张景岳的化肝煎。第四，石菖蒲一药较为复杂，它能够化痰，能够除湿，能够开窍，能够镇静，能够避秽。而秽是什么？可以认为它是病原微生物。

以下来讲这个处方的加减运用。

第一，一加柴胡配黄芩，柴胡配黄芩能够大大增强甘露消毒丹和解少阳的作用。前文讲过"湿热病不忌柴胡",除非由于化热伤阴,柴胡才不能用。

第二,二加佩兰配藿香,用佩兰配藿香增强了处方化湿的作用。

第三,三加金银花配连翘,增强了清热走表的作用,尤其是对于湿热外感的治疗。有一种感冒一直不容易痊愈,那就是湿热外感。

以上3个加减就是段老师的银柴消毒丹,它就是甘露消毒丹的变化。

银柴消毒丹:

柴胡25克,黄芩9克,连翘30克,金银花30克,藿香9克,佩兰9克,茵陈30克,白豆蔻6克,浙贝母9克,射干6克,车前子15克。

【主治:少阳夹湿证。此方主治外感初起,因其夹湿,表证不解,传入少阳。自少阳三焦,消散湿毒。】

——"吴门验方"

这个方虽然是段老师的方,但是是我总结并命名的。段老师的中医水平很高,但是他一辈子不写文章。

银柴消毒丹用柴胡、黄芩、金银花、连翘、藿香、佩兰、茵陈、白豆蔻、浙贝母、射干、车前子。但凡学过《伤寒论》的人,看到用黄芩就会想能否加点柴胡。但凡学过《温病学》,见到用藿香就会想是否加点佩兰,若想更清楚些,就让患者伸出舌头看看是否有唾沫特别黏、口水拉丝,以及问问有没有口甜的表现。但凡看到用连翘,就要想到金银花可以增强它的作用。

此方用以治疗外感夹湿。感冒久治不愈常见两种情况:一是虚人感冒,总是迁延,感冒未愈而又感冒了。二是夹湿感冒,尤其见于夏天。春天、夏天到初秋都会出现这种夹湿感冒。初秋就是所谓的长夏,在夏秋之交,会出现很多的夹湿感冒,总是经久不愈。如果真的是对于这种感冒,表证明显的,用这个方我觉得还差一点,加上荆芥、防风来增强整个处方疏表的作用,这类似六合汤的架构。如果还有咳嗽的,加点杏仁、滑石、甘草,亦可加薄荷。换言之,如果是感冒初起,表证还很明显的,可以加点荆芥、防风;而如果已经出现咳嗽的，就加杏仁、滑石、甘草。若到后期症状不典型，表现为纳差、困顿，以及感冒后的诸多症状，就是用这个银柴消毒丹。

四加甘露消毒丹：

四加郁金配石菖蒲，开窍安神。

茵陈30克，白豆蔻6克，藿香9克，黄芩9克，浙贝母9克，石菖蒲9克，郁金9克。

————"吴门验方"

四加郁金配石菖蒲。石菖蒲配郁金，针对"外热一陷，里络即闭，痰蒙心神，出现失眠等症状"。石菖蒲配郁金，首先可以镇静，治疗失眠；其次，"湿热……由募原直走中道，不饥不食，机窍不灵，三香汤主之"，用以开胃。所谓"不饥不食"就是没有食欲。郁金也含姜黄素，而印度人的咖喱就有用姜黄来开胃。石菖蒲配郁金可以镇静，可以开胃以提高食欲。石菖蒲配郁金的思路提及过多次，其开窍的作用即反映在治疗蒙闭心包引起的失眠等问题，而所谓食欲是人重要的欲望之一，要开窍、醒神之后才会有食欲。两个药物是作用于大脑的，这种没有食欲和痰火扰心导致的失眠都是大脑的问题。人的欲望不多，食欲是第一大欲望——吃饱饭。

三加甘露消毒丹：

茵陈30克，黄芩9克，白豆蔻6克，藿香9克，佩兰9克，石菖蒲9克，郁金9克，土茯苓30克，商陆9克，木香9克。

避垢，肿瘤见少阳夹湿证。

————"吴门验方"

吴门验方三加甘露消毒丹一方就有用石菖蒲配郁金，还加了土茯苓、商陆、木香，此方经常用以治疗肿瘤见少阳夹湿证者。这个方对于肿瘤的疗效不佳，但是我经常使用它，是因为它对改善症状很有效。关于肿瘤有几个问题：第一，肿瘤患者是痰瘀互结的，是有痰湿的。第二，得了癌症都会怕死，就有肝气郁结，所以肿瘤患者就表现为肝郁痰湿，这是肿瘤患者最基本的一个变化。所以，三加甘露消毒丹对于大部分肿瘤患者都有效果，但是它无法控制肿瘤。不过"生死由命"，它能够让患者用药后情绪改善、食欲改善、精神改善，让患者活得快乐些。不管患者能活多久，先改善患者的症状，使其能睡觉、进餐，情绪舒缓，这起码能让患者在这段生存时间的状态改善很多。这是我们常用的一个处方，尤其对于一做化疗就生湿出现呕吐的肿瘤患者，投用这个处方，很多患者的症状都能得以改善。

既然是治疗肿瘤，甘露消毒丹原方中的浙贝母可以不去，因为浙贝母化痰散结。还可以加半夏、南星等药。

肿瘤的死法就8个字："先灭生机，再拔肾根"。生机在少阳，所谓养生，养生之道就是养少阳。（《四气调神大论》）三加甘露消毒丹虽然治不了肿瘤，但是可以给患者一个生机。有了生机之后，才有时间去治患者的肿瘤。对于这个处方，原则上我们不用生半夏、生南星，因为半夏、南星会影响人的食欲。有时候我们也会用生半夏、生南星，因为被逼急了没办法，有的患者对你的信任不足，他非得要让你开的处方让他服用后能够快速治好。没有肿瘤能够快速用药治好的，世上没有神医，病就是一步一步地去治疗的。三加甘露消毒丹可以让肿瘤患者先存活，因为肿瘤到了晚期，患者难以进食、快速消瘦、体力精力都非常差。对此，我们先去改善患者的体力、精力，让他能够吃饭、吃药。否则，患者一吃那些抗癌药就出现恶心、呕吐，不能吸收。所以，要用三加甘露消毒丹。

所以，对于肿瘤患者，或化疗后的患者，都可以先用两周三加甘露消毒丹。

五加甘露消毒丹（五加杏仁配滑石）：
茵陈30克，白豆蔻6克，藿香9克，黄芩9克，滑石9克，通草3克，薄荷3克，杏仁6克。

【化热：可加白花蛇舌草30克，蒲公英30克。】

——"吴门验方"

甘露消毒丹证都可以有热，也是有咳嗽的。对于有咳嗽的，还可以加上浙贝母。这是套用《温病条辨》三加减正气散的思想，实际上我们就用来治疗湿热有咳嗽的。就有很多咳嗽湿热明显的，用温胆

汤等方又不见效，它是少阳夹湿证，其咳嗽要加杏仁、滑石，还可以
加甘草、浙贝母、瓜蒌等药。五加甘露消毒丹和杏仁滑石汤的区别，
杏仁滑石汤有黄芩、杏仁、滑石、通草、半夏、厚朴、郁金等药。两
方结构很像，但是我们还是坚持守住甘露消毒丹的架构，从少阳的力
量比杏仁滑石汤强。就记住前面4味药永远是茵陈、黄芩、白豆蔻、
藿香，其变化是在后面的药物。这个处方已经和杏仁滑石汤相差不远
了，也可以在处方中再加个郁金，黄芩配郁金。

六加甘露消毒丹（六加厚朴与大腹皮）：

茵陈30克，白豆蔻6克，藿香9克，黄芩9克，大腹皮30克，厚朴
30克，制半夏9克，生姜3克。

【治疗腹胀。】

—— "吴门验方"

六加厚朴与大腹皮，治甘露消毒丹证腹胀为甚的。甘露消毒丹证
这种湿热病的患者就有很多腹胀明显的，用大腹皮30克、厚朴30克，
前面4药茵陈、白豆蔻、藿香、黄芩，再用大腹皮、厚朴、半夏、生
姜，其中半夏、生姜用来和胃理气。半夏、生姜擅长治胃胀，而大腹
皮、厚朴擅长于治肠胀，总之都是治腹胀，用于治疗胃肠道功能较强
的。再如前文一加减正气散有用茵陈和麦芽，可以不用加减正气散，就
用甘露消毒丹加减就可以。如果食欲很差，可以加点石菖蒲、郁金。

由于我们是要将这24个加减法全部抽出来，所以此方就没有用
石菖蒲、郁金，但不表示此方中不可以用石菖蒲、郁金。所谓食欲不
好，用三香汤治机窍不灵。这是六加厚朴和大腹皮，关键就是治它的
胀。半夏、生姜配黄芩是半夏泻心汤，辛开苦降，治的是胃，而厚朴、
大腹皮治的是肠，一个在肚脐上面胀，一个在肚脐及其下面胀。

这个处方和一加减正气散很像，而这个处方相较更偏少阳。而且
一加减正气散所用剂量与之不同，一加减正气散用厚朴6克、大腹皮3
克，而我们用厚朴30克、大腹皮30克。之所以用量这么大，就是要1剂
药就让患者的肠胀减轻。

由此，能够发现四川的中医和吴广的中医有个区别，吴广的中

医擅长写书，江浙一带中医名医很多，很多中医的书籍都是他们撰写的，甚至还有很多人在没当医生的时候就写书了。比如，吴鞠通早期尚且不是医生，闭门写书弄出一本《温病条辨》。而四川的中医讲究速效，这是由于它特殊的地域文化所致。第一，四川有巴、蜀、康，天府之国是指蜀区（即成都平原），而巴区和康区很穷，那里的人无法负担起长期服药。第二，四川人治病除了有医生，还有其他人抢饭碗。患者的选择很多，不一定要找医生来看，很多时候别人看病比医生还快。所以四川的医生就被这种生存的压力给逼得形成这种用药特点。

七加甘露消毒丹（七加半夏与瓜蒌）：

茵陈30克，白豆蔻6克，藿香9克，黄芩9克，石菖蒲6克，制半夏9克，瓜蒌30克，枳实3～30克。

【治疗大便不爽。】

——"吴门验方"

七加半夏与瓜蒌，治大便黏臭不通。所谓大便黏臭不通，表现为大便沾马桶，上完厕所后臭不可闻，令人不敢如厕，一蹲厕所可蹲半小时之久，大便又稀又便秘的，此种痰秘很多。其实这个七加甘露消毒丹是甘露消毒丹合了小陷胸加枳实汤，与柴胡陷胸汤相似，但是此方相较更偏重化湿。

甘露消毒丹证见大便黏滞不爽，就加半夏、瓜蒌、枳实。此方中之所以仍留用石菖蒲，是由于石菖蒲化痰，以治此痰秘。用了石菖蒲就没有用桔梗，而且石菖蒲辛可以开胃，可以改善食欲，而桔梗基本没有这个作用。之所以由于石菖蒲能改善食欲而选它，是由于湿热病就常表现为食欲不好，又考虑到患者有痰，所以选石菖蒲而没有选桔梗。若是要加3克桔梗进去，亦无影响，但是若要加上20克桔梗，那么就容易引起恶心。枳实的用量是根据大便情况调的，如果3克不见效，就用6克、9克、15克，甚至可用到30克。

"中医湿热病学"一课最主要在讲述"思路"，是为示人以法，而不示人以方，具体处方可以自己去调整。

八加甘露消毒丹（八加半夏与生姜）：

茵陈30克，白豆蔻6克，藿香9克，黄芩9克，连翘30克，半夏9克，生姜6克，茯苓6克

【治疗呕吐。】

——"吴门验方"

八加半夏与生姜，以治呕吐。即是甘露消毒丹证见恶心较明显者，合了小半夏加生姜汤。注意方中仍用连翘。如果患者很烦躁，用生姜半夏汤（30克生姜、15克半夏）就可以治其烦躁，重用茯苓亦治烦躁，这是根据情况调节其剂量。如果单纯呕吐，就用八加半夏与生姜，原方半夏9克，用15克亦可。烦躁的时候需重用生姜。因为生姜能镇静，如生姜半夏汤重用生姜，可用30克。若想效果更好，可用姜汁，取30克鲜姜榨取汁，最后冲入药汤中。对于出现烦躁的患者，姜汁相较用生姜熬的效果好。若不烦躁，止吐亦可用姜汁，剂量无须过大。

甘露消毒丹证就经常伴有恶心、呕吐等症状。患者烦躁的时候，也可以合用栀子豉汤。此外，还可用石菖蒲、郁金以开窍安神。总之，记住固定药只有4个（茵陈、黄芩、白豆蔻、藿香），此方加减还有4味药，此外还有很大的空间可以往其中加药。

九加甘露消毒丹（九加苍术与车前子）：

茵陈30克，白豆蔻6克，藿香9克，黄芩9克，连翘30克，浙贝母9克，苍术9克，车前子15克。

【治疗肝炎：加白花蛇舌草30克、郁金9克。】

——"吴门验方"

九加苍术与车前子。除了固定的4味药，多了连翘、浙贝母、苍术、车前子，是为保肝。此方用于肝炎出现湿热的情况，能够保肝降酶。处方用了治肝脏病的思路，连翘、浙贝母保肝，苍术、车前子除湿又养肝。浙贝母剂量可以重用，不仅用9克，用15克、30克都可以。

十加甘露消毒丹（十加防己与薏苡仁）：

茵陈30克，白豆蔻6克，藿香9克，黄芩9克，通草3克，薄荷3

克，防己30克，薏苡仁30克。

【治疗身痛。可加苍术9克，羌活9克，当归30克（痛入血）。头痛入白芷9克。】

——"吴门验方"

十加防己与薏苡仁，此治疼痛，就是甘露消毒丹证，患者出现纳差、口苦、咽干、目眩，见舌苔黄腻或白腻，同时伴有身痛的，加防己、薏苡仁，这就类似二加减正气散。

十一加甘露消毒丹（十一加苍术与羌活）：

茵陈30克，白豆蔻6克，藿香9克，黄芩9克，通草3克，薄荷3克，苍术9克，羌活9克。

【治疗身痛。头痛入白芷9克，可加当归30克（痛入血）。】

——"吴门验方"

十一加苍术与羌活，治疗头痛。与加防己、薏苡仁不同，加防己、薏苡仁是治一身关节疼痛、酸痛、酸软，而此方治疗头重如裹、浑浑噩噩、头痛，是合用了羌活胜湿汤。

十二加甘露消毒丹（十二加桔梗与甘草）：

茵陈30克，白豆蔻6克，藿香9克，黄芩9克，浙贝母9克，射干30克，薄荷3克，连翘30克，桔梗6克，甘草3克，制半夏9克。

【治疗外感咽喉不适。】

——"吴门验方"

十二加桔梗与甘草，治疗外感导致的咽喉不适。前文讲过甘露消毒丹见咳嗽的，加杏仁、滑石、甘草、薄荷以治咳嗽。但是，有一种咳嗽处理起来要独特一些，如果患者的咳嗽明确就是由于嗓子不舒服所引起的，使得患者想要清嗓子，此种就用十二加甘露消毒丹，在处方的基础上加桔梗和甘草。茵陈、白豆蔻、藿香、黄芩这4味药是固定的，以及用浙贝母、射干、薄荷、连翘、桔梗、甘草、半夏，其中射干、薄荷、连翘、桔梗、甘草、半夏都是治咽喉的。少阴病治咽喉（少阴咽痛证）有桔梗、甘草和半夏。十二加甘露消毒丹就是在甘露消毒丹的基础上加上治疗少阴病的桔梗甘草汤和半夏。

此方也能止咳，但是它止咳作用的不同点在于它就治疗咽喉疾病，方中浙贝母可有可无，去之可使得处方显得更规整（余下10味药），亦不影响此方疗效，还使得处方加减空间更大。处方射干用量大，因为射干走咽喉。

十三加甘露消毒丹（十三加紫苏叶与土茯苓）：

茵陈30克，白豆蔻6克，藿香9克，黄芩9克，连翘30克，制半夏9克，竹茹9克，紫苏叶12克，土茯苓30克。

【治疗湿毒，尿素氮、肌酐升高，药物中毒，化疗呕吐。】

——"吴门验方"

十三加紫苏叶与土茯苓，加了紫苏叶、土茯苓、竹茹、半夏，来治化疗后的药物中毒、呕吐，以及肾功能衰竭导致的尿素氮、肌酐升高引起的恶心、呕吐、纳差。这个方里面还可以加一味芦根，加上30克芦根能够增强除湿止呕的作用。这种呕吐与前文"八加甘露消毒丹"用半夏、生姜、茯苓治呕吐有不同，这种呕吐的患者体内有"毒"，而这个毒可以是化疗药，可以是尿素氮，可以是肌酐。所以，此方的止吐是解毒止吐，治疗毒素引起的恶心、呕吐，与小半夏加茯苓汤所治的恶心、呕吐不同。两方都可以用于治疗化疗引起的呕吐，无须过于区别，只是此方在减轻化疗的毒性，促进肾功能衰竭引起的尿素氮、肌酐的排出优于前方。若是肾功能不全引起的恶心、呕吐，前方就不行，因为要帮助患者排出尿素氮、肌酐，即排出毒素。方中的紫苏叶和土茯苓都是用来解湿毒的。

十四加甘露消毒丹（十四加薏苡仁与淡竹叶）：

茵陈30克，白豆蔻6克，藿香9克，黄芩9克，连翘30克，薏苡仁90克，淡竹叶30克。

【治疗病毒感染，可加大青叶30克、生甘草6克。】

——"吴门验方"

十四加薏苡仁与淡竹叶，前文已经多次讲述。只要是疱疹病毒这类的感染见到少阳夹湿证，就可以选这个处方。处方最大的特点就是用薏苡仁、淡竹叶抗病毒。而有种情况下选甘露消毒丹加减效果不好，即当患者见脉缓的时候，此种就配以草果、槟榔、厚朴，从达原饮走，除湿作用更强，但是太燥了。

所谓疱疹病毒并非指带状疱疹、单纯疱疹，而是所有的疱疹病毒都可以用甘露消毒丹加薏苡仁、淡竹叶去治。而若见脉缓、苔厚的那种达原饮证，用甘露消毒丹的效果就不好，换一个思路，茵陈换柴胡，白豆蔻换草果、槟榔、厚朴，加薏苡仁、淡竹叶，就成了达原饮加减。

处方还可以加大青叶、甘草，以增强抗病毒的作用。注意一点，若加了大青叶一定要加甘草，否则患者服用后有时候会出现胃部不适。

柴胡达原饮：

新感：甘露消毒丹。

伏邪：柴胡达原饮。

柴胡24克，黄芩9克，甘草3克，薏苡仁60克，槟榔9克，厚朴9克，草果3克，淡竹叶6~30克。

【治疗EB病毒感染性胃炎。】

——"吴门验方"

就是这个柴胡达原饮的处方。原方写薏苡仁用60克，实际用60克、90克、100克都可以，不一定非得要死守原方。不过有些剂量不能变，比如柴胡配黄芩用于和解少阳是有比例的，那是不能变的。再如黄连不能随便由3克变成30克，若使用大剂量黄连是要讲配伍的。有些药物的剂量是灵活的，需要根据疾病来调整。

十五加甘露消毒丹（十五加白矾与郁金）：

茵陈30克，白豆蔻6克，藿香9克，黄芩9克，滑石9克，麦芽30克，白矾（吞）1克，郁金9克。

【治疗胰腺癌。】

——"吴门验方"

十五加白矾与郁金，治胰腺癌，就是合了个白金丸而已。为便于讲课，将处方内容有过删改。所以其实对于胰腺癌，仅用这些药物仍有不足。若要想效果好，还需要在此方基础上加木香、炮山甲、薏苡仁、龙葵、商陆。大剂量的薏苡仁就可以缓解胰腺癌，并不是起解痉的作用，它就对胰腺癌有效，这是试出来的，亦有诸多研究表明有效。若非要从中医的机制上去解释它，这就有待进一步发掘了。而龙葵、商陆属于是肿瘤科的思路。

十六加甘露消毒丹（十六加苍术与防己）：

茵陈30克，白豆蔻6克，藿香9克，黄芩9克，连翘30克，苍术30克，防己30克，牛膝30克，大腹皮30克。

【治疗肝硬化、肝癌。】

——"吴门验方"

十六加苍术与防己，即在甘露消毒丹基础上加苍术、牛膝、防己、大腹皮，以治肝硬化、肝癌。对于没有明显恶心、呕吐的患者，可去连翘。对于伴有脾虚较为明显、白蛋白较低者，再加30克白术。实际上就是合用苍牛防己汤的架构，加苍术与防己治肝硬化、肝癌。后面所加数味药都是对病去的，而前面数味药是去改善少阳湿热证。其实很多人都没有明显消化道症状，而只要这个患者没有明显消化道症状，可不用连翘。

肝硬化、肝癌患者用这方多少都有点效果，尤其对于肝硬化效果更明显。但是这个处方是治疗功能性的问题，去恢复肝功能。若要恢复患者的形质就需要加鳖甲、三七、土鳖虫等药。这个处方治疗肝功能失代偿引起肝腹水，在西医称Child-Pugh评分B级、C级，用了这个处方能够使得肝功能快速恢复。待肝功能恢复后才能谈得上用鳖甲、土鳖虫、桃仁等药复形质的问题，因为只有在肝功能较好的时候，那些活血药才能较好地发挥作用。

二十六、甘露消毒丹加减二十四法（下）

十七加甘露消毒丹（十七加苍术与枇杷叶）：

茵陈30克，白豆蔻6克，藿香9克，黄芩9克，连翘9克，枇杷叶9克，苍术9克，大腹皮30克。

【治疗青春痘。】

——"吴门验方"

枇杷清肝饮：

枇杷叶12克，茵陈30克，泽泻30克，苍术30克，生甘草3克，荷叶30克，海藻30克，郁金30克，黄芩9克，枯矾（吞）1克。

主治：少阳相火妄动之青春期痤疮，兼治少阳肥胖。

加减：

痘印不除加乳香6克，没药6克，炮山甲6克。

虚者加山茱萸30克，生黄芪30克，当归6克。

——"吴门验方"

十七加苍术与枇杷叶，可以用来治疗青春痘，它其实就有枇杷清肝饮的架构。它与枇杷清肝饮的区别在于枇杷清肝饮只治青春痘，而这个方还可以改善患者的消化道功能。换言之，枇杷清肝饮就没有改善消化道功能的药。若想要枇杷清肝饮能够改善消化道功能，就要加白豆蔻、藿香两药。也就是说在使用枇杷清肝饮时，若见患者胃口不好，就在枇杷清肝饮的基础上加白豆蔻、藿香。而它加白豆蔻、藿香其实就是甘露消毒丹的十七加苍术与枇杷叶。方中茵陈、黄芩清肝，白豆蔻、藿香和胃。

十八加甘露消毒丹（十八加草果与槟榔）：

茵陈30克，白豆蔻6克，藿香9克，黄芩9克，草果9克，槟榔9克，厚朴9克，薏苡仁90克。

【治疗人类疱疹（EB）病毒，湿滞中焦。】

——"吴门验方"

EB病毒导致湿滞中焦，就是EB病毒会引起胃炎，对此讲述过很多好办法：一是用达原饮加藿香、佩兰、薏苡仁、淡竹叶；二是用达原饮加柴胡、薏苡仁、淡竹叶；三是用甘露消毒丹加草果、槟榔、厚朴、薏苡仁。3个方法并没有实质的区别，但是如若少了薏苡仁或者薏苡仁、淡竹叶就不行了。此方中未用淡竹叶，亦可加上。其核心就是大剂量的薏苡仁，可以合上淡竹叶增加其疗效。

至于选择3种方法中的哪一种，就看当时患者的表现。

十九加甘露消毒丹（十九加杏仁与枇杷叶）：

茵陈30克，白豆蔻6克，藿香9克，黄芩9克，浙贝母9克，滑石9克，薄荷3克，甘草3克，杏仁9克，桑叶9克，射干9克，枇杷叶9克，瓜蒌9克。

【治疗少阳湿热咳嗽。】

——"吴门验方"

十九加杏仁与枇杷叶，这是治疗少阳湿热的咳嗽，加杏仁、桑叶、枇杷叶、薄荷、滑石、甘草、瓜蒌、浙贝母。此将针对少阳痰湿咳嗽的数味药全部加齐在里面了。此方有一个缺点——腾挪的空间很少，方中已有了13味药了，就像李东垣的清暑益气汤一样不好加减。

枇杷止咳饮：

枇杷叶12克，苏叶9克，杏仁6克，瓜蒌9～30克，浙贝母30克，薄荷叶3克，荆芥9克，半夏9～30克，陈皮6克，茯苓6克，甘草6克，桑叶9克。

主治：外感咳嗽，表证已减。

方解：大便不通，重用瓜蒌；咽喉不适，重用半夏（与闫大志老师所献半夏连翘汤的方相同）；肝火重，加黄芩；寒重，加细辛3克。外感咳嗽，表证已减，轻可去实、诸叶。瓜蒌、半夏，上下去胸中之痰（上为咽喉下为便秘），小陷胸及瓜蒌半夏法。

——"吴门验方"

二十加甘露消毒丹就是甘露消毒丹合上这个枇杷止咳饮，将诸多药合用进去。

二十加甘露消毒丹（二十加枇杷叶与芦根）：

茵陈30克，白豆蔻6克，藿香9克，黄芩9克，枇杷叶9克，芦根30克，竹茹9克，白茅根30克。

【治疗口疮。】

——"吴门验方"

二十加枇杷叶与芦根，此类似验方枇杷养胃饮，用来治疗口疮。方中还可以加谷芽、麦芽、生甘草等药。

二十一加甘露消毒丹（二十一加升麻与大青叶）：

茵陈30克，白豆蔻6克，藿香9克，黄芩9克，升麻30克，薏苡仁90克，大青叶30克，生甘草6克。

【治疗疱疹病毒、肝炎病毒。】

——"吴门验方"

二十一加升麻与大青叶，用来治疗病毒感染，可以是疱疹病毒，也可以是肝炎病毒，总之可以用来治疗湿热型的病毒感染。加升麻、薏苡仁、大青叶、生甘草，区别与前面讲述的用药加减，在于前文所述的未加升麻，而此处加了个升麻来托邪，这就不完全是治疗新感的问题，而是将伏邪温病的思路加进去了。还可以加桑寄生固肾，针对"冬不藏精，春必病温"。

二十二加甘露消毒丹（二十二加黄芪与太子参）：

茵陈30克，白豆蔻6克，藿香9克，黄芩9克，太子参50克，生黄芪30克，升麻30克，薏苡仁60克。

【治疗气虚湿热。疱疹病毒、肝炎病毒等。可加蝉蜕、白术、甘草等。】

——"吴门验方"

二十二加黄芪与太子参，治疗气虚湿热型的各种病毒感染，如疱疹病毒、肝炎病毒等，还可以加蝉蜕、白术、甘草等药。这就是加太子参、黄芪来治气虚型的湿热感染。此用太子参而不用人参，用生黄芪而不用炙黄芪，就是考虑外感湿热病的特征。

二十三加甘露消毒丹（二十三加桑寄生与杜仲）：

茵陈30克，白豆蔻6克，藿香9克，黄芩9克，桑寄生30克，杜仲20克，升麻30克，薏苡仁60克。

【治疗肾虚湿热，可加蛇床子。】

——"吴门验方"

二十三加桑寄生与杜仲，这还是从伏邪的"冬不藏精，春必病温"的角度去治疗的。

二十四加甘露消毒丹（二十四加木香、郁金、石菖蒲、郁李仁、酸枣仁、胆南星、竹茹）：

茵陈30克，黄芩10克，藿香10克，白豆蔻10克，半夏15克，生姜6克，木香6克，郁金20克，石菖蒲9克，郁李仁20克，酸枣仁9克，胆南星6克，竹茹20克。

加味：大便黏稠加全瓜蒌30～40克，枳实9克。

主治：湿热病，胆气未舒，心悸、心慌、害怕、多梦。

——"吴门验方"

首先我讲一个治疗病例，患者食欲不太好，口苦，最近情绪非常郁闷，心烦，大便黏，睡眠差，舌苔黄腻，我给他开的药是：茵陈30克，白豆蔻10克，黄芩10克，藿香10克，半夏15克，生姜6克，郁金20克，全瓜蒌40克，郁李仁20克，酸枣仁9克，木香6克，竹茹20克。患者舌苔厚腻，有口苦，心烦睡眠差，是胆气不调达所致，用木香配郁金就是木金丸，走胆经，疏肝利胆；大便黏稠用瓜蒌、郁李仁，这两味药都走胆经。这里用酸枣仁，并不完全是安眠，我们要疏达胆气的时候，就经常用酸枣仁。

其实，最常用的3个疏达胆气的药，来自于薛生白的《湿热病篇》："湿热证，按法治之，诸证皆退，惟目瞑则惊悸梦惕，余邪内留，胆气未舒，宜酒浸郁李仁、姜汁炒枣仁、猪胆皮。"所以酸枣仁走胆经。

《金匮要略》条文云："虚劳虚烦不得眠，酸枣仁汤主之。"首先他有虚劳，带有一点阴虚的征象。为什么他又虚烦？是胆气未舒导致他睡眠差，他还可能伴随心悸、心慌、害怕、多梦，所以叫虚劳虚烦不得眠，虚劳用知母，虚烦用酸枣仁。所以酸枣仁汤里的酸枣仁它能够疏达胆气。

这里用竹茹就是温胆汤，温胆汤里面能够利胆疏胆的就是竹茹。

小　结

以下再将甘露消毒丹的24个加减法讲述一遍，以便于大家去理解。甘露消毒丹的基本结构是4味药——茵陈、黄芩（少阳）和藿香、白豆蔻（脾胃），一在肝胆，一在脾胃。记住一句话——"湿热病不在脾胃，就在肝胆"。治脾胃不见效，就从肝胆治。若分不清楚脾胃和肝胆，就忘掉三仁汤，就是说在治疗湿热病的时候，即便考虑要用三仁汤的，都用甘露消毒丹。记住，三仁汤证的患者你若用甘露消毒丹治疗是有效的，但甘露消毒丹证的患者你若用了三仁汤来治疗却是没效的，因为对于湿热在肝胆用三仁汤是没效果的。所以，对于湿热病引起的消化道功能障碍及普通的湿热病，如果分不清湿热在肝胆或脾胃，就都使用甘露消毒丹来治疗。当然，并不是指所有的人，如果患者是个伏邪或急性传染病等，那是有不同的。总之，对于一个湿热病，用甘露消毒丹能够涵盖三仁汤证的患者。

道理很简单，第一，三仁汤就是用杏仁、白豆蔻、薏苡仁，而甘露消毒丹也有藿香、白豆蔻。第二，如何区别湿热在脾胃和湿热在肝胆。湿热病，但见口苦、咽干、目眩、脉弦，就要考虑湿热在肝胆。当然，还有其他很多的征象，如舌的两边肿胀突出、肝区叩痛等。如果出现肝胆的症状，用三仁汤的效果就不好。第三，甘露消毒丹的核心结构就是茵陈、黄芩、藿香、白豆蔻，它有多种加减法，黄芩可配柴胡（小柴胡汤的架构）、藿香可配佩兰、连翘可配金银花、石菖蒲可配郁金、浙贝母可配瓜蒌（逍遥蒌贝散）、滑石可配杏仁等。甘露消毒丹原方中本有木通，但我不喜欢用木通，一般都用通草。原方中的薄荷、射干是从咽喉去治疗的。甘露消毒丹所有的加减法就是在此基础上来化裁的。

　　一加柴胡配黄芩（小柴胡汤），二加佩兰配藿香，三加金银花配连翘，此即段老师的银柴消毒丹，乃是甘露消毒丹将这3个加减法都加进去。前文说用甘露消毒丹代替三仁汤来治疗消化病、治疗脾胃病，三仁汤是用杏仁、白豆蔻、薏苡仁等药，而甘露消毒丹只有藿香和白豆蔻，这里就加了个佩兰，少个薏苡仁多个佩兰，也是用3个药去治消化病，并不比三仁汤少。就是说，银柴消毒丹的加减增强了处方治疗消化病的作用，也增强了处方和解少阳的作用。如果担心只用甘露消毒丹不用三仁汤存在问题，可以在甘露消毒丹方中加杏仁、薏苡仁、半夏，那就又是三仁汤了。

　　四加石菖蒲配郁金，用于开窍，此开窍既指能够镇静安神，又指它能够开患者的食欲，开他的欲望。欲望是个很神奇的东西，比如抑郁症与边缘系统有关，说来复杂。就人类的进化过程而言，人从受精到出生是相当于从单细胞生物到人的一个进化过程；出生到七八岁，相当于是从古人到现代人的进化过程；从七八岁到十四、十六岁，是从人这个群体到个体的进化过程；然后，14岁、16岁之后才是一个独立的个体的人。人类进化的一个最大的特点就是大脑越来越发达，大脑皮层对下位的脑组织有抑制作用，大脑越发达对下位的脑组织越抑制，所以从古人到现代人，人是越来越理智的。就是他大脑皮层越来越发达。而古人的智力只相当于现代人7~8岁的智力，他思考的问题是简单的、清澈的、透明的，他们的目光总是纯澈的。湿性重浊，都说甘露消毒丹可调整，因为人们越来越混浊了。再说加郁金配石菖蒲，因为人的欲望有很多，食欲是人的欲望之一，睡觉也是人的欲望之一。此外，通过它的镇静安神还可以影响其他很多欲望。再回到抑郁症的问题，抑郁症其实就是大脑皮层和边缘系统的问题，因为边缘系统管理情绪，而大脑皮层对边缘系统具有控制作用。如果它失去了控制作用就会产生抑郁症，抑郁症的发生就是由于情绪的产生独立了。针对抑郁症患者的治疗很复杂，有很多种治疗方法，比如在四加甘露消毒丹的基础上进一步加减，就可以治疗一些类型的抑郁症。

　　抑郁症有两型，一型是李可老中医讲的四逆汤证。四逆汤对于阳虚型的抑郁症确实有些效果，还有我们的验方八味回阳饮，因为"与天地精神相往来"需要开玄府。这种是个太少两感证，若玄府不开，不能与天地精神相往来，他就自己和自己精神往来，他所有的情绪就在边缘系统里面自行产生了。抑郁症的人对外界的信息是不接受的，不能够正常地由大脑传达到边缘系统。而与天地精神相往来依靠的是玄府。阳性的东西可以相往来，阴性的东西也可以相往来，比如麻黄汤别名还魂汤，我有一个治疗抑郁症患者的医案。患者小时候在家里突然间看到一个影子，把他吓坏了，从此以后就得了抑郁症，我就用葛根汤云治疗。这也是与天地精神相往来的问题，而他往来的东西是阴性的东西，使得他被吓着了。所以，我们治疗抑郁症，要使他与天地精神相往来，应该是用八味回阳饮或者麻黄附子甘草汤。用四逆汤也有一定效果，所谓"宁失其方勿失经"，毕竟也是从治阳虚的大方向去的缘故，只是说处方还能够选得更加准确一些。八味回阳饮中有麻黄，具有兴奋作用，对于寒性的抑郁症是很有效的。

此外，还有热性的抑郁症，表现为痰浊蒙蔽神明，就是说这类患者的抑郁症是由于有痰，就是有些其他的东西蒙蔽了他的神志。这种病可以在四加甘露消毒丹（茵陈、白豆蔻、黄芩、藿香、石菖蒲、郁金、浙贝母）的基础上去化裁，去方中浙贝母。也就是可以用三加甘露消毒丹（茵陈、白豆蔻、黄芩、藿香、佩兰、石菖蒲、郁金、土茯苓、商陆、木香）去方中土茯苓、商陆，这两药是用于治疗肿瘤的，可换成其他能够镇静的药物，比如珍珠、琥珀、龙齿等，根据情况经过加减化裁后，对于部分患者就有些效果。

注意不要被我们所给出的每个处方限定住了，我们只是介绍了一些思路。

五加杏仁配滑石，以止咳嗽。二十加甘露消毒丹更加完整，将所有的药都加进去了。

六加厚朴与大腹皮。肠胀者，加厚朴、大腹皮，但是肠胀者往往也伴有胃胀，这是因为胃肠之间相互传导，那就加点半夏、生姜。如果以胃胀为主，胃胀是个痞证，应该重用半夏、生姜，而轻用厚朴、大腹皮，无须用30克，比如9克厚朴、9克大腹皮，具体可自行调节，不能被原方所限定死。

七加半夏与瓜蒌，就是合小陷胸加枳实汤来治痰秘，大便黏稠不爽。方中之所以仍用原方的石菖蒲，是由于石菖蒲能开窍，能化痰，以治疗痰秘。

八加半夏与生姜以止吐。对于普通的呕吐患者，用此方就有效，而若是湿浊引起的呕吐，其血分中有毒素，可以加点芦根、紫苏叶，将茯苓换以土茯苓。比如对于肾功能衰竭的患者，如此能够促进尿素氮、肌酐等毒素的排出。

九加苍术与车前子，是用以保肝的。单纯想要恢复肝功能就用它，但是处方中并没有抗病毒的作用。有的时候就只是单纯给患者对症处理一下，而不管患者病毒感染的问题，但是这种处理方式至少能够使得患者症状改善。

对于一身关节疼痛者，加防己、薏苡仁；对于头痛者，加苍术、羌活。

对于咽喉不适者，需加桔梗、甘草、半夏，此皆专门针对咽喉不适的药物，而浙贝母可用可不用。

对于由于毒素引起的呕吐，需要解毒。对于湿毒所导致的，要用半夏、竹茹、紫苏叶、土茯苓。但是此方不能解所有毒，比如对于热毒，它就不解。感染之后，细菌毒素有热毒，此种解毒就要靠甘草、玄参、大青叶这些药。此方所治为湿毒，不可以偏概全而对于所有毒都用这些药物治疗。

对于病毒感染者，薏苡仁、淡竹叶、大青叶、竹茹、甘草等药物就加上来使用了。十四加甘露消毒丹有一点小不足——没有托毒。至于是否托毒，就看病情是处于急性期还是慢性期，以及是否需要。而且可以看到，验方柴胡达原饮的变化也是这些加减，根据情况从这些加减法中选择即可。

下一个是加白矾、郁金，用来治胰腺癌，还可以加薏苡仁、木香、穿山甲、龙葵，12味药就齐了，商陆可有可无。治疗胰腺癌的基本方就是这个，我们治疗胰腺癌基本上就是这几个药物，对于大部分胰腺癌都有效果。有一个胰腺癌患者来找我看病，我们是用中药给他治疗的。他有经历过PD-1治疗，但是在PD-1治疗后胰腺癌并没有好。后来又引发他的狼疮，我们就用中药治疗。现在患者已经可以不吃药了，但是他坚持要给他再看一下。中药对癌症是有效的，但是想要治愈不容易，而且难以重复，换个患者可能你又治不好了，这是由于没有掌握它背后的规律。

然后，治疗肝硬化、肝癌的，加苍术、防己、牛膝、大腹皮。对肝硬化、肝癌患者，连翘基本不使用。这个处方对肝硬化患者恢复肝功能效果好，但要想缓解肝硬化本身是没有效果的，它只能把肝功能恢复正常。若要改善肝的结构，还需要活血、软坚等方法。先将肝功能恢复好，再说复形质的问题。除了对肝硬化患者，对于慢性肝炎患者恢复肝功能也有效果。但是由于对于慢性肝炎有很多有效的方法来恢复肝功能，就不像对于肝硬化患者恢复肝功能那么特殊。肝硬化患者想要恢复肝功能是较为困难的，而这个处方对于肝硬化患者恢复肝功能是有明确疗效的。慢性肝炎也可以用它，但是它对于肝硬化，对越是晚期的慢性肝炎效果越好，这是由于处方中的防己降低门脉压，大腹皮降低腹压，而腹压降低了，也会使得门脉压降低。牛膝——"火降血下"，也能降低门脉压（血管的压力）。而肝硬化的时候门脉压才高，在慢性肝炎早期其实有时候不需要用这些降低门脉压的药物。所以，这个处方对于慢性肝炎虽然也有些效果，但是效果就不是那么独特了。

学员问：防己要用30克吗？

吴老师答：量少了就不行，这个防己不要用木防己，要用汉防己。

然后，甘露消毒丹的第十七加，就是说在使用枇杷清肝饮的时候，又见患者纳差者加白豆蔻、藿香。这是由于枇杷清肝饮只走少阳，而不走太阴、阳明，所以它所治疗的患者都是胃口好的。枇杷清肝饮证患者又见纳差的要加白豆蔻、藿香（木来克土），这就是甘露消毒丹。有一部分枇杷清肝饮证的患者就伴有纳差。

下一个，加草果与槟榔，这就是达原饮的架构，治疗湿滞中焦。

下一个，十九加甘露消毒丹（茵陈、白豆蔻、藿香、黄芩、杏仁、枇杷叶、浙贝母、薄荷、桑叶、射干、瓜蒌）就是枇杷止咳饮（枇杷叶、苏叶、杏仁、瓜蒌、浙贝母、薄荷、荆芥、半夏、陈皮、茯苓、甘草、桑叶）合上甘露消毒丹，方中将各种针对少阳湿热咳嗽的药物都给用上了。

再下一个，治疗口疮。此问题在放、化疗后很常见，尤其是化疗，化疗会损伤肝脏，引起恶心、呕吐、纳差，而且化疗会引起口疮，就加枇杷叶、芦根、竹茹、白茅根、生甘草等药物来治疗。

然后，从伏邪的角度进行加减，加了升麻与大青叶以托邪解毒，这个解的毒不是前文讲的湿毒，而是热毒，是外感的毒，与内伤的毒（如尿素氮、肌酐等）不同。

对于气虚者，加太子参、黄芪；肾虚者，加桑寄生、杜仲，之所以加桑寄生、杜仲，是由于在补肾药中桑寄生能够抗病毒，比如桑寄生能够治疗脊髓灰质炎的病毒感染（独活寄生汤），而其他走少阴经的药就不行。之所以在诸多走少阴经的药中选桑寄生就是由于它的这个专性，而杜仲只是增强其疗效而已，关键是桑寄生而不是杜仲，用对药作用更强。没有杜仲亦可，但不能没有桑寄生。

学员问：补骨脂可否？

吴老师答：补骨脂最擅长治的是乳头样病毒，针对扁平疣等问题。若是针对肝炎病毒，就以桑寄生为佳，因为它是桑树上的寄生，走肝肾两经。而补骨脂不走肝经。在补肾药中抗病毒的，一是桑寄生，一是补骨脂，二者不同，不能换成其他药。桑寄生是用来治疗寒湿的腰痛，如独活寄生汤，对于湿热的合上甘露消毒丹即可。此处用桑寄生最主要的是由于它能抗病毒。

对于普通人，加减以升阳托毒即可，而对于气虚的加两个药：太子参、黄芪，对于肾虚的加两味药：桑寄生、杜仲。

二十四加木香、郁金、石菖蒲、郁李仁、酸枣仁、胆南星、竹茹，治疗湿热病，胆气未舒，心悸、心慌、害怕、多梦。

关于甘露消毒丹的基本加减法主要就是这24个加减法，还有一些细节以后有机会再进一步去讲述。记住要学法，而不要背这些处方。关于甘露消毒丹，最主要一条是——湿热不在脾胃，就在肝胆。若分不清楚湿热在脾胃或肝胆，所有的都用甘露消毒丹，而忘掉三仁汤！如果忘了三仁汤，觉得心里不踏实，就用甘露消毒丹加杏仁、滑石、半夏，那就是三仁汤。这就是最简单的一个思路！

答 疑

关于湿热病的传变在此总结一下。"湿热不在脾胃，就在肝胆"，换言之，湿热病的核心就是太阴、阳明、少阳和厥阴4条经，但是它还会影响太阳经和少阴经。影响太阳经是太阳类证，所有的急性感染性疾病的前驱症状就是个太阳类证；影响少阴经是"冬不藏精，春必病温"。何为"冬不藏精，春必病温"？当肾上腺皮质功能低下导致免疫系统漂移，细胞免疫低下，体液免疫亢进，患者容易发生急性传染病。因为对于以病毒为特征的传染病和一些细胞内菌的感染，这种人的免疫功能是低下的（属于细胞免疫）。由于内在的肾虚导致免疫漂移，出现免疫系统功能障碍的人，他到了春季微生物繁殖的高峰期，就容易发生传染病的感染。这叫作"内在的原因受季节的影响而发生疾病"。

总之，湿热病的核心是太阴、阳明和少阳、厥阴，同时受太阳和少阴的影响。这就是湿热病的六经辨证。

学员问：中医的风湿和西医的风湿有什么区别？

吴老师答：中医讲的风湿的概念是中医的一个病名，而西医讲的风湿很明确地指的是免疫系统疾病的自身免疫病，即风湿类疾病。自身免疫性疾病是有明确定义的。西医现有的常见疾病中有一类疾病不是病理诊断，而是分类诊断。所谓分类诊断，就是列出诸条症状，符合以上症状中的几条可以诊断某病；符合以上症状的另几条可以诊断某病……就比如符合前面某几条的是类风湿，符合后面某几条的是狼疮，而符合其他几条的是干燥综合征，如果都符合叫"重叠综合征"。直至今日，西医主要在风湿类疾病还有这种分类诊断，西医其他疾病的诊断方式都不再是分类诊断。中医讲的风湿的概念就很广了，有风有湿就叫风湿，比如感冒都可以叫风湿，用羌活胜湿汤治疗，感冒不属于自身免疫病。可见其定义是非常广泛的，中医讲的风湿是有风邪和湿邪为患的疾病，而这种疾病就有很多了，不见得是自身免疫病，二者是不等同的。比如一个关节疼痛的患者，在中医看来如果有风有湿就可算是风湿，而在西医看来只有确定这是个自身免疫病才能说是风湿。毕竟缺钙也可以引起关节疼痛，这在西医就不认为是风湿疾病。可见风湿的概念在中西医是不同的。

学员问：吴老师，请问一下您说的省头草为什么取这个名字呢？

吴老师答：就是说佩兰（省头草）这个药有些特殊作用。简而言之，省头草就是让你的头清醒。换言之，你不能生活在幻觉之中。很多人把真的当假的，把假的当成真的，那种情况就是在幻觉之中。

学员问：它是否可以用于治疗抑郁症？

吴老师答：可以的，抑郁症经常有使用到它。

学员问：我想问一下，湿热病和伏邪的关系，从课程内容来看二者有很多重叠的地方。

吴老师答：湿热病有外感、有内伤，而外感有新感、有伏邪。只要是以湿和热两种病邪所导致的疾病，我们在"中医湿热病学"一课中都有讲述。虽然课程全名叫"中医湿热病学"，它实际上包含了外感湿热和内伤湿热。而外感湿热有新感、伏邪之分。我们既讲外感湿热，又讲内伤湿热，因为内外感召。一个人之所以发生外感湿热，有两种情况：第一种情况和"内"没关系，患上这种病就没有办法了倒霉，比如发生了鼠疫，不论你是否有内伤，很容易就会被感染了。第二种情况，比如3个人外出，都淋了雨，一个人病死了，一个人生病了，另一个人没病，这就是内外感召，与个人的体质有关。可见有一些湿热病是由于内外感召引起的，而急性的烈性传染病不见得存在内外感召的问题，那是可以让"千村无人，万人绝户"的，那就不是内外感召的。但是，这类疾病毕竟不是我们所探讨的主流，一般的疾病是内外感召。所以我们既讲外感湿热，又讲内伤湿热。

学员问：老师，我想问一下伏邪病用温补托清各个方法的时机是什么？

吴老师答：温、补、托用于疾病没有急性发作，托和清用于疾病已经急性发作了。伏邪的核心思想就是由营分、血分（即少阴、厥阴），透到卫分、气分。从少阳转出来，转出来后前面是太阳，后面是阳明。三阴有太阴、少阴、厥阴，伏邪伏于少阴，少阴肾虚是其核心机制，但它受太阴和厥阴的影响。就是说，之所以形成伏邪不仅是有少阴的原因，只是说少阴是它的一个核心病机，还有太阴气虚的原因，还有厥阴肝经有寒的原因。每个人有所不同，但它的核心病机在少阴。它转是从少阳出来，出来之后它可以有太阳的症状，也可以有阳明的症状。如果它还在三阴的时候，我们是用温、补、托。如果它从三阴转到三阳的话，我们是用清和托。到了三阳还要托，如果到了三阳只清不托，一清就退回去了。举个例子，对于疾病已经急性发作了的，我们有一个加减法——甘露消毒丹加升麻配薏苡仁，4个固定药加上升麻、薏苡仁、大青叶、甘草。疾病已经急性发作了还要用升麻，如果不用升麻，只用薏苡仁、大青叶、甘草，一清之后又会潜伏到以少阴为核心的三阴去了。而且在转出来之后经过反复地清还容易引起耐药，本来用叶下珠有效，后来就没有效果了，还要换新药，比如可以换杜仲。如果这个患者慢性肝炎有瘀血的时候，为了抗病毒可以用红花，为了治疗肝硬化可以用桃仁，就看当下用药的目的是什么。这就是自己去掌握灵活其应用了，很多药都可以去选。

学员问：老师，银翘散证、桑菊饮证到底是少阳病还是太阳病？

吴老师答：按照温病的说法，银翘散证和桑菊饮证是太阳病，卫分证。我们说在治疗外感疾病的时候一定要区分太阳、少阳、阳明。但是，你会发现治疗外感疾病的处方并不是像我们想象的那样绝对地去区分太阳、少阳和阳明。在讲述"中医免疫学"时讲过一个张景岳的正柴胡饮（柴胡、防风、陈皮、芍药、甘草、生姜），而正柴胡饮方中没有一个解表药物，其实正柴胡饮对感冒初期还真有效，它是个治少阳病的方，虽然没有解表药，但其实过敏和少阳有关系，比如过敏煎。少阳病的药抑制组织胺释放，而抑制组织胺释放就可以缓解鼻塞、头痛的症状，在西医用氯苯那敏，它也有些效果。明明是一个太阳病，未传少阳，从少阳去治也有些效果。九味羌活丸与少阳没有关系，也用黄芩。假如你看到外感病却分不清太阳、少阳、阳明，那说明你的六经辨证水平肯定不行，这是第一个阶段，一定要明确太阳、少阳、阳明病。而等你水平高了，比如很厉害的金元四大家，他们看病用双解散，一整处方几十个药物，各经的药物都有，还很多人说这方很好，这就说明看病并不是像我们想象的那样。比如，你不喜欢使用东垣清暑益气汤（黄芪、苍术、升麻、人参、炒神曲、橘皮、白术、麦冬、当归身、炙甘草、青皮、黄柏），那就是还没有习惯用这种思路。实际上，在处理一些比较难治的疾病时，可以去拓展思路。

再回到你的问题，银翘散、桑菊饮属于治太阳病的方，但是桑叶、菊花又能清少阳病的热。银翘散、桑菊饮在《温病学》的说法就是归在太阳，归在卫分证的。但是要记住，在治疗太阳病的处方中，不管是治疗伤寒还是温病，我们都能够找到治少阳病的药，比如荆防败毒散有柴胡；再比如，"银翘散主上焦疴，竹叶荆蒡豉薄荷，甘桔苇根凉解法……"方中薄荷就是治少阳病的药，牛蒡子是治咽喉痛的。桑菊饮更不用说了。

金银花、连翘和荆芥、防风是从哪出来的。银翘散就用了荆芥。荆芥、防风是个对药，都是很温和的。不见得就非要"寒不能用温，温不能用寒"，到后来就会发现其实不是这样的。

学员问：老师，我有两个问题。第一个是在谈到卫气营血和六经的关系时，讲到少阴、厥阴与营分、血分的关系。但是，在讲到少阳病时，像大青叶、郁金是清营分、血分，起凉血作用的吗？

吴老师答：有凉血的作用，不见得它就是一个凉血的药。因为一个中药常常有多个作用功效，比如说郁金凉血，又理气解郁，还能活血。有说郁金性凉，还有人说郁金性温，说它能够辛香开窍。我觉得六经辨证和卫气营血的关系，太阳是卫分证，阳明和太阴是气分证，只是一个虚证一个实证而已，一般单纯讲实证就讲阳明，之所以加上太阴是由于炎症反应靠的是免疫系统，而免疫系统最直接的就是太阴经。由免疫系统引起的炎症反应是阳明经。二者的核心就是一个石膏、一个人参。免疫系统功能低下，用人参、黄芪等，炎症反应严重，用石膏、知母等，就是从阳明、太阴去调节，所以我们将阳明和太阴经归在气分。实际上，温病传统最狭隘的说法都不包括太阴经，就指阳明经。我们把太阴经归进去，这样可以让你对气分理解得更清晰，一个是标，一个是本，一个是导致炎症的原因——免疫系统，用太阴经的人参、黄芪等药；一个是炎症的表现，用石膏、知母等药。而营血分是少阴经和厥阴经。少阳经是个枢纽，疾病要化热——太阳传阳明需要少阳经，伏邪的外发也需要少阳经。实际上，外感疾病有两个枢纽，三阳的枢纽是少阳经，三阴的枢纽是少阴经，因为免疫系统的功能受内分泌系统的影响。中医讲的肾精亏虚会导致免疫漂移，出现对细胞内抗原的免疫功能低下，但是同时又容易发生自身免疫病，这是因为它体液免疫亢进。他还容易发生肿瘤。厥阴经很多涉及"边缘-平滑肌系统"，简单地讲是神经系统。少阴经很多时候囊括了内分泌系统，太阴经更多囊括了免疫系统。神经-内分泌-免疫是一条轴，它在调控我们整体的功能。西医有八大系统，而中医有五大系统，关键在于它将神经、内分泌、免疫的功能移开了。就是说，中医的心、肝、脾、肺、肾可以对应西医的五大系统。而在西医的这五大系统之外还有三个系统——神经、内分泌、免疫，它被糅合到中医的藏象学说和六经学说中去了，这就造成了中医和西医的不对等。最典型的是太阳是卫分证，阳明是气分证，少阴、厥阴是营血证。太阳是上焦，阳明太阴是中焦，少阴厥阴是下焦，基本是这样的。

学员问： 第二个问题是在治疗肌萎缩的后期，您说是用虎潜丸，对吧？

吴老师答： 可以在虎潜丸的基础上去化裁，而不见得就用虎潜丸的原方。

学员问： 虎潜丸是以阴虚火旺为一个例方，方中黄柏较大量，就是这个病为什么要选这个方，而不是左归丸这类处方，以及为什么是以阴虚火旺为主的呢？

吴老师答： 因为肌萎缩患者有免疫系统功能的紊乱，而免疫系统的前面是内分泌系统。内分泌系统导致免疫病有两个原因，一个原因是阳虚，一个原因是阴虚。阳虚一类我们前面讲了用麻黄附子甘草汤、麻黄附子细辛汤等方。还有一类是阴虚，而阴虚与阳虚不同，阴虚是导致机体激素分泌的节律紊乱。正常情况下，在晚上的时候激素分泌水平应该低，但是阴虚之人的激素分泌节律紊乱后，他的激素分泌水平是白天低，而晚上高。晚上是机体合成代谢的时间，是机体合成大量组织、贮存糖原、营养肌肉、合成机体所需要的蛋白质的时间，所以如果一个人晚上的时候激素分泌水平高，他一定是消瘦的，他的肌肉功能是低的。所以，我们就需要将其昼夜的节律给调整过来。如果阴虚患者出现阳虚的情况，是可以加鹿茸、鹿角霜这些药物的，因为阴虚到后来就是阴阳两虚，但是这类患者大的方向是用虎潜丸去治疗。众所周知，如果第一天晚上不睡觉，第二天让你去决斗，那是不行的，因为你肌肉无力，因为晚上是机体合成代谢的时间。

这种患者早期是个阳虚证，因为我们人体在白天支配肌肉需要阳气，但是消耗阳气是支配肌肉活动的。到了晚上又表现为激素昼夜节律功能紊乱，就表现为阴虚。由于这个病的阴阳是可以相互转化的，所以它既可以用越婢加术附汤温阳，又可以用虎潜丸养阴，而且我们还有个验方双补丸。如果将阴阳绝对对立开来，看病是有问题的。

吴老师问：我问你一个问题，越婢加术附汤是有热还是有寒？

学员答：有寒又有热。

吴老师答：寒热错杂吗？也不见得。单纯有寒也可以用越婢加术附汤，用石膏就是为了拮抗麻黄的副作用。

学员问：老师，十三加甘露消毒丹方中有紫苏叶和土茯苓，此处用紫苏叶和鸡鸣散方中用紫苏叶的道理是一致的吗？

吴老师答：不完全一致。鸡打鸣的时间是在厥阴经，鸡鸣散是治疗厥阴寒化证的一个处方。除了我们讲的它可以治疗舒张期心衰外，其实它还可以治疗很多疾病。它能够调节厥阴经的功能，少阳、厥阴主"边缘-平滑肌系统"，使得心脏充分舒张才能使得它充分地射血。

学员问：老师，您上边讲的一个胰腺癌的患者用PD-1（免疫治疗药物），导致他自身免疫性疾病活化、加重的问题。我们在临床上也会用PD-1，就算是没有自身免疫疾病的患者用了也可能会导致一些免疫性的损伤，这很常见。就是想问一下我们在临床上使用免疫治疗（如PD-1这类药物）的时候，如何利用中医理论（如六经辨证）尽量去规避这种情况，或者是提高临床的疗效。就像您上边讲到少阴、太阳都是和免疫系统疾病有关系的。

吴老师答： 如果说是去处理自身免疫病或者免疫损伤的问题，建议你去听一门课——"中医免疫学"。里面很详细地讲述了如何用中医去处理，但是我自己是没有处理的。上边那个患者后来是给他处理了，因为引起的狼疮症状很严重，所以给他处理了。如果不是症状很严重的，我们是没处理的。之所以我们不处理，是由于弄不清楚这些药下去对PD-1有什么影响，一旦控制了免疫应答引起的免疫损伤后，到底是使得PD-1治疗肿瘤的效果是增加还是降低了呢？因为不知道背后会带来什么样的影响，所以对于一般的患者我们是不去管他的，这个患者去处理是由于他太难受了。

学员问： 还有一个问题，前面你讲了一个疱疹病毒的HSV-1型引起小儿的口咽部的问题。像我们儿科比较常见的一是疱疹性咽峡炎，还有一个是手足口病，这种疾病据我了解不是由于疱疹病毒引起，而是由一种肠道病毒所引起，它们的症状是相似的，也是黏膜病变，那对于这种疾病的临床处理，我们有什么区别呢？

吴老师答： 白㾦不一定都是由疱疹病毒引起的。有很多人一到夏天，手上就长水疱，痒得很，而他本身没有发生任何疱疹病毒的感染。中医不管你是否有疱疹病毒感染，而是看你这个疾病引起了水疱、出了表。引起了水疱是有湿，而出了表就要发表，发表行湿的特异性药物就是薏苡仁和淡竹叶。导致这种局部皮肤形成疱疹的最主要原因就是疱疹病毒感染，所以我们说薏苡仁和淡竹叶对疱疹病毒最具有特异性，但这并不是表示其他原因引起的疱疹不能使用它，它也是有效的。

学员问： 吴老师，我想问一下，少阳是枢机，它有没有相应的物质基础呢？它与胆囊有关系吗？

吴老师答：当然，它是有对应的物质基础的。免疫系统包含了抗原提呈细胞，而抗原提呈细胞的生成和抗原的提呈与肝脏有关系。比如肝脏的库普弗细胞是诱导免疫耐受的，肠道中食物的抗原经过库普弗细胞的处理，使得它不会引起过敏。我们说了内分泌能够控制免疫系统，而肝脏其实又能够控制机体的内分泌系统，又能参与到机体的免疫应答中去。内分泌控制免疫系统是通过控制了T细胞、B细胞的功能来避免免疫漂移。而肝脏（少阳）控制的是抗原提呈的过程，这是在B细胞活化的过程之前。

免疫应答包括识别、活化、效应3个阶段：识别的过程——"抗原提呈"受肝脏的影响，而活化的过程受肾脏的影响，到"效应"就是太阴、阳明了，是炎症应答的问题了。

这个内容要弄明白，需要去看《中医免疫学》一书，在此只能简短地介绍一下。

学员问：吴老师，您前面有提到旋覆花汤方中新绛的问题，想知道新绛是不是降香，我看到有人报道说新绛是降香。

吴老师答：我的体会——是，不是，都对。有说是茜草，而茜草来自于四乌鲗骨一芦茹丸，此方治疗的病就是肝衰竭，它的描述如"时时前后出血""身上散发恶臭（即肝臭）"。茜草这个药它就是入肝经，所以那个肝着汤（旋覆花汤）用茜草也有效，但是剂量要大。可是在张仲景的原方中，新绛的剂量是小的，所以若不用茜草，也可用降香，比如验方瘀咳汤中讲疼痛者加降香。这是我家传了很多年的验方，它也用降香，而没用茜草。之所以不用茜草，是由于肝着汤是治疗"胀"，而在"疼痛"时用茜草不管用，要用降香。但是肝脏一般不会疼痛，这是由于肝脏没有痛觉神经，如果它出现疼痛了，就表明侵犯了肝包膜，若不侵犯肝包膜它不痛。瘀咳汤用降香是因为胸腔积液（胸水）或胸膜摩擦是会出现疼痛的。总之，我的体会是肝着汤用降香可以，用茜草也可以。虽然两者都可以，但是两者之间还是有区别的，尤其要处理像肝硬化时，茜草就很有用处。所以，我给你的回答就是，有可能是降香，但也有可能是茜草。在临床实践中，茜草对这种肝脏疾病也很有效果。所以，我觉得不必要非得去较真新绛到底是茜草还是降香，这两个药我都用，但不是合在一起用。

学员问：太阳病的特点是恶寒发热，恶寒是太阳的寒气所致，伤了寒，发热是少阴的热气出表，所以表现为恶寒发热。少阳病的特点是寒热往来，阳明病的特点是但热不寒。实际在临床操作中有很大的困难，比如说这次奥密克戎病毒感染，患者常常高热，热到39℃～42℃，这么高的体温，肯定该从阳明病上去治，加石膏、知母，但是如果加上了石膏、知母，退热会更慢，为什么？

吴老师答：因为这个发热是木郁致病，应用柴苓汤加羌活、防风。

木郁致病是少阳之火不能升天。少阳之火被太阳的寒水给闭住了，所以用五苓散治水，用羌活、防风散太阳的寒。这个时候的高热是"体若燔炭，汗出而散"，身体热到40℃以上，就像烧炭一样，"体若燔炭，汗出而散"。这个时候应该发表，是寒湿在表，感受到太阳的寒气和水气，只有五苓散加羌活、防风去发表。当表气解了，汗出来，热就退了，而这个时候去加上石膏、知母，是助长太阳的寒气，会延长发热的时间。如果太阳的寒气进一步助长了，少阳的相火给郁闭了，那么会出现肝病。在《镜心斋校注伤寒论》讲风温的时候，就讲到"微者发黄色"，出现中毒性肝损伤。

在这种情况下，如果没有强烈的疏风散寒和强烈的疏肝解郁的处方基础上，妄用大剂量的石膏、知母，往往会出现中毒性肝损伤。因为太阳的寒水之气闭住了我们的机体，使得少阳火气不能升天。区别少阳前面的太阳病和后面的阳明病，有几个区别：第一，恶寒发热和但热不寒，太阳的寒气闭住了，是恶寒发热，阳明病是但热不寒，这个人发着40℃的高热，还盖着被子，如果是阳明病热到40℃，早就不盖被子了。第二，这个人热到40℃不出汗，那就是被太阳的寒水给闭住了腠理。如果阳明病热到40℃，一身都是汗，"大热、大渴、大汗、脉洪大"。第三，如果这个人是太阳寒水之气闭住了腠理，苔是白腻苔。太阳病苔白，阳明病苔黄。太阳病的寒气是薄白苔，太阳病的寒水之气是白腻苔；阳明病是黄燥苔，阳明病夹湿是黄腻苔，一个苔白，一个苔黄。第四，太阳病的脉浮，阳明病的脉洪。但是由于太阳病高热的时候，体温增加，心排出量增加，脉浮也有力。因为太阳病的特点，肾上腺素分泌增加导致脉搏表浅，脉就显得浮。如果高热的时候，循环动力增强，脉在浮的基础上又显得有力，就容易和阳明病单纯的洪脉相混淆。因为大部分人脉诊的水平还是有限的，所以讲脉就放在最后。

这里可以看到有几个区别，一个是恶寒发热，发热的时候盖被子，一个人高热的时候根本不想盖被子；最简单的一个是白苔，一个是黄苔；一个是发热的时候没汗，一个发热的时候全身都是汗。前者是太阳寒气或者是寒水之气，闭住了少阳相火升天，这个时候该用五苓散加羌活、防风，再合小柴胡汤就是二加柴苓汤。高热不怕的，每两小时吃一次药，一天甚至可以吃两三剂药。两到三小时吃一次药，直到体温退到正常，大概半天到一天，病体温几乎就退下来了，多数人半天，有的人可能体质有异常，比如有血虚、气虚等，就会慢一点，正常情况下半天热就都退了。这个时候高热就上石膏、知母，就闭住了太阳的寒气，这个病好了以后，会有严重的后遗症，比如有些流感已经没有后遗症了，但是从中医上讲，它对体质会有影响。寒气或寒水之气凝聚在肺，结而为冰，容易对肺部有损害，可能在将来会出现一些其他的影响。

学习《伤寒论》，要把太阳病、少阳病、阳明病给学明白不容易。我看到太湖学堂的学习群里面，很多人高热用石膏、知母等，五花八门，不一而足。大家学了那么久、那么多年的《伤寒论》可能都还没入门，以至于大家对寒热相争和显火独燎都不太清楚。阳明病是显火独燎，那个火是病理之火，是炎症的火，叫作显火；燎就是火在往上烧的意思，叫显火独燎。阳明病"显火上行独燎其面"的特点往往满脸通红。太阳病是寒热相争，是太阳的寒气和少阴的热气在相争。少阴热气出于瞳孔就是卫气，特点就是虽然高热但不像阳明病那样满脸通红，因为是寒气郁闭的状态。所以大家需要真正地去理解中医的理论。

　　比如最近治疗的一个奥密克戎病毒感染的例子：一位女性患者突然发生崩证，就是不停地出血，出血期间就已经感染了奥密克戎病毒，用上了止血饮，服用3剂药后血停了，但是奥密克戎病毒感染的症状出来了，发热到40℃以上，热了一整天，就表现一个典型的壮热。这种情况下应该是二加柴苓汤合当归芍药散，但是当时缺药，只有二加柴苓汤。那么在二加柴苓汤的基础上，正好还有一点地骨皮，赶快就把这个加进去。壮热持续热到40℃以上，热了一天，最后热退下来了，用的就是二加柴苓汤，因为她是一个淡白舌，不出汗还恶寒，那么就持续地用二加柴苓汤治疗。

　　如果加了石膏、知母以后，太阳寒水闭在肺上了，将来会出问题。寒水闭在肺上看舌象，舌头伸出来，舌尖会像泥浆一样，就是以前讲过的寒湿入营的舌，寒湿就闭在肺里头了。这个患者本身肺就不好，如果再把寒湿给闭阻在肺里头，日后会有问题。

　　石膏一定要注意什么时候能用，什么时候不能用。在温病中用石膏、知母，疾病有没有到阳明病，该不该用石膏、知母，要有非常明确的判断，就算弄不清楚，用葛根都行，葛根的力量小。但是学了《伤寒论》的知识，最起码太阳病、阳明病得分清楚。记住一条，不是遇到高热，就用石膏、知母，《黄帝内经》有句话："体若燔炭，汗出而散。"要用石膏、知母，这个人一定是有汗的。如果这个人无汗符合太阳病的表现，退热的办法就是发表，把寒邪解了，热就退了。那个热不是阳明的显火，是少阴的君火出表与寒邪相争所导致的。

致　谢

本书整理人员名单

文字听打：张汉英、杨栋、文钦、柴凤梅、魏红霞、夏艳华、武小明、邓振钰、楼国平、吴彦恩、孙德法、刘富海、张强、杨凤珍、钟作超、张强、赵晓丽、郭芝冰、谭贵贤、马陆丰、赵爱华、徐翠兰、王梦宇、袁平、柴凤梅、程培育、韦莉莉、傅发根、周三林、陈磊。

文字听打统筹：孙崇铎。

一校：文钦、邓振钰、袁平、王梦宇、韦莉莉、谭贵贤、钟作超、吴彦恩、楼国平、程培育、杨凤珍、张汉英、周莉蕙。

二校：文钦、邓振钰、袁平、王梦宇、韦莉莉、谭贵贤、钟作超、吴彦恩、楼国平、程培育、杨凤珍。

一校、二校统筹：张汉英。

三校：林鼎峰、周曙光。

全书统稿：周曙光。

制图：王艺晓、何慧茹、李哲。

以上人员均为志愿者，诚挚感谢大家的辛勤付出！在本书的整理和推广过程中，仍有很多其他志愿者默默奉献，在此一并表示诚挚谢意！

彩 图

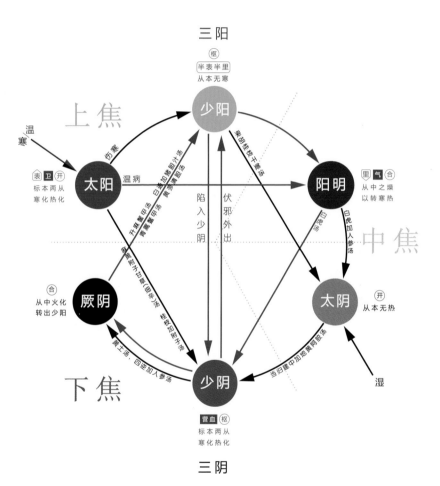

彩图1　六经传变示意图

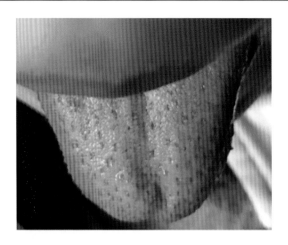

彩图2　草莓舌

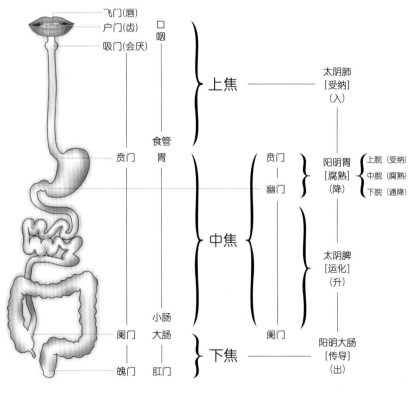

彩图3　七冲门示意图

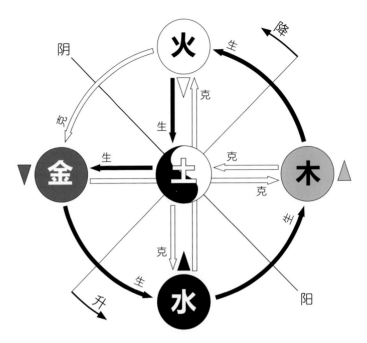

彩图4　脾胃升降示意图

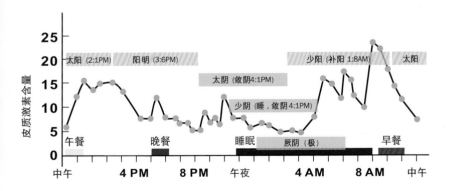

彩图5　皮质激素分泌昼夜节律示意图

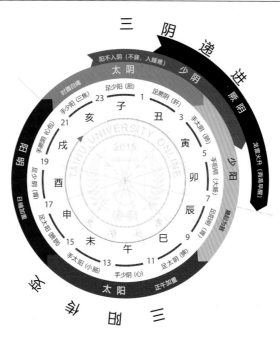

彩图6　六经欲解示意图

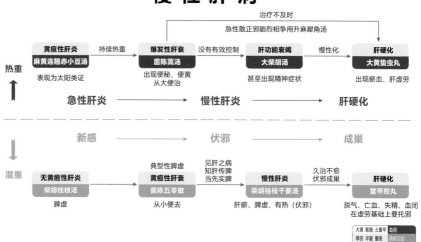

彩图7　慢性肝脏疾病传变规律示意图